reinhardt

Praxis der Sprachtherapie und Sprachheilpädagogik

Band 6

Herausgegeben von Prof. Dr. Manfred Grohnfeldt,
Ludwig-Maximilians-Universität, München

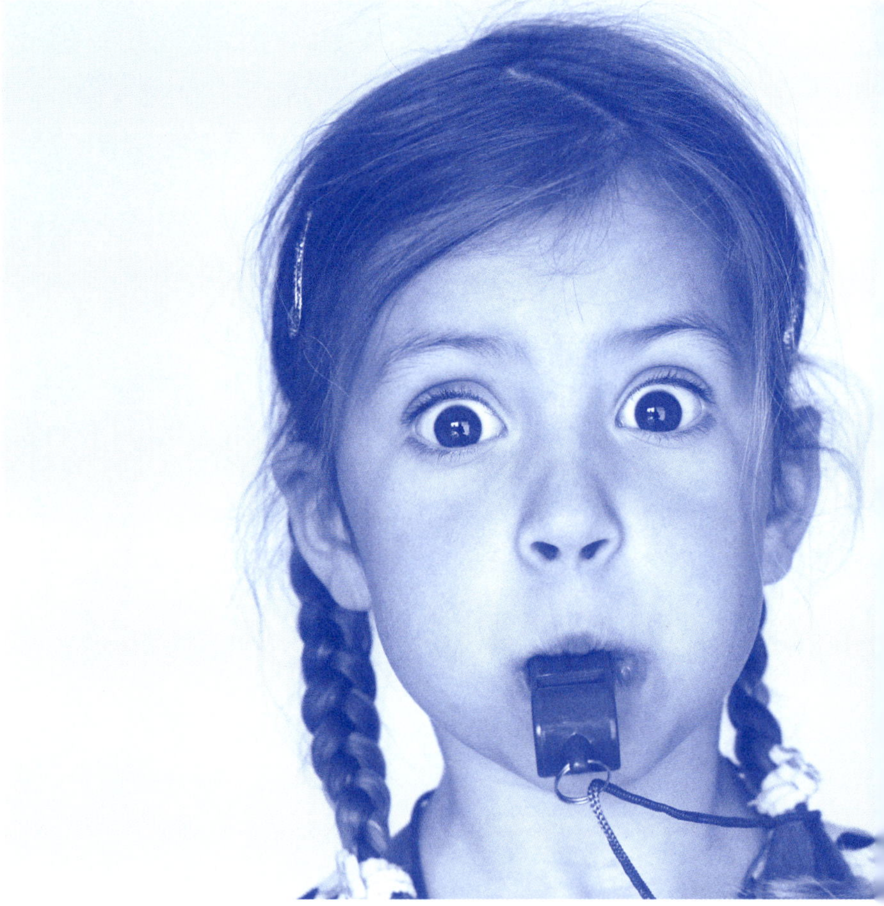

Ulla Beushausen / Claudia Haug

Stimmstörungen bei Kindern

Mit zahlreichen Abbildungen und Tabellen

Ernst Reinhardt Verlag München Basel

Prof. Dr. *Ulla Beushausen*, Logopädin und Psycholinguistin, lehrt Logopädie an der Fachhochschule Hildesheim/Holzminden/Göttingen und ist in eigener Praxis tätig.

Dr. med. *Claudia Haug* ist als Ärztin und Logopädin in eigener Praxis sowie als Ärztin an der Illertalklinik in Illertissen tätig.

Die mit „Kopiervorlage" ausgewiesenen Bögen und Arbeitsblätter sind unter www.reinhardt-verlag.de zum Download verfügbar.

Bibliografische Information der Deutschen Nationalbibliothek

Die Deutsche Nationalbibliothek verzeichnet diese Publikation in der Deutschen Nationalbibliografie; detaillierte bibliografische Daten sind im Internet über <http://dnb.d-nb.de> abrufbar.
ISBN 978-3-497-02204-5

Printed in Germany
Coverbild unter Verwendung eines Fotos von
© wazymodo – Fotolia.de
Reihenkonzeption Umschlag: Oliver Linke, Augsburg
Satz: Arnold & Domnick, Leipzig

Ernst Reinhardt Verlag, Kemnatenstr. 46, D-80639 München
Net: www.reinhardt-verlag.de E-Mail: info@reinhardt-verlag.de

Inhalt

Vorwort **9**

1 Was ist eine kindliche Stimmstörung? **11**

1.1 Anatomische und physiologische Grundlagen der Kinderstimme 11

1.2 Definition der kindlichen Stimmstörung 12

1.3 Nicht funktionelle kindliche Dysphonien 14

1.4 Funktionelle kindliche Dysphonien 22

2 Ätiologie der kindlichen hyperfunktionellen Dysphonie **31**

2.1 Ätiologie aus medizinischer Sicht 31

2.2 Ätiologie aus psychosozialer und entwicklungsphysiologischer Sicht 32

2.3 Ursachen im Modell 42

2.4 Prognose der kindlichen hyperfunktionellen Dysphonie 44

3 Diagnostik der kindlichen hyperfunktionellen Dysphonie **45**

3.1 Einleitung und Überblick 45

3.2 Anamnese bei kindlicher Dysphonie 49

3.3 Befunderhebung bei kindlicher Dysphonie 58

4 Therapieverfahren **70**

4.1 Kontroversen zur Therapie kindlicher Stimmstörungen 70

4.2 Kriterien eines mehrdimensionalen Ansatzes 81

4.3 Therapieschwerpunkte ableiten 85

5 Therapie kindlicher Stimmstörungen ... 97
5.1 Mehrdimensionales Vorgehen ... 97
5.2 Setting der Therapie ... 99
5.3 Prognose und Grenzen der Therapie ... 104

6 Therapiebereich Familiengespräche ... 106
6.1 Theoretische Grundlagen ... 106
6.2 Kommunikative Voraussetzungen ... 110
6.3 Phasen eines Familiengesprächs ... 112
6.4 Prinzipien der Familiengespräche ... 114
6.5 Themenbausteine der Familiengespräche ... 116

7 Therapiebereich stimmtherapeutische Übungen ... 124
7.1 Ziele stimmtherapeutischer Übungen ... 124
7.2 Bausteine stimmtherapeutischer Übungen ... 129

8 Therapiebereich Kommunikationstraining ... 151
8.1 Sozial-kommunikative Defizite ... 151
8.2 Ursachen sozial-kommunikativer Defizite ... 155
8.3 Modell sozial-kommunikativer Kompetenz ... 157
8.4 Wahrnehmung sozial-kommunikativer Kompetenz ... 158
8.5 Training sozial-kommunikativer Kompetenzen ... 159
8.6 Gruppentraining ... 166

9 Fallbeispiel ... 174
9.1 Ausgangssituation ... 174
9.2 Hypothesen zur Verursachung ... 176
9.3 Therapieverlauf ... 179
9.4 Befunde nach Abschluss der Behandlung ... 185

10 Erfolgskontrollen in der Praxis 188

10.1 Dokumentationsverfahren und Bewertungskriterien 188

10.2 Therapiestudien 204

10.3 Anwendbarkeit in der Praxis 213

Anhang 215

Elterninformation: Stimme 215

Elterninformation: Stimmentwicklung des Kindes 220

Elterninformation: Stimmstörungen bei Kindern 222

Elterninformation: Motorische Entwicklung 225

Elterninformation: Spiele zur motorischen Förderung 226

Informationen für Chorleiterinnen und Pädagoginnen 229

Glossar 232

Literatur 236

Sachregister 244

Hinweise zur Verwendung der Icons

Informationsquellen print und online

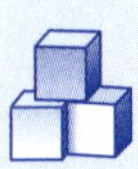

Praxis- oder Arbeitsmaterial

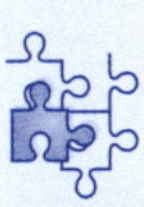

Fallbeispiel / Beispiel

Tipp

Vorwort

Heiserkeit, Aphonie, gepresste Stimmgebung und Sprechanstrengung sind typische Symptome, die Kinder mit Stimmstörungen zum Hals-, Nasen-, Ohrenarzt, zum Phoniater oder zum Kinderarzt und danach zur Logopädin oder Sprachtherapeutin führen. Meist treten kindliche Stimmstörungen in Form von hyperfunktionellen Stimmstörungen (Dysphonien) oder Stimmlippenknötchen auf. Im Vorschul- und Grundschulalter können bis zu 25 % der Kinder von Stimmstörungen betroffen sein – mit zunehmender Tendenz – besonders in städtischen Gebieten.

Ein von einer Stimmstörung betroffenes Kind ist in seiner verbalen Kommunikationsfähigkeit beeinträchtigt. Nicht selten kommt es zu sozialen Kontaktstörungen, da gestörte Stimmen bei den Zuhörern zu Widerstands- und Abwehrreaktionen (z. B. Antipathie, Nachlassen der Konzentration) führen oder Sprechängste bei den betroffenen Kindern hervorrufen. Auch für die spätere Berufswahl und Berufsausübung spielt eine funktionstüchtige Stimme eine erhebliche Rolle.

Die meisten der bisher veröffentlichten Empfehlungen oder Therapiekonzepte zielen darauf ab, dem Kind sein stimmmissbräuchliches Verhalten abzuerziehen und eine physiologische Stimmgebung zu erarbeiten.

Wir machten im Rahmen unserer logopädischen Tätigkeit die Erfahrung, dass die schwerpunktmäßige Arbeit direkt **am Symptom allein nicht dauerhaft zum Erfolg führt.** Die Eltern der betroffenen Kinder versuchen ohnehin schon lange vor Aufsuchen einer Spezialistin, das Kind zu einem schonenderen Umgang mit seiner Stimme anzuhalten. Die geforderte Selbstkontrolle, auf der viele Therapiekonzepte aufbauen, ist von den betroffenen Kindern aber nur schwer einzuhalten. Besonders kleine Patienten im Vorschulalter und in den ersten Schulklassen sind kaum in der Lage, in dem Maße Einfluss auf ihre Stimme zu nehmen, wie es für den Ablauf eines stimmgesundenden Prozesses nötig wäre.

Die Stimmstörung des Kindes sollte deshalb vielmehr in seinem komplexen Ursachengefüge betrachtet werden. Neben stimmmissbräuchlichem Verhalten spielen **entwicklungsbedingte, psychische, familiäre und soziale** Faktoren für die Entstehung und Aufrechterhaltung der Stimmstörung eine wichtige Rolle.

Vor diesem Hintergrund verlangt eine effektive Therapie kindlicher Dysphonien ein Herangehen an das Störungsbild von unterschiedlichen Seiten im Sinne eines **multimodalen** Therapieansatzes. Zentrales Ziel des hier vorgestellten Therapieverfahrens ist es, die einzelnen Verursachungsfaktoren zu beeinflussen – vor allem auch unter Mitarbeit der betroffenen Familie.

Besonders im **Vorschulalter** gilt die kindliche funktionelle Dysphonie als schwer therapierbar. Gerade aber für diese Altersstufe eignet sich der von uns verfolgte Ansatz auf sehr wirksame Weise. Um zu vermeiden, dass sich pathologische Stimmgebungsmuster immer mehr verfestigen, plädieren wir deshalb für eine möglichst frühe logopädische Intervention bei stimmgestörten Kindern und ihren Familien.

Die für uns weitestgehend synonymen Berufsbezeichnungen Logopädin und Sprachtherapeutin verwenden wir im gesamten Buch alternierend und immer in der weiblichen Form. Selbstverständlich sind dabei sowohl unsere männlichen Kollegen als auch andere stimmtherapeutisch tätige Berufsgruppen mit gemeint.

Hildesheim und Memmingen, im November 2010
Ulla Beushausen und Claudia Haug

1 Was ist eine kindliche Stimmstörung?

1.1 Anatomische und physiologische Grundlagen der Kinderstimme

Im Folgenden werden Besonderheiten zur Anatomie des kindlichen Kehlkopfes sowie zu einigen Aspekten der Funktion der Kinderstimme aufgezeigt. Die genannten Eigenheiten werden in Bezug zur Anatomie und Physiologie des erwachsenen Kehlkopfes erläutert. Wesentliche Unterschiede werden aufgezeigt.

Anatomie und Lage des kindlichen Kehlkopfes

Im Anhang („Elterninformation: Stimme“) finden sich allgemein verständliche Erklärungen zu den Vorgängen bei Phonation und Artikulation, zur Stimmentwicklung des Kindes und zur Entstehung von Stimmstörungen.

Der kindliche Kehlkopf ist gegenüber dem des Erwachsenen kleiner: Die **Stimmlippen** des Kindes sind wesentlich **kürzer** als die des Erwachsenen. So nimmt die Stimmlippenlänge bei Männern während der Mutation um 10 mm, bei Frauen um 3–4 mm zu. Der **Winkel**, den die beiden Schildknorpelflächen bilden, liegt beim Kind (und bei der Frau) bei ca. **120 Grad**. Im Laufe der Mutation wird sich dieser bei Männern auf 90 Grad verkleinern (Wendler / Seidner 1987).

Im Vergleich zum erwachsenen **Kehlkopf liegt** der des Kindes noch wesentlich **höher** (vgl. u. a. Fuchs 2008a). Während beim Säugling der Ringknorpel in etwa auf die Höhe des 5. Halswirbels projiziert ist, befindet sich dieser beim 15- bis 17-jährigen Menschen bereits einen Wirbel tiefer. Im Greisenalter liegt dieser dann noch etwas tiefer (physiologischer Deszensus; vgl. Rohen 1992). Fuchs (2007) dokumentiert in diesem Zusammenhang eine deutliche Längenzunahme der Ansatzräume mit zunehmendem Wachstum.

Stimmfunktion

Besonderheiten der kindlichen Stimme

Die Kleinheit des Organs, aber auch die noch nicht vollständige Ausdifferenzierung der phonatorischen Fähigkeiten bringen eine im Vergleich zum Erwachsenen höhere mittlere Sprechstimmlage, einen geringeren Stimmumfang und eine geringere Dynamikbreite mit sich (vgl. Wendler / Seidner 1987; Kittel 1989):

- So liegt die mittlere Sprechstimmlage in Abhängigkeit vom Alter und Geschlecht des Kindes im Vorschulalter etwa zwischen a und d^2.
- Der Stimmumfang eines 3-jährigen Kindes beträgt in etwa eine Oktave von h–h^2. Bis zum 7. Lebensjahr nimmt dieser zu auf einen Umfang von a–g^2 (vgl. hierzu Tab. 1, Kapitel 3.3 „Befunderhebung bei kindlicher Dysphonie").
- Die Dynamikbreite bei Kindern beträgt in etwa 5–12 dB (zum Vergleich beträgt die des Erwachsenen durchschnittlich 27 dB).
- Die Tonhaltedauer eines Vorschulkindes sollte mehr als 10 Sekunden betragen.

Zusammenfassung

Die **Unterschiede zwischen kindlichem Kehlkopf und dem des Erwachsenen** sind:

- Der kindliche Kehlkopf ist kleiner und liegt höher.
- Dynamikbreite und Stimmumfang sind bei Kindern geringer.
- Die mittlere Sprechstimmlage liegt höher als bei Erwachsenen.
- Das Schwingungsverhalten der Stimmlippen bei Erwachsenen lässt sich nur m. E. auf die Geschehnisse im kindlichen Kehlkopf übertragen.

1.2 Definition der kindlichen Stimmstörung

Neben einer Definition kindlicher Stimmstörungen werden unterschiedliche Formen des Störungsbildes mit klinischem Erscheinungsbild und möglicher therapeutischer Intervention aufgezeigt. Die hier vorgenommene Unterteilung der Erscheinungsformen in **nicht funktionelle** und **funktionelle kindliche Dysphonien** orientiert sich an der **Praktikabilität** für den logopädischen Alltag.

Definition

Eine kindliche Stimmstörung kann ganz allgemein definiert werden als eine über längere Zeit bestehende Beeinträchtigung des Stimmklanges eines Kindes oder eine Beeinträchtigung des Phonationsvorganges.

Mit Dysphonien bei Kindern bezeichnet man Erkrankungen der Stimme, die durch folgende Symptome gekennzeichnet sind:

Merkmale von Dysphonien

- Beeinträchtigung des Stimmklanges (Heiserkeit mit Rauigkeit und/oder Behauchtheit, Diplophonie, Resonanzverlust, Hyper- oder Hyponasalität, pathologische Stimmeinsätze),
- Verringerungen der stimmlichen Leistungsfähigkeit (z.B. Einschränkungen der Dynamik- oder des Tonhöhenumfangs, verringerte oder fehlende Stimmbelastbarkeit, Stimmabbrüche) sowie
- Missempfindungen während der Phonation oder an den Organen oder Organstrukturen, die an der Phonation beteiligt sind (z.B. Halsschmerzen, Brennen, Räusperzwang, Hustenreiz, Trockenheitsgefühl).

Von kindlicher Dysphonie spricht man nur bei entsprechenden Erkrankungen bis zum Einsetzen der Prämutation, d.h. bis zu den ersten Anzeichen des Stimmwechsels in der Pubertät. Störungen in diesem Alter werden als juvenile Dysphonie bezeichnet (Voigt-Zimmermann et al. 2011).

Den hier beschriebenen Beeinträchtigungen des Stimmklanges und der Leistungsfähigkeit der Kinderstimmen können primär organische (auch im weiteren Sinne) und nicht organische Ursachen zugrunde liegen. Erstere bedürfen **vorrangig** meist einer anderen Behandlungsform, **sekundär** kann aber eine logopädische Intervention nötig werden. Letztere fallen **primär** meist in den Behandlungsbereich von Logopädinnen und Sprachtherapeutinnen.

Dieses Buch ist vorrangig der Therapie der **funktionellen kindlichen Dysphonie** gewidmet. Die Möglichkeit des Vorliegens nicht funktioneller Ursachen (z.B. plötzlich auftretende idiopathische Paresen, hormonelle Störungen etc.) für Dysphonien sollte der behandelnden Logopädin bekannt sein, um ein noch nicht komplett diagnostiziertes Kind an geeigneter Stelle vorzustellen.

Die interdisziplinäre Zusammenarbeit von verschiedenen Berufsgruppen wie Phoniatern, Kinderärzten, Logopädinnen und Psychologinnen, verbunden im Sinne einer exakten Diagnostik, ist bei kindlichen Stimmstörungen äußerst effektiv.

Im folgenden Kapitel wird ein Überblick über einzelne Formen und Ursachen für Dysphonien gegeben. Im Hinblick auf die logopädische Tätigkeit bietet sich die Einteilung in die Bereiche **funktionelle Dysphonien** und **nicht funktionelle Dysphonien** an. Die hier vorgestellte Unterteilung orientiert sich auch an der Interventionsbedürftigkeit durch Sprachtherapeutinnen/Psychologinnen und der Relevanz im therapeutischen Alltag. Überlappungen der Teilbereiche sind möglich und nicht selten. Nicht immer ist die Zuweisung unstrittig.

Zusammenfassung

Die **kindliche Dysphonie** ist gekennzeichnet durch einen veränderten Stimmklang, der mit Missempfinden, Sprechanstrengung und einer Leistungsminderung der Stimme einhergehen kann. Diese Symptomatik kann funktionell oder nicht funktionell bedingt sein.

1.3 Nicht funktionelle kindliche Dysphonien

Bei den nicht funktionellen Dysphonien finden sich lokale Veränderungen oder Veränderungen im Bereich von Strukturen, die die Stimmgebung beeinflussen (z. B. nerval, hormonell). Diese Veränderungen erklären teilweise den pathologischen Stimmklang. Ohne Anspruch auf Vollständigkeit werden im Folgenden Beispiele für mögliche organische Veränderungen im Larynxbereich aufgelistet. Es werden in diesem Kapitel auch einige Erkrankungen vorgestellt, die im Rahmen komplexer Veränderungen Stimmstörungen mit sich bringen können.

Formen nicht funktioneller Dysphonien

Im Folgenden werden verschiedene Formen nicht funktioneller Dysphonien beschrieben (vgl. Böhme 1997; Biesalski / Frank 1982; Kittel 1989; Sopko 1986; Wendler et al. 2005; Fuchs et al. 2008b):

- entzündliche Veränderungen,
- Larynxanomalien,
- Larynxpapillomatose,
- Stimmlippenzysten,
- Stimmlippenpolypen,
- Stimmlippenparese,
- Dysphonien im Rahmen chromosomaler Veränderungen,
- Dysphonien auf dem Boden eines gastro-ösophopheagealen Refluxes,
- hormonell bedingte Stimmstörungen,
- traumatisch bedingte Dysphonien.

Entzündliche Veränderungen

akute Laryngitis

Bei einer **akuten Laryngitis** klingt die Stimme heiser oder rau, bis hin zur völligen Aphonie. Die Stimmsymptomatik kann von Schmerzen oder Missempfindungen im Larynxbereich, die spontan, aber auch bei Phonation auftreten, begleitet sein.

Das Krankheitsbild kann durch Viren, Bakterien, Strahlung, mechanische oder allergische Reizung hervorgerufen werden. Es kommt lokal zu einer Schleimhautirritation der Stimmlippen und des umliegenden Gewebes. Diese Schleimhautirritation stellt sich in einer vermehrten Gefäßzeichnung (Rötung), Schleimauflagerung oder Schwellung der betroffenen Stimmlippen dar. Derartige Veränderungen können zu einer Verminderung der Schwingungsamplitude der Stimmlippen (Verminderung der Schwingungsamplitude des M. vocalis) sowie zu einer Einschränkung oder Aufhebung der Randkantenverschiebung (Einschränkung oder Aufhebung der Verschiebung der Schleimhaut gegenüber dem M. vocalis) führen, was den veränderten Stimmklang erklärt.

Anmerkungen zur Therapie: In erster Linie ist Stimmruhe anzuraten. Ist die absolute Stimmruhe nicht umsetzbar, gilt es, vor allem lange Sprechsequenzen und das Sprechen in lauter Umgebung zu vermeiden. Begleitend können Inhalationen oder eine medikamentöse, antiphlogistische Therapie durchgeführt werden. Inhalative Noxen (Nikotin, reizende Dämpfe etc.) sollten gemieden werden. Die akute Symptomatik klingt in der Regel im Laufe einer Woche ab. Eine über längere Zeit bestehende Heiserkeit bedarf der entsprechenden fachärztlichen Diagnostik. Eine nicht ausgeheilte Laryngitis kann zu einer Schwäche des M. vocalis mit weiter bestehenden Stimmproblemen führen. In diesem Fall ist eine logopädische Therapie unerlässlich.

Larynxanomalien

Hierunter fallen anlagebedingte oder erworbene Veränderungen im Larynxbereich.

Laryngomalazie

Im Vordergrund steht bei den von einer Laryngomalazie betroffenen Kindern ein inspiratorischer Stridor mit Beeinträchtigung der Atemfunktion bedingt durch ein Ansaugen der Kehlkopfstrukturen bei (forcierter) Inspiration. Ursache ist eine extreme Weichheit der Knorpelstrukturen im Larynx- oder Trachealbereich als Folge einer Reifungsverzögerung. Insbesondere bei zusätzlichen Infekten kann sich die Atemfunktion deutlich verschlechtern.

Anmerkungen zur Therapie: Meist ist eine konservativ-medikamentöse Therapie (abschwellende Maßnahmen) ausreichend, und invasive Maßnahmen wie Tracheotomien bleiben die Ausnahme. Mit zunehmender Entwicklung der Kinder stabilisieren sich die Knorpelverhältnisse meist bis zum Kindergartenalter.

Larynxhypoplasien

Die Stimme im Rahmen der Larynxhypoplasie kann dünn und hoch klingen. Der Kehlkopf ist hierbei im Bezug auf die Körpergröße zu klein angelegt.

Anmerkungen zur Therapie: Eine logopädische Therapie kann dazu beitragen, unter den gegebenen anatomischen Voraussetzungen die Stimme so ökonomisch wie möglich einzusetzen.

Kehlkopfasymmetrien

Asymmetrien im Kehlkopfaufbau sind relativ häufig beobachtbar. Ein asymmetrischer Kehlkopf bringt jedoch nicht zwingend eine pathologische Stimme oder Beschwerden mit sich. Dysphonien, eine veränderte mittlere Sprechstimmlage (vgl. hierzu Kap. 3.3 „Befunderhebung bei kindlicher Dysphonie"), Stimmermüdung oder Missempfindungen können aber Symptome der Asymmetrie sein. Bei der phoniatrischen Untersuchung stellt sich diese dann z. B. in Form eines Glottisschiefstandes, eines Niveauunterschiedes der Stimmlippen, einer unterschiedlichen Breite der Stimmlippen, einer einseitigen **Taschenfaltenhyperplasie** oder in Form des Aryüberkreuzungsphänomens bzw. der Überkreuzung oder Asymmetrie der Tubercula corniculata (Höckerchen in der aryepiglottischen Falte über den Santorini-Knorpeln) oder Tubercula cuneiforme (Höckerchen in der aryepiglottischen Falte über den Wrisberg-Knorpeln) dar (Böhme 1997). Das Erkennen der beschriebenen Phänomene kann sich mitunter schwierig gestalten und bedarf ergänzend zur lupenlaryngoskopischen und stroboskopischen Untersuchung möglicherweise einer bildgebenden Diagnostik.

Anmerkungen zur Therapie: Im Falle von Beschwerden kann u. a. eine logopädische Therapie in Erwägung gezogen werden. Hierbei sollte, unter Berücksichtigung der durch die veränderte Anatomie gesetzten Grenzen, eine möglichst ökonomische Stimmgebung angestrebt werden. Wichtig ist weiterhin die Vermeidung unphysiologischer, ineffektiver Stimmgebungsmuster.

Stimmlippensynechien bzw. Diaphragma laryngis

Bei Stimmlippensynechien bzw. einem Diaphragma laryngis kann die mittlere Sprechstimmlage (vgl. hierzu Kap. 3.3 „Befunderhebung bei kindlicher Dysphonie") erhöht sein und die Stimme dünn und verhaucht klingen.

Die Stimmlippen sind hierbei über eine gewisse Strecke im Bereich der vorderen Anteile zusammengewachsen oder durch die Ausbildung eines Segels miteinander verbunden. Diese Form der Anomalie kann angeboren oder erworben sein (z. B. nach Intubation, operativen Eingriffen im Bereich der vorderen Kommissur z. B. bei **Kehlkopfpapillomatose**, etc.). Durch die damit verbundene Verkürzung des schwingenden Anteils der Stimmlippe, bzw. das „Zusammenklappen" des Segels bei Phonation, was den Stimmlippenschluss beeinträchtigt, kann der pathologische Stimmklang bedingt sein.

Anmerkungen zur Therapie: Je nach Ausprägungsgrad der Anomalie (z. B. konsekutive Einschränkung der Atemfunktion mit Stridor, stark eingeschränkte Stimmfunktion) kann eine operative Therapie im Sinne einer Separation der kontaktierenden Anteile nötig sein. Erneuten Verwachsungen sollte aber durch spezielle Maßnahmen (Einbringen eines Kunststoffröhrchens, Einlegen eines Silikonstreifens bis zur Ausheilung) vorgebeugt werden. Postoperativ kann eine logopädische Behandlung die Stimmqualität erheblich verbessern.

Laryngozele

Symptomatisch steht (vor allem bei der inneren Laryngozele) Heiserkeit, Hustenreiz, Fremdkörpergefühl oder Luftnot im Vordergrund.

Kennzeichnend für die Laryngozele ist eine Ausweitung des Sinus Morgagni (Raum im Kehlkopf zwischen Stimmlippe und Taschenband). Bei einer Ausweitung, die in den Kehlkopf reicht, spricht man von innerer Laryngozele, bei einer Ausweitung nach außen, von einer äußeren (letztere hat auf die Stimmgebung meist keinen Einfluss). Die innere Laryngozele ist mit einer Vorwölbung der Taschenfalten verbunden. Die äußere Laryngozele kann nach außen durch die Membrana thyrohyoidea (Membran zwischen Zungenbein und Schildknorpel) in die Halsweichteile durchtreten, weshalb sie am äußeren Hals tast- bzw. sichtbar wird.

Anmerkungen zur Therapie: Je nach Grad der Beeinträchtigung ist eine operative Intervention indiziert. Eine anschließende logopädische Behandlung zum Abbau oder zur Vermeidung einer unphysiologischen Stimmgebung ist sinnvoll.

Sulcus glottidis

Bei dieser sogenannten Furchung der Stimmlippe kann sich eine Dysphonie, eine veränderte mittlere Sprechstimmlage oder eine mangelnde Belastbarkeit der Stimme entwickeln.

Bei diesem Störungsbild sind eine oder beide Stimmlippen der Länge nach gefurcht. Der Ausprägungsgrad der Furchung kann sehr unterschiedlich sein. Je nach Ausprägungsgrad der Furchung sind das Schwingungsverhalten und die damit verbundene Stimmqualität mehr oder weniger stark beeinträchtigt.

Anmerkungen zur Therapie: Die Patienten können in einzelnen Fällen von einem „Aufspritzen“ der Stimmlippen mit Kollagen profitieren. Auch eine logopädische Therapie zur Vermeidung ungünstiger Stimmgebungsmuster kann für die betroffenen Patienten hilfreich sein.

Larynxpapillomatosen

Bei der Larynxpapillomatose steht die ausgeprägte Heiserkeit im Vordergrund der stimmlichen Symptomatik. Je nach Ausprägungsgrad können neben der Heiserkeit auch respiratorische Probleme entstehen.

Papillomaviren verursachen Wucherungen

Die Stimmlippen- und Larynxschleimhaut ist von blumenkohlartigen blassroten Wucherungen übersäht. Bedingt sind diese Wucherungen durch humane Papillomaviren. Die Wucherungen können extrem stark ausgeprägt sein, wodurch es neben den vorstellbaren stimmlichen Veränderungen durch die Raumforderung zu respiratorischen Einschränkungen kommen kann. Beobachtet werden diese Papillome vom Neugeborenenalter bis zur Pubertät mit einer Häufung der Erstinzidenzrate vom 2. bis 4. Lebensjahr. Nach der Pubertät wird die Erkrankung, wohl aufgrund hormoneller Einflüsse, weit seltener beobachtet. Dennoch kann die Erkrankung bis ins höhere Alter mit einer erhöhten Gefahr der malignen Entartung bestehen bleiben.

Anmerkungen zur Therapie: In den meisten Fällen ist bei einer Papillomatose eine laserchirurgische Entfernung indiziert. Bei den kindlichen Papillomen besteht eine stark ausgeprägte Rezidivneigung. In vielen Fällen sind mehrere Abtragungen nötig, wobei dabei die Gefahr der postoperativen Narbenbildung, mit nachfolgender Einschränkung der Stimmfunktion, steigt, was die zufriedenstellende Behandlung dieser Erkrankung nicht vereinfacht. Begleitend ist auch hier die logopädische Therapie sinnvoll, um, unter Berücksichtigung der bestehenden Schleimhautveränderungen, einer ineffektiven und unökonomischen Stimmgebung vorzubeugen, bzw. pathologische Stimmgebungsmuster abzubauen.

Stimmlippenzysten

Bei der Stimmlippenzyste steht die Dysphonie im Vordergrund. Sekundär können im Rahmen eines Kompensationsversuchs der Heiserkeit hyperfunktionelle Veränderungen auftreten.

Die Stimmlippenzyste ist eine flüssigkeitsgefüllte, meist einseitig auftretende, breitbasig aufsitzende Gewebsneubildung mit zarter Wandschicht. Diese ist entweder als Missbildung oder als Folge einer metaplastischen Veränderung der Schleimdrüsen bzw. eines Verschlusses ihrer Ausführungsgänge mit konsekutivem Sekretstau anzusehen. Die Stimmlippenzyste sitzt zwischen vorderem und mittlerem Drittel der Stimmlippe und beeinträchtigt den Glottisschluss, was die konstante Heiserkeit zur Folge hat.

Anmerkungen zur Therapie: Die Stimmlippenzyste wird mikrochirurgisch abgetragen. Bei sekundär bestehender hyperfunktioneller Symptomatik ist zusätzlich eine logopädische Therapie indiziert.

Stimmlippenpolypen

Je nach Ausprägungsform des Stimmlippenpolyps wird eine unterschiedliche Beeinträchtigung der Stimmfunktion oder ein Fremdkörpergefühl beobachtet. So kann der Polyp breitbasig oder gestielt sein. Der breitbasige Polyp behindert die Phonation ständig, was zu einer konstanten Heiserkeit führt. Der gestielte Polyp kann im Kehlkopf pendeln und erzeugt im Einzelfall eine sehr wechselhafte Symptomatik (je nach momentaner Lage) von völliger Aphonie bis hin zur Symptomfreiheit.

Morphologisch handelt es sich bei Stimmlippenpolypen meist um einseitig auftretende Gewebsneubildungen von fester, undurchsichtiger Beschaffenheit im Bereich des vorderen und mittleren Drittels der Stimmlippe mit konsekutiver Beeinträchtigung des Schwingungsverhaltens. Stimmlippenpolypen treten in der Kindheit eher selten auf. Pathogenetisch spielt die mechanische Überbeanspruchung eine wesentliche Rolle, weshalb der Stimmlippenpolyp nicht eindeutig den primär organischen Dysphonien zugeordnet werden kann.

Anmerkungen zur Therapie: Der Polyp kann mikrochirurgisch abgetragen werden. Eine vor- und nachbereitende Stimmtherapie (sog. Sandwichtherapie) ist empfehlenswert.

Stimmlippenparesen

Eine Heiserkeit und Verhauchung sind Leitsymptome der **Stimmlippenparese**. Aber auch respiratorische Probleme bis hin zu akuter Luftnot (bei doppelseitiger Parese und entsprechender Stellung der Stimmlippen) gehören zum Erscheinungsbild der Erkrankung.

Durch eine Schädigung des Nervus. laryngeus inferior oder superior oder beider können beim Phonationsversuch ein oder beide Stimmlippen nicht in die Phonationsausgangsstellung gebracht, bzw. die Stimmlippen nicht ausreichend gespannt werden. Die Folge ist ein fehlender Stimmlippenschluss mit vermehrtem Luftdurchtritt / Verhauchung und eingeschränktem Schwingungsverhalten. Zu ausgeprägten respiratorischen Problemen, bis hin zur vitalen Bedrohung können doppelseitige Paresen führen, bei denen sich die Stimmlippen in Medianstellung befinden. Häufiger werden Paresen nach operativer Manipulation beobachtet (vgl. klassische Komplikation der Strumaresektion). Unter Umständen treten sie aber (so auch im Kindesalter) angeboren, idiopathisch oder postinfektiös auf.

Anmerkungen zur Therapie: Bei einer einseitigen Parese kann durch eine Stimmübungsbehandlung ein Überschreiten der Mittellinie durch die gesunde Stimmlippe angestrebt werden, wodurch ein Stimmlippenschluss möglich wird. Bei doppelseitiger Parese können bei Auftreten respiratorischer Probleme (Paresen in Median- / Paramedianstellung) operative Verfahren zur Verbesserung der respiratorischen Funktion nötig sein. Mittels logopädischer Intervention wird eine Verbesserung der stimmlichen Klangqualität oder das Ausweichen auf den Einsatz der Taschenfalten angestrebt.

Die Wirkung von niedrigfrequentem Reizstrom wird bei Erwachsenen widersprüchlich diskutiert und ist bei Kindern in der Regel nicht praktikabel (vgl. Nolden 2009).

Stimmstörungen im Rahmen komplexer Erkrankungen und Syndrome

Myasthenia gravis pseudoparalytica

Stimmlich äußert sich die Erkrankung in einer Stimmermüdung, in einer Rhinophonie und in einer kloßigen Artikulation nach länger andauernder Sprechzeit.

Die zu den Autoimmunerkrankungen gehörende Erkrankung führt über eine Blockade der Acetylcholinrezeptoren durch Autoantikörper an der motorischen Endplatte zu einer verminderten neuromuskulären Erregbarkeit. Diese Erkrankung findet sich im Kindesalter eher selten.

Anmerkungen zur Therapie: Im Vordergrund steht die medikamentöse Behandlung.

Stimmstörungen im Rahmen chromosomaler Veränderungen

Hierbei (z. B. Morbus Down) kann es, chromosomal bedingt, zu einer Veränderung des Stimmklanges und einer schnelleren Ermüdbarkeit der Stimme kommen.

Diese erklärt sich u. a. durch die veränderte Masse und durch die abweichenden Schleimhautverhältnisse im Phonationsapparat.

Anmerkungen zur Therapie: Angesichts des notwendigen komplexen, interdisziplinären therapeutischen Vorgehens ist die logopädische Therapie ein Teil der Gesamttherapie. In Einzelfällen kann aber eine begleitende Stimmtherapie für den betroffenen Patienten hilfreich sein.

Reflux

Ein Reflux kann, neben anderen Symptomen wie retrosternalen Schmerzen, häufigem Aufstoßen etc. zu einer Dysphonie führen.

Vor dem Hintergrund einer Schlussinsuffizienz der **Cardia** kann vor allem im Liegen Magensäure in den Rachenraum zurücklaufen. In einigen Fällen führt dies zu Schleimhautirritationen. Diese ziehen einen veränderten Stimmklang nach sich.

Anmerkungen zur Therapie: Diese Patienten sollten durch Pädiater oder Internisten betreut werden. Eine medikamentöse Behandlung kann notwendig sein.

Hormonell bedingte Stimmstörungen

Bei den hormonellen Stimmstörungen kommt es durch ein Missverhältnis im hormonalen Regelkreis zu einer Veränderung der Massenverhältnisse im Larynxbereich. Der Bereich der hormonellen Stimmstörungen ist umfassend an unterschiedliche medizinische Disziplinen gekoppelt. Auszugsweise sei an dieser Stelle die **Hypothyreose** erläutert. Die Stimme im Rahmen einer Schilddrüsenunterfunktion (Hypothyreose) kann tief und rau klingen. Die betroffenen Kinder können zudem unter anderem auch durch eine allgemeine Verlangsamung und Entwicklungsretardierung auffallen.

Verdickung der Schleimhaut

Bei dieser Erkrankung kommt es durch die allgemeinen Veränderungen und abhängig vom Zeitpunkt des Einsetzens des Schilddrüsenhormonmangels zu Muskelatrophie und ödematöser Verdickung der Schleimhaut, auch im Larynxbereich. Dies erklärt den pathologischen Stimmklang. Die üblichen Stoffwechseltests im Neugeborenenalter ermöglichen ein frühes Erkennen der angeborenen Hypothyreose.

Anmerkungen zur Therapie: Therapeutisch steht die medikamentöse Therapie durch den Pädiater oder Internisten im Vordergrund.

Traumatisch bedingte Dysphonien

Larynxtraumen

Die stimmlichen Veränderungen nach **Larynxtraumen** können sich sehr unterschiedlich darstellen. Sie sind abhängig vom Ausmaß und der Lokalisation der Schädigung.

Stumpfe oder scharfe Gewalteinwirkung auf den Kehlkopf birgt nach den primär auftretenden akuten Beeinträchtigungen (Einblutungen, Ödembildung mit Beeinträchtigung der Atemfunktion) die Gefahr der sekundären **Larynxstenosen** oder anatomischen Anomalien mit Stimmfunktionsstörungen.

Anmerkungen zur Therapie: Zur Adaptation an die veränderten anatomischen Strukturen ist eine individuelle Stimmtherapie erforderlich. Larynxstenosen sollte durch eine optimale Frühversorgung nach Auftreten des Traumas vorgebeugt werden.

Intubationsfolgen

Nach Operationen, die eine Intubationsnarkose erforderten, oder nach Langzeitintubationen können die unterschiedlichsten stimmlichen Symptome von einer diskreten Heiserkeit mit Missempfinden und Schluckbeschwerden, die nach ein bis zwei Tagen abklingen, bis hin zur völligen Aphonie auftreten. Das Ausmaß der stimmlichen Beeinträchtigung ist im Wesentlichen von der Art des Traumas abhängig.

Die Veränderungen im Kehlkopfbereich entstehen vorwiegend nach unvorsichtigen Intubationsversuchen oder aufgrund verstärkter Druckeinwirkung des Tubus im Larynxbereich. Am häufigsten werden hier die Intubationsgranulome beobachtet. Prädilektionsstelle ist der Processus vocalis. Die Granulome können ein- oder beidseitig auftreten. Interessanterweise können die Granulome erst bis zu zwei Wochen nach Intubation symptomatisch werden. Weitere auf Langzeitintubation beruhende Veränderungen sind die **Synechiebildung** und **Interarytaenoidfibrose**. Bei der Interarytaenoidfibrose kommt es zur Narbenbildung im Bereich der hinteren Kommissur. Des Weiteren können intubationstraumatisch bedingte Paresen auftreten. Ebenfalls intubationsbedingt kann eine **Aryknorpelluxation** auftreten.

Anmerkungen zur Therapie: Die Brückensynechie (Vernarbung) im Bereich des Processus Vocalis kann laserchirurgisch oder operativ durchtrennt werden. Auch die Vernarbung der Interarytaenoidfibrose sollte operativ gelöst werden. Bei der traumatisch bedingten Parese ist eine Stimmübungsbehandlung empfehlenswert. Im Falle einer Aryknorpelluxation sollte der luxierte Aryknorpel möglichst rasch reponiert werden.

Die aufgezeigten Beispiele von Dysphonien, denen keine funktionelle Ursache zugrunde liegt, sollen insbesondere die Notwendigkeit einer fundierten Anamnese und Diagnostik aufzeigen. Es wäre nicht zu verantworten, einem Kind mit Larynxpapillomatose eine ausschließlich auf die Stimmfunktion ausgerichtete Therapie zukommen zu lassen.

Zusammenfassung

In Abstimmung auf das jeweilige Krankheitsbild kann eine operative oder medikamentöse Therapie nötig werden.
In vielen Fällen können die Betroffenen von einer begleitenden Stimmtherapie profitieren.
Die aufgezeigten nicht funktionellen Veränderungen verdeutlichen die Notwendigkeit der gründlichen anamnestischen und diagnostischen Abklärung der Symptome **„Heiserkeit und Stimmschwäche“**.

1.4 Funktionelle kindliche Dysphonien

Unter die funktionellen kindlichen Stimmstörungen mit und ohne sekundäre organische Veränderungen werden solche Formen eingeordnet, denen primär keine krankhaften lokalen Veränderungen zugrunde liegen. Im Vordergrund steht ein Fehlgebrauch des Phonationsapparates mit nachfolgender Symptomatik.

Funktionelle kindliche Stimmstörungen sind gekennzeichnet durch eine Störung des Stimmklanges, der Stimmfunktion oder der stimmlichen Leistungsfähigkeit, die primär bei Inspektion oder lupenlaryngoskopischer Betrachtung keine krankhaften Veränderungen im engeren Sinne aufweisen, wenngleich eine Funktionsschwäche beobachtbar sein kann. Die Übergänge zwischen organischen und funktionellen Auffälligkeiten können fließend sein (Abb. 1).

Man unterscheidet zwischen einer **hyperfunktionellen** und einer **hypofunktionellen** kindlichen Dysphonie.

hyperfunktionelle Dysphonie

Die hyperfunktionelle kindliche Dysphonie präsentiert sich durch einen übermäßigen Einsatz der an der Stimmgebung beteiligten Muskulatur. Die Gründe für den übermäßigen Gebrauch sind unterschiedlich (vgl. hierzu auch Kap. 2 „Ätiologie der kindlichen hyperfunktionellen Dysphonie"). Häufig ist auch ein übermäßiger Gebrauch der nicht direkt an der Phonation beteiligten Muskelgruppen beobachtbar oder es zeigt sich insgesamt eine körperliche Fehlspannung bzw. ein Spannungsungleichgewicht. **Sekundär** kann es unter anderem durch die Fehlbeanspruchung des Phonationsapparates, aber auch auf dem Boden einer funktionellen Schwäche des Phonationsapparates zu **organischen Veränderungen** (z. B. Phonationsverdickungen) im Larynxbereich kommen.

> Diese Erscheinungsbilder werden sämtlich aufgrund ihrer Ätiologie im Weiteren ebenfalls unter die **funktionellen kindlichen Stimmstörungen** eingeordnet.

hypofunktionelle Dysphonie

Bei der hypofunktionellen kindlichen Dysphonie steht die muskuläre Tonusminderung bei Phonation im Vordergrund. Diese kann durch eine Schwäche im Bereich der Haltemuskulatur begleitet sein (vgl. Kittel 1989).

Abb. 1 verdeutlicht den Zusammenhang funktioneller und organischer Ursachen bei kindlichen Stimmstörungen. Organische Grunderkrankungen und psychosoziale Faktoren greifen dabei ineinander. Beides ist eingebettet in den jeweiligen Lebensraum des Kindes. Die Trennung zwischen organisch und funktionell ist somit nicht immer klar vorzunehmen. Vielmehr ist von fließenden Übergängen auszugehen.

Dieses Buch behandelt in erster Linie die Therapie kindlicher Stimmstörungen, die auf eine Fehlfunktion zurückgehen. Mit eingeschlossen sind hierbei aber selbstverständlich auch kindliche Stimmstörungen, die **sekundär** organische Folgen dieser Fehlfunktion nach sich ziehen.

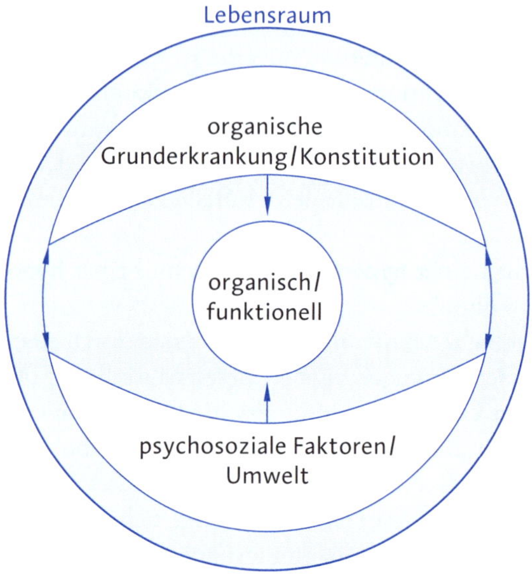

Abb. 1: Organisch-funktionelles Ursachengefüge (Dohmen et al. 2001)

Häufigkeit der kindlichen funktionellen Dysphonie

Die Inzidenzrate hyperfunktioneller Dysphonien und der Phonationsverdickungen mit allen Zwischenformen im Vorschul- und Schulalter wäre von besonderem Interesse. Leider variieren die Angaben in der gängigen Literatur über die **Häufigkeit kindlicher Stimmstörungen** extrem. Hinzu kommt, dass häufig eine genaue Klassifikation der Stimmstörungen fehlt. So wird in vielen Veröffentlichungen, die sich epidemiologisch mit kindlichen Stimmstörungen beschäftigen, von kindlicher Dysphonie oder chronischer Heiserkeit gesprochen, ohne dass diese genauer definiert werden. Ebenso unterscheiden sich viele Untersuchungen über kindliche Dysphonien hinsichtlich ihrer zugrunde liegenden diagnostischen Kriterien (phoniatrische Untersuchung, klangliche Analysen, Lehrerbefragung, etc.), sowie hinsichtlich der Stichprobenart und -größe. Diese Tatsache erschwert es, genaue Angaben zur Häufigkeit zu machen. Schulze (1992) und Böhme (1997) treffen eine Aussage über die Art der beobachteten Stimmstörung und den Altersrahmen, in dem die Stimmstörung beobachtet wurde. So beschreibt Schulze (1992) das Vorliegen einer Stimmstörung unter den 3- bis 10-Jährigen mit 20–30 %, wobei er den überwiegenden Teil den hyperfunktionellen Dysphonien und Stimmlippenknötchen zuschreibt. Eine ähnliche Aussage treffen Wendler, Seidner und Eysholdt (2005), wonach kindliche Stimmstörungen bei 20–25 % der Kinder im Vorschulalter auftreten. Nach einer von Schulze und Schroeder (1991) veröffentlichten Studie an 208 Schul- und Kindergartenkindern wiesen 32 % eine Stimmstörung auf, wobei von diesen in 63 % Stimmlippenknötchen vorlagen, in 28 % hyperfunktionelle Dysphonien und in 6 % hypofunktionelle Dysphonien. Böhme (1997) beschreibt das Vorliegen chronischer Stimmstörungen im Vorschul- und Schulalter mit 20–40 %, wobei auch er dabei am häufigsten hyperfunktionelle Dysphonien und Stimmlippenknötchen beobachtet. Kittel (1989) beschreibt im Vorschulalter eine Erkrankungshäufigkeit ebenfalls von 20–40 %. Powell et al. (1989) finden unter 847 Schulkindern 17 % Kinder mit Stimmstörungen – beide Studien differenzieren nicht die Art der Stimmstörung.

Kollbrunner (2006) beschreibt eine Häufigkeit der Dysphonien im Kindesalter von 6–25 %. Gemäß einer aktuelleren Studie an 7389 8-jährigen Kindern (Carding et al. 2006) fielen 6–9 % durch eine Dysphonie auf.

Eine weitgehende Übereinstimmung vieler Autoren (vgl. Fuchs 2008; Kollbrunner 2006; Böhme 1997; Kittel 1989; Schleier / Siegert 1972; Schulze / Schroeder 1991; Siegert 1972; zusammenf. Voigt-Zimmermann et al., 2011) findet sich in der **Geschlechterverteilung**. So sind Jungen von einer hyperfunktionellen Dysphonie mit und ohne sekundäre organische Veränderungen häufiger betroffen als Mädchen. Die meisten Autoren stellen eine Prädominanz von Dysphonien mit organischer Sekundärsymptomatik (Phonationsverdickungen) im Kindesalter bei Jungen im Verhältnis zu Mädchen von 3:1 fest.

Die Häufigkeitsangaben für das **Auftreten hyperfunktioneller Stimmstörungen** und Phonationsverdickungen bei Kindern variieren zwischen 6 und 40 % für den deutschsprachigen Raum.

Häufigkeit hypofunktioneller Dysphonien

Mit Ausnahme der Untersuchung von Schulze und Schroeder (1991) finden sich keine genauen Angaben zur Häufigkeit der **hypofunktionellen** Dysphonie im Kindesalter. Es ist wohl anzunehmen, dass eine reine hypofunktionelle Dysphonie im Kindesalter eher selten auftritt, bzw. die betroffenen Kinder weniger häufig einem Phoniater vorgestellt werden. Ihr Auftreten ist z. B. im Rahmen ganzkörperlich schwächender Erkrankungen (z. B. Tumoren, Kachexien) oder nach einer Myositis des M. vocalis mit konsekutiv dauerhafter Schädigung dieser Struktur denkbar.

Im Weiteren ist der inhaltliche Schwerpunkt auf das **Erscheinungsbild** und die **Therapie** der Symptome der **hyperfunktionellen kindlichen Dysphonie** und der **Phonationsverdickungen** ausgelegt.

Zusammenfassung

Der überwiegende Teil der **zur Behandlung überwiesenen** Kinder zeigt Symptome einer **hyperfunktionellen kindlichen Dysphonie** mit und ohne Sekundärveränderungen.
Die Angaben zur Inzidenz dieses Störungsbildes variieren zwischen 6 und 40 %.
Jungen sind häufiger als Mädchen betroffen.

Erscheinungsbild der kindlichen hyperfunktionellen Dysphonie

phoniatrische Befunderhebung

Bei der Untersuchung einer hyperfunktionellen Dysphonie mit und ohne sekundäre organische Veränderungen zeigt sich im Rahmen **der phoniatrischen Befunderhebung** lupenlaryngoskopisch bei Phonation häufig eine vermehrte Dorsalneigung der Epiglottis. Die Taschenfalten können sich nach median neigen, und die Stimmlippen werden vermehrt zusammengepresst Dabei können die Stimmlippenränder im Sinne einer Hyperämie gerötet sein. Nicht selten wird dann eine unterschiedliche Spaltbildung auf Glottisebene beobachtet (Böhme 1997). Wohl als Vorstufe von Stimmlippenknötchen können zudem doppelseitige Verdickungen oder Auflockerungen der Stimmlippenränder auftreten. Zunächst sind die Veränderungen von ödematöser Beschaffenheit („weiche Phonationsverdickungen"). Bei Fortbestehen entsprechender Pathomechanismen können diese Veränderungen dann in sogenannte „harte Phonationsverdickungen" fibrinöser Beschaffenheit übergehen (Wendler et al. 2005). Die Veränderungen zeigen sich am Übergang vom vorderen zum mittleren Drittel der Stimmlippen. Diese Phonationsverdickungen entstehen als organische Manifestation der Hyperfunktion (Böhme 1997; Fuchs et al. 2008). Bedingt durch die Phonationsverdickungen kann bei Phonation ein vollständiger Glottisschluss unmöglich sein (Böhme 1997). Es kontaktieren dann lediglich die verdickten Anteile der Stimmlippen, wodurch das Bild der Sanduhrglottis entsteht.

Bei der stroboskopischen Untersuchung kann sich, bedingt durch unökonomische Krafteinwirkung bei der Phonation, ein veränderter Schwingungsablauf zeigen. Die Amplitudenweite sowie die Randkantenverschiebung können reduziert sein (Fuchs et al. 2008).

Hinzu kommt, dass der auditive Eindruck nicht zwingend mit dem klinischen Bild korreliert. So kann der Larynxbefund eines Kindes mit einer ausgeprägten akustischen Symptomatik relativ unauffällig erscheinen und umgekehrt. Auch bei vorhandenen Knötchen korreliert die Größe der Knötchen nicht zwingend mit der Stimmqualität (Böhme 1997).

Entscheidend für die Diagnosestellung ist die Zusammenschau des phoniatrischen, sprachtherapeutischen und entwicklungspsychologisch-psychotherapeutischen Befundes.

Zusammenfassung

Bei der **phoniatrischen Untersuchung** kann bei Kindern mit hyperfunktionellen Dysphonien Folgendes beobachtet werden:

- Ein Zusammenpressen der Stimmlippen mit einer Medianneigung der Taschenfalten kann auftreten.
- Die Stimmlippenränder können gerötet sein, die Stimmlippen selbst verdickt erscheinen.
- Möglicherweise imponieren, meist am Übergang vom vorderen zum mittleren Drittel der Stimmlippen, ödematöse Veränderungen oder Epithelhyperplasien, die sogenannten Phonationsverdickungen. Diese können bei Phonation zum Bild der „Sanduhrglottis" führen.
- Durch diese Veränderungen kann ein abweichendes Schwingungsverhalten auftreten. So ist die **Amplitude** möglicherweise **verkürzt** und die **Randkantenverschiebung eingeschränkt**.

logopädische Befunderhebung

Im Rahmen der **logopädischen Befunderhebung** zeigen sich typische Veränderungen:

Veränderter Stimmklang: Der Stimmklang ist gepresst, rau, heiser und / oder verhaucht. Nicht selten sind die Sprechsequenzen von aphonen Anteilen unterbrochen, oder es fallen Diplophonien bedingt durch einen ungewolltes Kippen zwischen den Stimmregistern auf (Fuchs et al. 2008).

Pathologische Stimmeinsätze: Die Stimmeinsätze können hart oder verhaucht sein.

Veränderte mittlere Sprechstimmlage: Die mittlere Sprechstimmlage, die beim gesunden Kind in einem Bereich von a bis d^1 (220–294 Hz) liegt (Wendler / Seidner 1987), kann zu hoch oder zu tief sein. Eine erhöhte mittlere Sprechstimmlage kann vor allem bei einer vermehrten Presstendenz bei Phonation beobachtet werden, wenn auf Stimmlippenebene keine wesentliche Massenzunahme vorliegt. Im umgekehrten Fall liegt die mittlere Sprechstimmlage unterhalb der Norm, wenn die phonatorischen Fehlfunktionen Veränderungen auf Stimmlippenebene nach sich ziehen, die zu einer Massenzunahme führen.

Eingeschränkter Stimmumfang: Der Stimmumfang eines gesangstechnisch ungeschulten Kindes im Vorschulalter (4–5 Jahre) beträgt etwas über eine Oktave (b–c^2), der eines gesangstechnisch nicht geschulten Grundschulkindes beträgt ca. zwei Oktaven (a–g^2) (Fuchs et al. 2008). Im Rahmen der hyperfunktionellen Stimmstörung, auch verbunden mit organischen Veränderungen, kann ein eingeschränkter Stimmumfang beobachtet werden (Fuchs et al. 2008). Die Stimmfeldmessung (soweit durchführbar) ergibt ein entsprechend pathologisch verändertes Bild. Der eingeschränkte Stimmumfang erklärt sich aus der Tatsache, dass zur Tonhöhenzunahme eine feindifferenzierte Zunahme der Stimmlippenspannung nötig ist, zur Tonhöhenabnahme eine feindifferenzierte Abnahme der Stimmlippenspannung mit einer gleichzeitig auf den jeweiligen Spannungszustand abgestimmten Zu- bzw. Abnahme des subglottischen Anblasedrucks. Bei einer funktionellen Beeinträchtigung der muskulären Funktion ist diese Feinabstimmung nicht mehr möglich.

Herabgesetzte Leistungsfähigkeit: Die verminderte stimmliche Leistungsfähigkeit ist ebenfalls ein mögliches Symptom der kindlichen hyperfunktionellen Stimmstörung (Fuchs et al. 2008). Wohl aufgrund des unphysiologischen Krafteinsatzes bei Phonation kommt es zu einer vorzeitigen Stimmermüdung. Organische Veränderungen führen durch die veränderte Anatomie zusätzlich zu einer Fehlbelastung des Phonationsapparates mit nachfolgender vorzeitiger Stimmermüdung.

Inadäquate Lautstärke: Ein weiteres Symptom der hyperfunktionellen Stimmstörung ist die häufig auftretende inadäquate Lautstärke. Auch hier können wieder beide Extreme beobachtet werden. Bei zunehmender Lautstärke verkleinert sich der offene Anteil einer Schwingungsphase gegenüber dem geschlossenen Anteil. Zusätzlich nimmt dabei die Zeit, die die Stimmlippen zur Rückkehr in die Medialposition benötigen, im Vergleich zu der Zeit, die für die Bewegung nach lateral benötigt wird, ab. Gleichzeitig kann bei zunehmender Lautstärke eine weitere Amplitude und eine vermehrte Randkantenverschiebung beobachtet werden. Für diese Vorgänge ist eine Feinabstimmung bzw. Koordination der an der Phonation beteiligten Muskeln und Schleimhaut nötig. Da diese Feinabstimmung bei Funktionsstörungen der Stimme aufgehoben sein kann, kommt es zu einer „Fixation" auf eine bestimmte Lautstärke. Ganz grob gilt auch hier die Annahme, dass die zu laute Stimme eher im Anfangsstadium der Erkrankung besteht oder kompensatorisch eingesetzt wird, wenn anatomische Veränderungen auf Stimmlippenebene überwunden werden müssen, um die Phonation zu ermöglichen. Wird die Kraftanstrengung dann aber zu groß, weichen die Kinder häufig auf eine Flüsterstimme aus.

Eingeschränkte Dynamik: Die Einschränkung der Stimmdynamik ist ein weiteres Symptom des Störungsbildes. Aus dem oben beschriebenen Sachverhalt wird deutlich, dass Funktionsminderungen der an der Phonation beteiligten Strukturen mit evtl. noch vorliegenden sekundären anatomischen Veränderungen eine fein abgestufte Lautstärkenzunahme unmöglich machen.

Begleitende Atemfehlfunktion: Weiter wird im Rahmen der hyperfunktionellen kindlichen Dysphonie eine begleitende Atemfehlfunktion beobachtet. Alle bisher beschriebenen Symptome sind eng mit einem erhöhten Luftverbrauch bei Phonation verbunden. So wird bei erhöhter Lautstärke, bei vermehrter Presstendenz oder zur Überwindung anatomischer Veränderungen ein konstant erhöhter Anblasedruck, verbunden mit einem vermehrten Luftverbrauch benötigt. Verminderte Schlussphasen, z. B. beim Vorliegen einer Sanduhrglottis, verursachen zusätzlichen unphysiologischen Luftverbrauch. Auf diese Weise ist das diffizile Gleichgewicht zwischen Einatmung und dosiertem Ausatemstrom bei Phonation gestört. Atemfehlfunktionen wie Schnappatmung und Hochatmung sind die mögliche kompensatorische Folge. Weiter kann der Atemsprechbogen pathologisch verändert sein. Sinnvolle Pausen werden möglicherweise nicht eingehalten – der Patient spricht auf „Restluft".

Sichtbare sekundäre Beschwerden und Veränderungen: Neben der Atemfehlfunktion können der vermehrte Krafteinsatz bei Phonation, sowie die Presstendenz oder ein Räusperzwang im Rahmen der logopädischen Untersuchung beobachtet werden. So treten bei den betroffenen Kindern nicht selten die Halsvenen, insbesondere die Vena jugularis externa, bei Phonation stark hervor. Teilweise beschreiben die Kinder auch Missempfindungen bei der Phonation (Fuchs et al. 2008). Begleitet werden die stimmlichen Auffälligkeiten häufig durch Fehl- oder Überspannung im Bereich der Gesichts- und / oder Halsmuskulatur.

Zusammenfassung

Bei der **sprachtherapeutischen Untersuchung** kann Folgendes beobachtet werden:

- Ein heiserer, verhauchter, rauer oder gepresster Stimmklang fällt in der auditiven Beurteilung auf.
- Nicht selten sind die Sprechsequenzen von völlig aphonen Anteilen durchzogen.
- Die Stimmeinsätze können hart oder verhaucht sein.
- Die mittlere Sprechstimmlage kann zu hoch oder zu tief sein.
- Nicht selten ist der Stimmumfang eingeschränkt.
- Häufig begleitet eine Atemfehlfunktion die Stimmstörung.
- Die betroffenen Kinder können über Missemfindungen im Larynxbereich oder Räusperzwang klagen.
- Eine gespannte Gesichts- und Haltemuskulatur, verbunden mit einem Hervortreten der Halsvenen verdeutlicht den hohen Kraftaufwand bei der Phonation und trägt zum Bild der hyperfunktionellen Dysphonie bei.

psychologische Abklärung

Im Rahmen der **entwicklungspsychologisch-psychotherapeutischen Abklärung** können sowohl Divergenzen einzelner Entwicklungsbereiche als auch Auffälligkeiten in der Familiendynamik beobachtet werden. Nienkerke-Springer (2000) weist in ihrer Studie auf das abweichende **Interaktionsverhalten** von stimmgestörten Kindern hin. Sie beobachtete, dass stimmgestörte Kinder bei sozialen Konflikten Ausweich- und Bagatellisierungstendenzen zeigen. Kinder mit einer funktionellen Dysphonie waren weniger in der Lage, sich mit Gelassenheit über Konfliktsituationen hinwegzusetzen. Aggressive, gegen die Umwelt gerichtete Äußerungen wurden von den stimmgestörten Kindern eher selten verwendet. Die beobachteten Aggressionen wurden wesentlich stärker gegen sich selbst gerichtet. Die Autorin nimmt als Grund dafür einen Mangel an Durchsetzungsfähigkeit an.

Auch die **Persönlichkeitsdynamik** scheint einen Einfluss auf die Entstehung von Stimmstörungen zu haben (Green 1989; Habermann 1986; Milutinovic 1994; Sederholm et al. 1995; Toohill 1975). Funktionelle Stimmstörungen bei Kindern sind deshalb oft Ausdruck eines emotionell-psychischen Konfliktes und können als Effekt einer beginnenden Selbstentfremdung verstanden werden (Kollbrunner 2006).

Stimmgestörte Kinder werden in ihrer Psychodynamik als laut, aktiv bis überaktiv und extravertiert beschrieben, was sich häufig in einem dominierenden und aggressiven Spielverhalten zeigen kann. Die Stimme als aggressives Ausdrucksmedium kann sich in einer hyperfunktionellen Symptomatik mit laut-angestrengter Stimmgebung und hyperfunktionellen Verhaltensmustern äußern. Zu diesen Verhaltensmustern zählt Andrews (1986) auch eine erhöhte Sprechfrequenz.

Gleichzeitig werden stimmgestörte Kinder auch als scheu und furchtsam beschrieben, die ihre Angst und Hemmungen durch überhöhte Stimmkraft zu überwinden versuchen. Eberle (1998) schreibt stimmgestörten Kindern Geltungsbedürfnis und **Ehrgeiz** zu, was sich in einem hohen Leistungsanspruch an sich selbst und in verstärkt konkurrierendem Verhalten mit anderen ausdrücken kann. Dies kann nach Green (1989) auch zu einem gestörten Verhältnis mit der Peergroup führen.

Zusammenfassung

Bei der **entwicklungspsychologischen / psychotherapeutischen Untersuchung** kann Folgendes beobachtet werden:

- mangelnde Durchsetzungsfähigkeit in Konfliktsituationen
- erhöhter Ehrgeiz und Leistungsanspruch
- emotional-innerpsychische Konflikte – Autoaggression und / oder erhöhte Angstbereitschaft.

2 Ätiologie der kindlichen hyperfunktionellen Dysphonie

2.1 Ätiologie aus medizinischer Sicht

Überanstrengung des kindlichen Phonationsapparats

Hauptfaktor, der zum Beschwerdebild der hyperfunktionellen Dysphonie mit möglichen sekundären organischen Veränderungen wie Phonationsverdickungen führt, ist eine Überbeanspruchung der kindlichen Stimme. Eine Rolle können auch eine unvollständige Ausreifung oder eine konstitutionelle Schwäche spielen.

Ganz allgemein kann eine Überbeanspruchung des Phonationsapparates im Sinne eines **unökonomischen Phonationsvorganges** für das Entstehen der kindlichen hyperfunktionelle Dysphonie und der Phonationsverdickungen verantwortlich gemacht werden. Diese Überbeanspruchung kann in **zu lautem, zu hohem, zu tiefem Sprechen**, im Sprechen mit **harten Stimmeinsätzen** oder im **Imitieren unphysiologischer Stimmen** begründet liegen. Hinzu kommen möglicherweise auch die von Kittel (1989) beschriebene noch **unvollständige Ausreifung muskulärer und nervaler Strukturen** sowie deren gegenseitige Abstimmung im kindlichen Larynx. Die daraus resultierende noch nicht völlig ausgebildete Leistungsfähigkeit macht die Stimme bei vermehrtem Gebrauch für das Entstehen der Erkrankung anfälliger. Berücksichtigt werden müssen auch eventuell bestehende genetische oder endokrinologische Faktoren (Böhme 1997). Prädispositionierende konstitutionelle Faktoren (z. B. in Form von rezidivierenden Infekten) scheinen dagegen eher eine untergeordnete Rolle zu spielen (Schulze / Schröder 1991a). Als organische Manifestation der Hyperfunktion betrachtet Böhme (1997) die Entstehung von Phonationsverdickungen. Nach Kittel (1989) entstehen die Phonationsverdickungen infolge einer **Schlussunfähigkeit der Stimmlippen**. Hierbei

> „… ergibt sich bei vorgegebenen anatomischen Fixationspunkten der Stimmlippen aus der Vektorrechnung an umschriebenen Prädilektionsstellen eine verstärkte Sogwirkung beim Bernoulli-Effekt“ (Kittel 1989, 49).

Die stimmliche Belastung sieht Kittel (1989) nicht als eigentliche Ursache für die Entstehung der Phonationsverdickungen, wenngleich er ihr eine bedeutende Rolle als Kofaktor beimisst.

Wendler et al. (2005) sehen die Ursache der kindlichen Stimmstörung in einer „Überanstrengung der Stimme bei großer Lebhaftigkeit, durch hektische und aggressive Verhaltensweisen bei Spiel und Sport“ … (Wendler et al. 2005, 143) sowie als Folge von unkontrollierten Höreinflüssen.

Weitere psychosoziale und entwicklungsphysiologische Gründe, die zu einer Überbeanspruchung der stimmgebenden Organe führen können und die Grundlage für eine effektive Therapie bilden, werden im folgenden Kapitel vorgestellt.

Zusammenfassung

Die **Pathogenese der hyperfunktionellen Dysphonie** muss vor einem mehrschichtigen und komplexen Ursachenmodell betrachtet werden.
Es ist davon auszugehen, dass die hyperfunktionelle Dysphonie durch eine Kette ineinandergreifender Faktoren verursacht wird.

2.2 Ätiologie aus psychosozialer und entwicklungsphysiologischer Sicht

Wird ein Kind in seinem Umfeld betrachtet, treten psychosoziale und entwicklungsphysiologische Faktoren in den Vordergrund, die die stimmliche Überbeanspruchung des Kindes mitbedingen.

Stimmstörung als Krisenvertonung

Funktionelle Stimmstörungen bei Kindern werden deshalb oft als Ausdruck eines emotionell-psychischen Konfliktes und können als Resultat einer beginnenden Selbstentfremdung verstanden werden (Kollbrunner 2006). Unbewusst richten die Kinder damit einen Appell an ihre soziale Umwelt, ihre Selbstentfaltungskräfte besser zu unterstützen. Funktionelle Stimmstörungen können sich somit über viele Jahre in Reaktion auf gestörte familiäre, emotionelle Zustände dysfunktional entwickeln. Da in diesen Fällen psychische, emotionelle oder soziale Probleme in der Entwicklung des Kindes die Ursachen für die Stimmstörung darstellen, kann die Stimmstörung dann als akute „Krisenvertonung“ interpretiert werden.

Bei funktionellen Stimmstörungen im Kindesalter wird deshalb von den meisten Autoren ein komplexes, multidimensionales Ursachenmodell zugrunde gelegt (vgl. Ribeiro von Wersch 2009; Beushausen / Haug 2003). Zur ätiologischen Abklärung wird in der Regel ein Modell gewählt, das die kindbezogenen Entwicklungsaspekte, das Interaktionsverhalten und

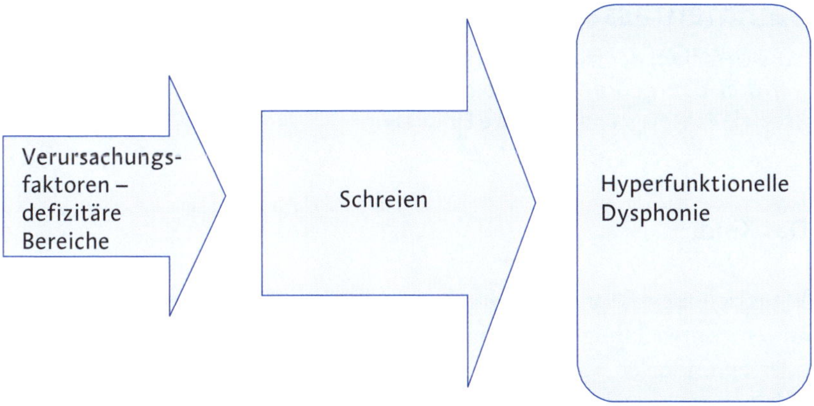

Abb. 2: Entstehungsmechanismus der kindlichen hyperfunktionellen Dysphonie)

die Persönlichkeitseigenschaften wie auch das familiäre und soziale Umfeld gleichermaßen betrachtet.

Ursachen- statt Symptombehandlung

Die ausschließliche Arbeit am Symptom der stimmlichen Überanstrengung zeigt erfahrungsgemäß wenig befriedigende Ergebnisse. Es gilt vielmehr zu untersuchen, **was das Kind veranlasst, seine Stimme in dem schadenbringenden Übermaß einzusetzen** (vgl. auch Beushausen 1998, 2007; Schulze 1992; Nienkerke-Springer 2000; Ribeiro 2006, 2009; Kollbrunner 2006). Der Stimmabusus bedingt zwar die Dysphonie, ist aber selbst nur Symptom und Folge unterschiedlicher Faktoren. Dies verdeutlicht Abb. 2.

Eine Erforschung dieser Faktoren ermöglicht ein effektiveres Eingehen auf den Patienten in der Therapie, als es durch die ausschließliche Arbeit am Symptom möglich ist.

Die Faktoren können u. a. **umweltbedingter, entwicklungsbedingter** oder **system-psychologischer** Natur sein. Beushausen (1998, 2007) und Beushausen und Haug (2003) stellen ein Verursachungsmodell vor, das sich aus den beschriebenen Faktoren zusammensetzt. Eine Übersicht der einzelnen Teilbereiche mit ihren Komponenten erleichtert es, die jeweiligen Ursachen und deren Teilaspekte kennen und bewerten zu lernen. Im Einzelfall können mehrere Bereiche oder auch nur ein Bereich bei einem stimmgestörten Kind betroffen sein. Die hier beschriebenen Komponenten entsprechen Beobachtungen in der alltäglichen Praxis.

Das folgende Ursachenmodell soll der Therapeutin helfen, defizitäre Bereiche im komplexen Ursachengefüge aufzudecken. Das somit entstandene individuelle hypothetische Ursachenmodell bildet die Grundlage zu einer effektiven Therapie der hyperfunktionellen kindlichen Dysphonie.

Zusammenfassung

Ursachenmodell

Die Ursachen der hyperfunktionellen kindlichen Dysphonie können grob in drei übergeordnete Bereiche zusammengefasst werden: **Das Kind, soziale Faktoren und familiäre Einflüsse.**

Das Kind

Ungleichgewicht kindlicher Entwicklungsbereiche

Verursachungsfaktoren, die im Kind selbst begründet liegen, sind meist auf ein Entwicklungsungleichgewicht der motorischen, kommunikativen oder emotionalen Fähigkeiten, bzw. der Abstimmung dieser Teilbereiche aufeinander zurückzuführen.

Motorische Entwicklung

Im Rahmen der praktischen Arbeit mit Kindern mit hyperfunktionellen Dysphonien und Phonationsverdickungen sind häufig grobmotorische, feinmotorische und mundmotorische Auffälligkeiten festzustellen (Beushausen 1998). Statistisch lässt sich hierfür in einer Studie eine Tendenz erkennen (Schulze / Hermann 1992).

Im **grobmotorischen Bereich** kann sowohl eine Über-, wie auch eine Unterspannung beobachtet werden. Die betroffenen Kinder führen ihre Bewegungen z. B. mit einem übermäßig hohen Maß an Kraft aus. So wird der Fußball mit extremer Wucht in das Tor geschossen, oder das Kind schafft es beim Balancieren über das Seil nicht, die Bewegungen in dem geforderten Maß kontrolliert auszuführen, sondern „stapft" schnell über das Seil und tritt dabei noch mehrfach daneben. Aber auch das Gegenteil im Sinne einer hypotonen Ausführung der Bewegungsabläufe kann vorliegen. In diesem Fall wird der Fußball viel zu leicht angetippt und erreicht möglicherweise sein Ziel überhaupt nicht. Beim Seilbalancieren kann das Gleichgewicht aufgrund der zu schlaffen Gangart nicht gehalten werden.

Feinmotorisch können die betroffenen Kinder Auffälligkeiten in der Kraftdosierung oder Bewegungskoordination zeigen. So wird der Stift beim Zeichnen mit zu viel Kraft geführt oder falsch gehalten (Faustgriff, Halten des Stiftes zu weit hinten oder zu weit vorn etc.). Aufgaben, bei denen die Hand-Auge-Koordination gefordert ist (Zeichnen, Perlen auffädeln etc.) werden unkorrekt ausgeführt. Ähnliches gilt für die **Mundmotorik**. So zeigen Kinder mit hyperfunktionellen Dysphonien begleitend myofunktionelle Störungen.

Die beschriebenen dystonen und dyskoordinierten Muster treten auch kombiniert auf. Dies bedeutet, dass entweder bestimmte Bewegungsabläufe einmal zu ruppig und ausfahrend durchgeführt werden, eine anderes Mal dann zu schlaff. Auch kann eine unterschiedliche Spannungskoordination zwischen den einzelnen Körperpartien beobachtet werden. So zeigt sich mundmotorisch z. B. eine Unterspannung im Sinne einer myofunktionellen Störung und grobmotorisch eine Überspannung. Ein Zusammenhang zwischen einer retardierten Sprachentwicklung und der Entstehung einer funktionellen Dysphonie ist zwar bisher empirisch nicht belegt, doch zeigt sich in der Praxis bei den betroffenen Kindern oft eine Koexistenz funktioneller Dysphonien und Artikulationsstörungen – insbesondere Sigmatismen und Schetismen, die auf eine muskuläre Dysfunktion hinweisen. Auch lange Schreiphasen im Säuglingsalter scheinen Einfluss auf die Entwicklung einer funktionellen Stimmstörung im Kindesalter zu haben (Ribeiro 2006).

Zusammenfassung

Stimmauffällige Kinder können Defizite im Bereich der **Grobmotorik**, **Feinmotorik** und **Mundmotorik** aufweisen.

- Der Krafteinsatz kann inadäquat hoch sein.
- Ein zu hypotones Ausführen der grob- und feinmotorischen Aufgaben kann beobachtet werden.
- Eine myofunktionelle Störung kann die Stimmstörung begleiten.
- Die Bewegungskoordination kann gestört sein.

In der Regel überwiegt eine der beschriebenen Fehlfunktionen. Die einzelnen Fehlformen können aber auch abwechselnd auftreten.

Kommunikative Entwicklung

Kommunikation beinhaltet **verbale, nonverbale** und **vokale Komponenten.** Diese Bereiche sind bei Stimmgesunden in der Regel ausgeglichen und ergänzen sich gegenseitig. Bei Kindern mit hyperfunktionellen Dysphonien zeigt sich hierin häufig eine **Dysbalance**. Nicht selten liegt der kommunikative Schwerpunkt im Einsatz der Stimme (vokale Komponente), wohingegen die verbale und nonverbale Ebene in den Hintergrund treten. Dies kann bedeuten, dass sich das Kind vorrangig mittels Lautstärke durchzusetzen versucht, statt verbal-argumentativ zu überzeugen. Gefühle wie Ärger und Wut werden nicht in Worte gefasst, sondern „herausgeschrien“. Unterdrückte oder zurückgehaltene Gefühle können in einer klangarmen, verhauchten oder gepressten Stimmgebung Ausdruck finden.

Zudem findet sich dann auch häufig gerade im Bereich abstrakter Begriffe der Gefühlswelt ein **Wortschatzdefizit**. Treten gleichzeitig noch grammatikalische oder artikulatorische Probleme auf, verschiebt sich das Ungleichgewicht weiter hin zur Seite der vokalen Komponente der Kommunikation.

Auch der **Einsatz von Mimik und Gestik** ist bei den betroffenen Kindern häufig unterrepräsentiert. So wird der Gesprächsinhalt nicht durch entsprechende nonverbale Parameter aufgelockert oder unterstrichen, wodurch die Kommunikationsweise festgefahren und wenig flüssig wirken kann.

> Stimmauffällige Kinder zeigen häufig eine Dysbalance der die Kommunikation prägenden Teilbereiche aus **stimmlichen, verbalen** und **nonverbalen Parametern**.
> Ist der verbal-argumentative Bereich nicht ausreichend entwickelt, folgt daraus häufig ein Überwiegen des Einsatzes vokaler Parameter.

Emotionale Entwicklung

Auch im Umgang mit ihren Gefühlen können sich stimmauffällige Kinder anders verhalten als stimmgesunde Kinder. So kann z.B. eine **Diskrepanz zwischen Persönlichkeit und Auftreten** beobachtet werden. Dies bedeutet, dass sich z.B. ein introvertiertes, eher ängstliches Kind nach außen stark und selbstbewusst darstellt und seiner Rolle durch den entsprechenden Klang seiner Stimme Nachdruck verleiht. Im Rahmen der logopädischen Arbeit berichten Eltern häufig über eine **verminderte Frustrationstoleranz** und eine **ausgeprägte Sensibilität** der Kinder. Nach außen geben sich diese aber selbstbewusst und unerschütterlich. Schulze und Schroeder (1991) konnten in einer Untersuchung an 208 Kindern im Alter von drei bis acht mit Hilfe des neurosenpsychologischen Siebtests nach Höck et al. (1981) signifikant mehr psychische Auffälligkeiten und Verhaltensstörungen bei stimmgestörten Kindern feststellen, als bei stimmgesunden. Stimmstörungen können eine unspezifische Reaktion auf emotionale und interaktionelle Anforderungen wie z.B. innerfamiliäre Belastungen oder Geschwisterrivalität darstellen. Stimmgestörte Kinder zeigen bei sozialen Konflikten mangelndes Durchsetzungsvermögen im Sinne von Ausweich- und Bagatellisierungstendenzen und sind in Konfliktsituationen weniger gelassen als stimmgesunde Kinder (vgl. Nienkerke-Springer 2000; Voigt-Zimmermann 2011). Hinzu kommen ein ausgeprägter Leistungsanspruch und häufig ein übertriebener Ehrgeiz. Greene (1972) führt einen erhöhten Angst- und Stressfaktor in der Familie und in der Schule als mögliche Ursache für die Entwicklung von Stimmproblemen an.

> Ein häufig beobachtbares Verhalten bei stimmauffälligen Kindern ist die Diskrepanz zwischen **Persönlichkeit und Auftreten**.
> Gleichzeitig beschreiben Eltern betroffener Kinder diese als auffallend **sensibel**.
> Ebenso kann eine **geringe Frustrationstoleranz** beobachtet werden.

Habituelle Faktoren

Wie in der Praxis beobachtet werden kann, trägt ein gewohnheitsmäßig ungünstiges stimmliches Verhalten häufig zur Entstehung und Aufrechterhaltung einer hyperfunktionellen Stimmstörung bei. Schulze und Schroeder (1991) weisen diesbezüglich signifikante Unterschiede zwischen den betroffenen Kindern im Vergleich zu den stimmgesunden nach.

So zeigen viele stimmgestörte Kinder ein unphysiologisches Stimmverhalten im Spiel. Kämpfe werden durch wildes Gebrüll begleitet, im Rollenspiel wird laut, quietschend, gepresst oder rau gesprochen. Nicht selten muss zudem **gegen einen erhöhten Lärmpegel** im Kindergarten oder Hort angesprochen werden. Auch ein lauter Umgangston innerhalb der Familie verlangt von den Kindern einen kräftigen stimmlichen Einsatz. Diese primär von außen kommende Notwendigkeit übernimmt das Kind für andere Situationen und gewöhnt sich das ungünstige Phonationsmuster dauerhaft an (s. „Soziale Faktoren"). Auch das **stimmliche Vorbild** wirkt sich auf das Stimmgebungsverhalten eines Kindes aus. In diesem Zusammenhang spielt sowohl die Vorbildfunktion der Eltern als auch die der Erzieherinnen im Kindergarten und der Lehrer eine bedeutende Rolle (vgl. Schulze 2002; Schulze / Schroeder 1991; Wendler / Seidner 1987). Ebenso kann die **Anwesenheit eines Hörgeschädigten** in der Familie bei den Kindern zur stimmlichen Überbeanspruchung führen. Begleitend zum fehlerhaften stimmlichen Einsatz kann häufig **habituelles Räuspern oder Hüsteln** beobachtet werden. Eine **unphysiologische Singtechnik** in Chören oder ein **nicht altersadäquater Anspruch an die Singstimme** der Kinder (zu hohes oder tiefes Singen) kann ebenso ein habituelles pathologisches Stimmgebungsmuster bedingen.

Der gewohnheitsmäßige ungünstige Einsatz der Stimme stellt eine wichtige Quelle für die Entstehung und das Aufrechterhalten der Stimmstörung dar. Bei der **Verursachung** spielen

- ein ungünstiges Stimmverhalten im Rollenspiel,
- ein erhöhter Umgebungslärmpegel,
- ein lauter Kommunikationsstil oder die stimmliche Vorbildfunktion innerhalb der Familie und der weiteren Umgebung,
- sowie habituelles Räuspern und
- eine unphysiologische Singtechnik

eine wichtige Rolle im ursächlichen Beziehungsgefüge.

Akustisch auditive Wahrnehmung.

Eine vorübergehende oder chronische Schwerhörigkeit kann über das Entstehen eines verfälschten Klangeindruckes für die eigene Stimme einen fehlerhaften Stimmgebrauch mit sich bringen. Nach Schulze (1994) besteht bereits bei einer **vorrübergehenden Schallleitungsstörung** die Gefahr eines übermäßig lauten Stimmeinsatzes, der sich rasch habituell verfestigen kann.

Neben den peripheren Hörstörungen können auch Abweichungen in der **zentralen Verarbeitung von akustischen Signalen** ursächlich an der Entstehung der hyperfunktionellen Dysphonien beteiligt sein. So konnten in der Praxis **Einschränkungen der auditiven Diskriminationsfähigkeit**, der **auditiven Aufmerksamkeit** und **Wahrnehmungsfähigkeit** beobachtet werden. **Einschränkungen** im Bereich der **Musikalität** und **Rhythmik** bei stimmfunktionell gestörten Kindern konnten auch durch Untersuchungen von Schulze und Hermann (1992) bestätigt werden.

Die auditive Wahrnehmung stellt eine weitere Säule für den Umgang mit der eigenen Stimme dar.

Zusammenfassung

Zusammengefasst können

- eine **Schwerhörigkeit** (auch vorübergehende mittelgradige Schallleitungsschwerhörigkeit),
- eine **mangelnde zentrale Verarbeitung akustischer Reize**,
- sowie **Einschränkungen im Bereich der Rhythmik** und **Musikalität**

die Stimmgebung ungünstig beeinflussen.

Soziale Faktoren

Neben den familiären stimmlichen Vorbildern prägen auch **stimmliche Vorbilder im weiteren Umfeld** des Kindes das stimmliche Verhalten. Die **phonatorischen Vorbilder** des weiteren sozialen Umfeldes sind in Schule, Kindergarten und Kindergruppe, Sportverein und Freundeskreis zu finden, aber auch Identifikationsfiguren in Fernsehen, Rundfunk oder auf Tonträgern nehmen Einfluss. Nicht selten werden bestimmte charakterliche Eigenschaften von Seriendarstellern durch extrem hohe oder tiefe Stimmgebung unterstrichen, die das Kind gegebenenfalls zum Nachahmen motiviert. Es sind aber nicht nur **Fernsehhelden** und **-figuren**, die die Kinder möglicherweise imitieren, sondern auch **Idole** aus der Musikwelt. Gerade hier findet sich eine Vielzahl unphysiologischer Singtechniken mit der Tendenz zur Hyperfunktion. Gewöhnt sich das Kind eine dieser Singtechniken an und kommen diese häufig zum Einsatz, so können auch daraus Stimmprobleme resultieren.

Stimmstörungen der betreuenden Kindergärtnerinnen oder Lehrerinnen stellen weitere Beispiele für negative phonatorische Vorbilder dar (Zimmermann/Hanson 1996; Wuttke 1988). Die **Leistungsanforderungen** der Schule oder des Kindergartens bestehen nicht nur in der Erfüllung bestimmter Lernaufgaben, sondern setzen auch körperliche Disziplin voraus. Wenn noch dazu die häuslichen Verhältnisse beengt sind, fehlt für viele Kinder der

Freiraum eines motorischen Sich-Abreagierens. Schulprobleme, Versagens- und Sprechängste spiegeln sich in Stimmproblemen wieder. Die oft anzutreffenden hohen **Gruppengrößen** in pädagogischen Einrichtungen fordern vom einzelnen Kind einen erhöhten Stimmeinsatz, wenn es sich denn durchsetzen will (Schulze/Schröder 1991b; Milutonovic 1994). Der ansteigende **Lärmpegel** im äußeren Bezugssystem eines Kindes ist ebenfalls ein prädisponierender Faktor, der, zusammen mit einem reduzierten Raumangebot zum nonverbalen Sich-Austoben und Abreagieren, dazu führt, dass viele Kinder innere Spannungen stimmlich abreagieren (Milutonovic 1994).

Ein übermäßiger stimmlicher Einsatz kann als **Ventil** für die fehlende Möglichkeit zum körperlichen Abbau innerer Spannungen dienen.

Die Übergänge von dem in bestimmten Situationen notwendigen kräftigeren Einsatz der Stimme hin zu einer habituellen Manifestation sind fließend.

Zusammenfassung

Vorbilder der Rundfunk-, Fernseh- und Videowelt beeinflussen die Kinder in Bezug auf ihr stimmliches und allgemeines Verhalten.
Auch ein **begrenztes Raumangebot** mit **mangelnden Möglichkeiten der motorischen Betätigung** kann sich negativ auf das Stimmverhalten auswirken.
Der auf das Kind von außen einwirkende **Leistungsdruck in Schule und Freizeitaktivitäten** und der allgemeine **Umgebungslärm** können eine stimmliche Überbeanspruchung nach sich ziehen.

Familiäre Einflüsse

Der familiäre Einfluss prägt in einem ausgesprochen hohen Maße die Entwicklung und das Verhalten eines Kindes. Dies gilt auch für den Einfluss auf das stimmliche Verhalten und die Stimmentwicklung. Hierbei spielt nicht nur das direkte kommunikative Verhalten innerhalb der Familie eine wichtige Rolle, sondern auch das Familiensystem und der Erziehungsstil.

Bedeutung des Familiensystems

Das **Familiensystem** hat großen Einfluss bei der Entstehung und Aufrechterhaltung einer kindlichen Stimmstörung. Das stimmgestörte Kind ist Teil des „Systems Familie“ und übernimmt in diesem verschiedene Rollen. Diese sind unter anderem geprägt durch die Anforderungen, die an das Kind gestellt werden. Idealerweise ist das Familiensystem so strukturiert, dass die persönlichen Bedürfnisse und Fähigkeiten des Kindes ausreichend respektiert werden. So kann das Kind seine stimmliche Entwicklung realisieren. Ist ein Kind nun z. B. seinen älteren Geschwistern kommunikativ weit unterlegen, und die am System Beteiligten unterstützen das Kind nicht entsprechend seiner Bedürfnisse sich mitzuteilen, ist ein vermehrter stimmlicher Einsatz zur Durchsetzung der eigenen Bedürfnisse denkbar. Entscheidend für den Umgang mit den beschriebenen Situationen sind natürlich auch die persönlichkeitsspezifischen Eigenschaften der Familienmitglieder. Sehr impulsive, temperamentvolle Persönlichkeiten werden mehr zum prägnanten Einsatz der Stimme neigen, wenn es darum geht, im Familiensystem zu bestehen, als introvertierte, weniger impulsive Persönlichkeiten (Sederholm et al. 1995; Green 1989).

Geschwisterkonflikte

Die Stellung von stimmgestörten Kindern in der **Geschwisterreihe**, d. h. das stimmgestörte Kind hat meist ein oder mehrere ältere Geschwister, nimmt in der Diskussion als ätiologischer Faktor eine bedeutende Rolle ein. Zuletzt fanden Carding at al. 2006 in ihrer Studie mit 7 000 Kindern heraus, dass das Vorhandensein eines älteren Geschwisters einen signifikanten Risikofaktor bei der Entwicklung einer Stimmstörung darstellt. Entscheidend ist jedoch nicht die Position an sich, sondern die allgemeine Qualität der Geschwisterbeziehung, z. B. die Frage nach dauerhafter Konkurrenz und Konfliktpotenzial zwischen den Geschwistern. Chronische Konflikte zwischen Geschwistern und ein ungünstiges Rollenverhalten innerhalb der Familie können weitere Ursachen für einen unökonomischen stimmlichen Einsatz sein.

> Im Rahmen des Familiensystems übernimmt ein Kind, z. B. bedingt durch die Geschwisterkonstellation, bestimmte Rollen.
> Bestimmte **Rollen** können ein ungünstiges Stimmverhalten mit sich bringen.
> Auch die **interaktiven Strukturen** innerhalb der Familie können einen Einfluss auf das stimmliche Verhalten des Kindes haben.
> **Chronische Konflikte** zwischen Geschwistern können zu stimmlicher Überlastung führen.

Erziehungsstil

Ebenso kann sich das **erzieherische Verhalten** der Eltern ungünstig auf das stimmliche Verhalten des Kindes auswirken. Schulze (1994) konnte feststellen, dass Kinder, die nicht repressiv erzogen werden, häufig ein ungünstiges stimmliches Verhalten zeigen. Im Rahmen einer interdisziplinären Untersuchung konnte festgestellt werden,

„dass die ‚nichtrepressive' Erziehungspraxis (gekennzeichnet durch Akzeptieren und wenig Verbote) ein wichtiger Verursachungsfaktor für ein unzweckmäßiges stimmliches Verhalten ist, da sie, obwohl sie eigentlich günstiger als die ‚autoritär-strenge' Erziehung zu bewerten ist, nicht zur Vermeidung eines unhygienischen Stimmverhaltens beiträgt" (Schulze 1994, 277 f).

Nach Schulze und Schroeder (1991) liegt dieser Sachverhalt möglicherweise darin begründet, dass Kinder, die eher autoritär erzogen werden, stimmliche „Zwangsruhepausen" einlegen müssen, wohingegen freiheitlicher erzogene Kinder zur Kommunikation angeregt werden und dadurch stimmlich wenig Begrenzung erfahren. Erfährt das Kind, z. B. im Rahmen eines Laissez-faire-Erziehungsstils, wenig Grenzen, kann dies zu einer Haltlosigkeit und Überforderung führen, die konsekutiv u. a. den Stimmabusus zur Folge hat.

Einen wichtigen Einfluss auf die Stimmgebung des Kindes übt der **Erziehungsstil** der Erziehenden aus.
Ein wenig Grenzen setzender Erziehungsstil kann zur Entstehung der hyperfunktionellen Dysphonie beitragen.

Kommunikationsverhalten

Das **Kommunikationsverhalten** innerhalb der Familie hat großen Einfluss auf die Stimmentwicklung eines Kindes. Kinder lernen zunächst per Nachahmung durch die Eltern, insbesondere der Mutter, den Umgang mit Sprache, aber auch mit der eigenen Stimme. Das stimmliche Vorbild der Eltern ist somit entscheidend (Pascher / Johannsen 1975). So sind bei juvenilen Dysphonien häufig die Mütter selbst oder sogar mehrere Familienmitglieder ebenfalls stimmauffällig. Wendler und Seidner (1987) konnten nachweisen, dass Kinder bereits am Ende des ersten Lebensjahres gestörte Stimmen unbewusst nachahmen. Ebenso prägend für das Kind ist das Kommunikationsverhalten innerhalb der Familie. Sehr früh – bereits in der vorsprachlichen Verständigung im Säuglingsalter – lernt ein Kind den Umgang mit Kommunikationsstrukturen, wie sich zuzuwenden, abwechselndes sich äußern (turn-taking) und Dauer bzw. Frequenz des Blickkontakts, sowie den Einsatz des dynamischen Akzentes (Rustin 2000).

Die Verhaltensmuster innerhalb einer Familie prägen den Kommunikationsstil des Kindes. Herrscht ein lauter Umgangston in einer Familie, ist das Kind angeregt, auch dementsprechend laut zu kommunizieren. „Überschreien" die Eltern bei Diskussionen ihren Gesprächspartner, wird sich das Kind in derselben Situation möglicherweise genauso verhalten. Generell ist das Lernen der Kinder in den ersten Jahren geprägt durch Nachahmung ihrer direkten Vorbilder (meist der Eltern und Geschwister). Dies betrifft das allgemeine Verhalten genauso, wie das sprachliche und stimmliche Verhalten. **Mangelnde Kommunikationsbereitschaft** in den Familien durch überforderte und überreizte Eltern wird von einigen Autoren in Zusammenhang mit Stimmstörungen im Kindesalter gesehen. Die Kommunikationsfähigkeit der Familie und deren Bedeutung für die kindliche Stimme konnte Nienkerke-Springer (2000) nachweisen. Sie beobachtete signifikante Unterschiede in den Familienstrukturen ihrer Untersuchungsgruppen hinsichtlich der Merkmale Funktionalität, Grenzen und Hierarchie. Die Eltern der stimmgestörten Kinder zeigten einen störanfälligeren Kommunikationsstil als Eltern von nicht stimmgestörten Kindern.

Der Einfluss der Umgebung ist also maßgeblich prägend für ein Kind.

Der kindliche Kommunikationsstil ist durch den **allgemeinen familiären Kommunikationsstil** geprägt.
Ein allgemein **lauter Gesprächston** innerhalb der Familie kann sich beim Kind widerspiegeln.
Wird innerhalb der Familie wenig **verbal-argumentativ** verhandelt, wird diese Fähigkeit möglicherweise auch beim Kind nicht ausreichend entwickelt sein.
Ebenso wird ein Kind möglicherweise **ungünstige Phonationsformen** seiner Stimmvorbilder nachahmen.

2.3 Ursachen im Modell

Eine kindliche hyperfunktionelle Dysphonie scheint in einer Vielzahl von Faktoren begründet zu sein. Diese können im Kind selbst, im sozialen Umfeld oder in der Familie zu finden sein.

Die hier aufgelisteten Ursachen, die möglicherweise zum Stimmmissbrauch führen können, verdeutlichen die Komplexität des beschriebenen Krankheitsbildes (Abb. 3). Für eine effektive Stimmtherapie bei Kindern sollte also nicht nur das isolierte Stimmsymptom betrachtet werden. Vielmehr sollte die Frage im Vordergrund stehen, **warum** das Kind seine Stimme inadäquat einsetzt. Zusammenfassend kann man Ursachen unterscheiden, die **im Kind selbst** begründet sind, so z. B. im Bereich der motorischen oder kommunikativen Fähigkeiten, im Bereich der emotionalen Entwicklung, im Bereich der akustisch-auditiven Wahrnehmung oder habituelle Faktoren. Weitere Ursachen für den Stimmmissbrauch können innerhalb des **sozialen Umfeldes** liegen, wie z. B. der Einfluss von Schule, Freizeitaktivitäten oder phonatorischen Vorbildern im weiteren Sinne. Die **familiäre Umgebung** mit den Faktoren Familiensystem, Erziehungsstil und Kommunikationsverhalten innerhalb der Familie bildet einen weiteren Block im Ursachengefüge der kindlichen hyperfunktionellen Dysphonie.

Schulze (1994), Beushausen (1998, 2007), Beushausen und Haug (2003) und Ribeiro von Wersch (2009) sehen das Entstehen einer funktionellen Dysphonie als multifaktorielles Geschehen an. Es kann festgestellt werden,

> „dass sich organisch-konstitutionelle, traumatische, psychosoziale und habituell-funktionelle Faktoren sowie Umweltbedingungen ständig wechselseitig durchdringen und dass erst eine Vielzahl innerer und äußerer Belastungsfaktoren zu Funktionsdefiziten führt“ (Schulze 1994, 278).

Demzufolge scheint die Kombination von vielen Faktoren, die sich gegenseitig beeinflussen, also ein **komplexes Ursachengefüge**, beim betroffenen Kind zu einem überlastenden Stimmverhalten zu führen.

Als Grundlage für eine effektive Therapie sollte die Therapeutin in einem ersten Schritt versuchen, diese möglichen Ursachen genau zu eruieren, um dann, gemeinsam mit den Eltern, in einem zweiten Schritt, eine entsprechende Veränderung anzustreben. Die möglichen defizitären Bereiche sollten im Rahmen der ausführlichen Anamnese abgefragt werden. Die gründliche Diagnostik ergänzt hier die ausführliche Anamnese.

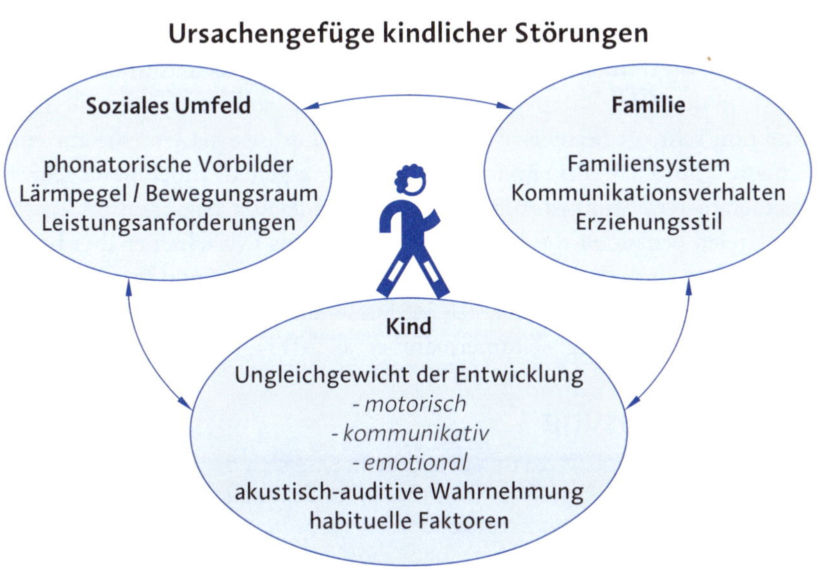

Abb. 3: Biopsychosoziales Ursachengefüge bei kindlichen Dysphonien

Die **Ursachen kindlicher Stimmstörungen** werden erst in einem komplexen, mehrdimensionalen Ursachengefüge beschreibar.

2.4 Prognose der kindlichen hyperfunktionellen Dysphonie

Die Prognose der kindlichen hyperfunktionellen Dysphonie wird im Folgenden aus Sicht verschiedener Autoren diskutiert und die Relevanz für die Therapie abgeleitet.

Powell et al. (1989) belegen in ihrer Längsschnittstudie, dass sich kindliche Stimmstörungen nicht zwangsläufig im Laufe der Zeit von selbst geben. Böhme (1997) hält die Prognose unter entsprechender therapeutischer Intervention dieses Krankheitsbildes für gut, verweist aber auch auf eine ausgeprägte Rezidivneigung. Rezidivneigungen lassen vermuten, dass die Ursachen der kindlichen Stimmstörungen nicht in die Therapie einbezogen wurden und symptomorientierten Behandlungsansätzen der Vorzug gegeben wurde. Fuchs et al. (2008c) geben zu bedenken, dass sich ein pathologischer Stimmklang negativ emotional auf die betroffenen Kinder auswirken kann und für einen Teil der betroffenen Kinder eine Beeinträchtigung sozialer Kontakte nach sich zieht. Ihrer Erfahrung nach können jeweilige funktionelle Faktoren durch entsprechende therapeutische Maßnahmen gebessert werden.

Eine interdisziplinäre Arbeitsgruppe kommt zu dem Schluss, dass selbst wenn sich Stimmlippenknötchen während des Längen- und Breitenwachstums während des Stimmwechsels „verwachsen" sollten, so doch die Dysfunktion sehr oft bestehen bleibe. Sie ist später oftmals Ursache für eine erneute stimmliche Erkrankung und erfahrungsgemäß zunehmend schwer zu therapieren. Stimmstörungen, die im Kindesalter beginnen und nicht erfolgreich behandelt werden, können also bis ins Erwachsenenalter bestehen bleiben und die Berufswahl für z. B. einen stimm- und sprechintensiven Beruf einschränken oder sich im Sinne häufiger Krankmeldungen im Beruf auswirken (Voigt-Zimmermann et. al. 2011).

Zusammenfassung

Es ist nicht zwingend davon auszugehen, dass sich die hyperfunktionelle Dysphonie im Kindesalter (mit und ohne Sekundärveränderungen) in der Pubertät von selbst zurückbildet.
Um **Spätfolgen** zu vermeiden, sollte möglichst früh ursachenorientiert therapiert werden.

3 Diagnostik der kindlichen hyperfunktionellen Dysphonie

3.1 Einleitung und Überblick

Diagnostik ein interdisziplinärer Prozess

Der Therapie der kindlichen hyperfunktionellen Dysphonie geht die Diagnostik durch einen Phoniater und eine Logopädin voraus. Im Folgenden wird die Anamnese- und Befunderhebung, die zur Diagnoseerstellung führt, beschrieben. Um die Diagnose einer kindlichen hyperfunktionellen Dysphonie zu stellen, ist die phoniatrische Untersuchung einschließlich einer Hörprüfung ebenso notwendig, wie die logopädische Untersuchung. Ergänzend kann bei unklarer Genese und Befundkonstellation die zusätzliche Konsultation eines Pädiaters, Psychologen oder andere Kollegen eines interdisziplinären Teams notwendig sein. Mehr noch als bei der Behandlung von Stimmstörungen bei Erwachsenen ist die Diagnosefindung, das Erkennen hintergründiger psychopathologischer und psychosozialer Ursachen bei kindlichen Stimmstörungen ein längerfristiger Prozess, der im besten Falle interdisziplinär geführt wird. Die Komplexität der Ursache-Wirkungszusammenhänge bei kindlichen Dysphonien und die Einbettung des Symptoms in ein komplexes soziales System erfordern häufig eine kontinuierliche Beobachtung der Symptomatik und deren Veränderungen ohne oder ggf. mit therapeutischer Intervention (Ribeiro von Wersch 2009). Eine vordergründige Diagnose von beispielweise Phonationsverdickungen lässt sich jedoch mit wenigen diagnostischen Schritten stellen, durch eine Laryngoskopie und Stroboskopie zur Charakterisierung des Schwingungsablaufs. Weitere Untersuchungen sind für die Auswahl und Wirksamkeitskontrolle spezifischer Behandlungsmaßnahmen sinnvoll, z. B. Untersuchungen der Sprechatmung oder eine Stimmfeldmessung. Diese Untersuchungen sind, vorausgesetzt das Kind lässt sie zu, meist in einer einzigen Sitzung durchführbar. Der phoniatrischen und logopädischen Befunderhebung geht jeweils eine gründliche **Anamneseerhebung** voraus. Fragen nach dem Zeitpunkt des Auftretens der Stimmstörung, nach der Konstanz der Stimmstörung, nach dem auditiven Eindruck, nach Begleitsymptomen, nach Ereignissen, die im Zusammenhang mit der Stimmstörung stehen können (z. B. Operationen), nach stimmauffälligen Personen im Umfeld, nach dem kommunikativen Verhalten in der Familie und Fragen nach der Entwicklung bilden wichtige Säulen des Anamnesegesprächs. In Kapitel 3.2 wird ausführlich auf die Inhalte der logopädischen Anamnese eingegangen.

Die **phoniatrische Untersuchung** beim Kind mit Lupenlaryngoskopie und Stroboskopie kann manchmal schwierig sein. Es gilt, den kleinen Patienten die Angst vor der Untersuchung zu nehmen und deren Mitarbeit zu gewinnen. Häufig ist dann nur ein kurzer Einblick in den Kehlkopf des betroffenen Kindes möglich und die stroboskopische Untersuchung manchmal unmöglich. Die Kleinheit des zu untersuchenden Organs trägt ihren Teil zur Erschwernis der Diagnosestellung bei. Trotz dieser beschriebenen Hürden sollte immer versucht werden, die Diagnose auch auf den phoniatrischen Befund zu stützen. Dies ist allein schon wichtig um organische Dysphonien von den funktionellen abzugrenzen (s. Kap. 1.2 „Definition der kindlichen Stimmstörung"). Ist die Untersuchung mittels indirekter Laryngoskopie nicht möglich, kann versucht werden, den Kehlkopf fiberlaryngoskopisch einzusehen. Hierbei wird das flexible Larynx-Fiberskop über die Nase eingeführt (vgl. Böhme 1997). Sind beide Untersuchungen nicht möglich, kann die Untersuchung in Kurznarkose erwogen werden, wobei hier keine Beurteilung des Phonationsvorganges möglich ist.

Faktor Hörstörung

Der Phoniater wird sich im Rahmen der Untersuchung auch ein Bild über den Status der Ohren, der Nase, des Rachen und der Mundhöhle verschaffen. Im Rahmen einer **Hörprüfung** können Hörstörungen, die für den Stimmabusus möglicherweise verantwortlich sind, aufgedeckt werden. Bei den betroffenen Kindern würde dann die Behandlung der Hörstörung im Vordergrund stehen. Falls nötig, kann begleitend logopädische Therapie zum Abbau unphysiologischer Phonationsformen durchgeführt werden.

Ähnlich der Stimmdiagnostik bei Erwachsenen wird bei der **logopädischen Untersuchung** die Untersucherin **das klangliche Erscheinungsbild** und dessen Ausprägungsgrad beurteilen (s. Kap. 3.3 „Befunderhebung bei kindlicher Dysphonie"). Die **Qualität der Stimmeinsätze**, die **Lautstärke** und die **Dynamik** der Stimme, das **Volumen**, die **mittlere Sprechstimmlage** und der **Stimmumfang**, sowie die **Belastbarkeit** der Stimme, das **Sprechtempo** und die **Atemfunktion,** sowie ergänzende **Symptome** werden festgehalten.

ICF-Körperstrukturen- und Funktionen, Aktivitäten und Teilhabe

Zur Vervollständigung der Anamnese und Diagnostik ist es sinnvoll, die stimmliche Beeinträchtigung eines Kindes vor dem Hintergrund der ICF (International Classification of Functioning, Disablitiy and Health, DIMDI 2005), bzw. der entsprechenden Weiterentwicklung der ICF für die Anwendung bei Kindern – der ICF – Children and Youth (ICF-CY, WHO 2008) zu beurteilen. Mithilfe der ICF kann nicht nur die organische Beeinträchtigung (Körperstruktur) beschrieben werden, sondern es können umfassende Auswirkungen eines Gesundheitsproblems auf die Körperfunktion, die Aktivität, die Partizipation sowie die Beeinflussung durch oder von entsprechenden Kontextfaktoren abgebildet werden (vgl. hierzu auch Grötzbach / Iven 2009). Die ICF-CY (vgl. McLead et al. 2007) bietet eine umfassende Beschreibung der Situation eines Kindes und der Beschreibung von Behinderungen, sowie eine Orientierung bei der interdisziplinären Planung und Durchführung von Interventionen (Therapie, Pflege, u. a.) sowie von Angebots- und Bedarfsgruppen. In der Kinderversion der ICF wurden einige zusätzliche Codes aufgenommen und andere modifiziert, die für kindliche Sprach-, Sprech- und Stimmstörungen relevant sind.

Aspekte, die bei der Erarbeitung der ICF für Kinder und Jugendliche berücksichtigt werden mussten, waren die Funktionsfähigkeit in der kindlichen Entwicklung, die Beschreibung auch abweichender Entwicklungsverläufe und die Neudefinition von Umweltfaktoren als Lebenswelten. Eine Rolle spielten ebenfalls die Beschreibung relevanter kindlicher Lebensbereiche wie die Berücksichtigung der Bedeutsamkeit des kindlichen Spiels, die Ergänzung verschiedener Partizipationsbereiche mit „Helfen bei …“ (z. B. Helfen bei der Essensvorbereitung) und die Ausdifferenzierung der Ebene der Partizipation an Bildungsprozessen.

Übertragen auf ein Kind mit Phonationsverdickungen und ausgeprägter Dysphonie bedeutet diese Sichtweise, dass berücksichtigt werden soll, inwieweit z. B. das Halten einer Referates durch die Dysphonie beeinträchtigt ist (Aktivität), inwieweit das Kind Schwierigkeiten hat, mit seiner stimmlichen Beeinträchtigung z. B. in der Fußballmannschaft zu bestehen (Partizipation) oder inwieweit es z. B. wohnortnah fachtherapeutische Unterstützung erhalten kann (Kontextfaktor). Mit Hilfe der ICF wird letztendlich die Auswirkung der Dysphonie auf die Lebensqualität eines jeden einzelnen Individuums beschrieben. Ein strukturelles Defizit kann einzelne Personen sehr unterschiedlich beeinflussen. Dies bedeutet, dass ein wenig ausgeprägter struktureller Befund sich durchaus erheblich auf die Partizipation, z. B. beim Singen im Chor, auswirken kann. Ein sehr ausgeprägter Befund hingegen, z. B. deutliche Phonationsverdickungen, kann die Partizipation, z. B. beim Durchsetzen im Freundeskreis, nur unwesentlich beeinflussen.

Zur **endgültigen Diagnosestellung** und Ableitung der zu therapierenden Teilbereiche führt die **Zusammenschau des phoniatrischen Befundes und des logopädischen Befundes** sowie der **anamnestisch erhobenen Informationen**. Fügen sich die erhobenen Befunde in das Erscheinungsbild der kindlichen hyperfunktionellen Dysphonie ein, kann über das weitere therapeutische Vorgehen beraten werden.

Diagnosestellung bei kindlichen Stimmstörungen

Die **allgemeinen Anamnese**, in der vor allem die Auswirkungen der Stimmstörung auf die ICF-Ebenen Aktivität, Partizipation, Umweltfaktoren und personenbezogene Faktoren in Erfahrung gebracht werden können, gibt Aufschluss über

- den Zeitpunkt des Auftretens der Stimmstörung,
- die Konstanz der Stimmstörung,
- Begleitsymptome,
- Ereignisse, die im Zusammenhang mit der Stimmstörung stehen können (z.B. Operationen),
- Auffälligkeiten in der Entwicklung des betroffenen Kindes sowie über entsprechende Umweltfaktoren, insbesondere:
- stimmauffällige Personen im Umfeld,
- das kommunikativen Verhalten in der Familie.

Im Rahmen der **phoniatrischen Untersuchung**, die die entsprechende Morphologie des Larynx (ICF – Körperstruktur) beschreibt, wird

- das Aussehen und die
- Funktion des kindlichen Kehlkopfes beurteilt.
- Eine Hörprüfung, sowie eine ergänzende Hals-Nasen-Ohrenärztliche Untersuchung runden den phoniatrischen Befund ab.

Im Rahmen der **logopädischen Befunderhebung**, die die Stimmfunktion (ICF – Körperfunktion) beschreibt, werden

- der Stimmklang,
- die Qualität der Stimmeinsätze,
- die Lautstärke,
- die Dynamik,
- das Volumen,
- die mittlere Sprechstimmlage,
- der Stimmumfang,
- die Belastbarkeit der Stimme,
- das Sprechtempo,
- die Atemfunktion und
- mögliche Begleitsymptome
  untersucht.

Zusammenfassung

Aus der Zusammenschau der Ergebnisse der allgemeinen Anamnese, des phoniatrischen und des logopädischen Befundes wird die **Diagnose einer kindlichen Stimmstörung** gestellt.

3.2 Anamnese bei kindlicher Dysphonie

Struktur der Anamnese

In den nun folgenden Kapiteln wird die primär logopädische Anamnese- und Befunderhebung vorgestellt. Die ausführliche Anamnese dient als **Grundlage zur Therapie.** In der Anamnese können wichtige Faktoren, die zur Entstehung oder Aufrechterhaltung des Störungsbildes beitragen, ermittelt werden. Anhand von Fragebögen (Kopiervorlagen „Anamnesebögen) können die Bereiche kindliche Entwicklung, Familie und soziale Umgebung untersucht werden.

Ein Großteil möglicher ursächlicher Faktoren wird in dem am Anfang der Therapie stehenden **ausführlichen Anamnesegespräch** systematisch erfragt (s. Abb. 4). Entsprechend des im letzten Kapitel vorgestellten Ursachenmodells werden vier Anamnesebögen zu den einzelnen Bereichen vorgestellt, die je nach Bedarf **isoliert** oder **als Paket** eingesetzt werden können. Die aktuelle Stimmproblematik bedingende Faktoren in der **kindlichen Entwicklung**, der **Familie** und der **sozialen Umgebung** werden so systematisch dokumentierbar.

Entsprechende Kopiervorlagen finden sich unter www.reinhardt-verlag.de. Wichtige Themengebiete der Anamnese werden überblicksartig vorgestellt (Abb. 4).

Die zu den einzelnen Gliederungspunkten möglichen Fragen sollen Informationen generieren, die den Ebenen der ICF zugeordnet werden können, um nicht nur die organische oder funktionelle Ebene einer stimmlichen Einschränkung zu beschreiben, sondern vor allem, was diese Einschränkung für die individuelle Person in ihrem Lebensalltag bedeutet. So werden nicht nur Einschränkungen im Bereich Körperstrukturen und Körperfunktionen bestimmt, sondern auch mögliche Beeinträchtigungen der Aktivität (z. B. an Sprachspielen im Kindergarten teilnehmen können, Singen können) und der Partizipation (Freundschaften aufbauen, seine Wünsche äußern) sowie persönlicher (z. B. starkes Störungsbewusstsein) und umweltbedingter (z. B. räumliche Nähe medizinisch-therapeutischer Versorgung), hemmender als auch fördernder Kontextfaktoren. Diese Erweiterung der Sichtweise auf ein stimmgestörtes Kind kann zeigen, dass eine organische oder funktionelle Einschränkung nicht immer eine deutliche Lebenseinschränkung des Betroffenen darstellen muss, aber auch, dass eine geringfügige stimmliche Einschränkung bereits gravierende Auswirkungen im Alltag eines betroffenen Kindes haben kann, im Sinne einer Behinderung seiner persönlichen Entfaltung und des Integriert-Seins (Threats 2006; Ma et al. 2007; McLeod / Threats 2008).

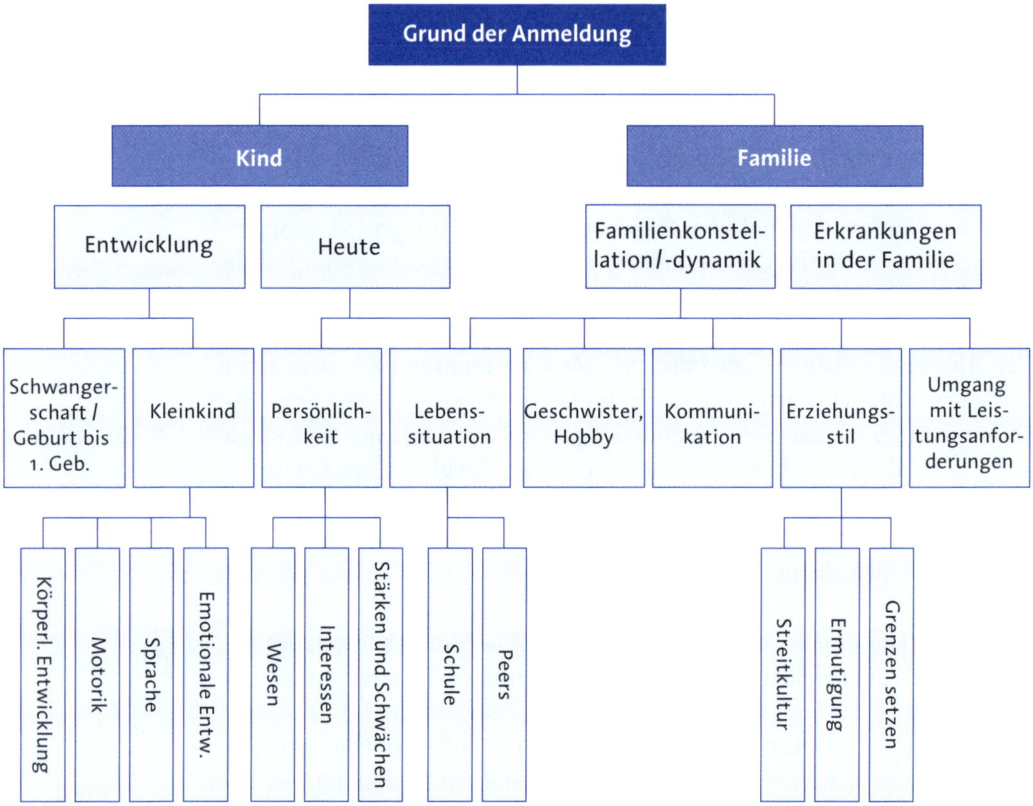

Abb. 4: Anamnesemodell (in Anlehnung an Voigt-Zimmermann et al. 2011)

Aktuelle Stimmproblematik

Zu Beginn der Anamnese werden zunächst die allgemeinen Daten der betroffenen Familie aufgenommen. Je nach Situation kann nun mit den Eltern und dem Kind gemeinsam die aktuelle Stimmproblematik beschrieben werden („Anamnesebogen I"). Je älter ein Kind ist, umso mehr Informationen wird es selbst zu seiner Stimme beisteuern wollen und auch können. Im Sinne der Therapiemotivation ist dieser Einbezug des Kindes schon in die Anamnese wichtig.

Zudem können hier wertvolle Hinweise auf die kindliche Wahrnehmung und Akzeptanz der eigenen Stimme und ein mögliches Störungsbewusstsein gewonnen werden.

Anamnesebogen I

In **Anamnesebogen I** (Download aller Kopiervorlagen unter www.reinhardt-verlag.de) werden vorrangig die Stimmfunktion (Körperfunktion), aber auch personenbezogene Faktoren, Aktivität, Teilhabe und Kontextfaktoren im Sinne der ICF im engeren und weiteren Sinne abgebildet.

Zur Verwendung der Begriffe Heiserkeit, Rauigkeit und Behauchung s. „Wahrnehmungsschulung" in Kap. 6.5 und die Erläuterung in Kapitel 3.3 „Befunderhebung bei kindlicher Dysphonie" zum RBH-System.

Kopiervorlage: Anamnesebogen I. Aktuelle Stimmproblematik

Anamnesebogen I zur kindlichen Dysphonie

Aktuelle Stimmproblematik

Allgemeine Angaben

Untersucherin:
Datum des Anamnesegesprächs / fortgeführt am:
Name des Kindes

geboren am

Anschrift und Telefonnummer

Schulart / Klasse / Kindergarten

Geschwisterreihe

Beruf der Mutter

Beruf des Vaters

Anlass, den Arzt zu konsultieren

Einstufung des Schweregrades der Stimmstörung durch die Eltern

Heiserkeit
unauffällig 0 1 2 3 4 5 sehr heiser

Verhauchung
unauffällig 0 1 2 3 4 5 sehr verhaucht

Gepresstheit
unauffällig 0 1 2 3 4 5 sehr gepresst

Beschreibung der Stimmpathologie (aus Sicht der Eltern / des Kindes)

Bestehen der Stimmstörung seit

Konstanz der Stimmstörung

Reaktion der Umwelt auf die Stimmstörung

Umgang der Eltern mit der Stimmstörung

Subjektive Beschwerden (z. B.: Hustenreiz, Räusperzwang etc.)

Stimmbelastungen (z. B.: Musikunterricht, Chor, Hobbys, Lärm)

Untersuchungen / Behandlungen der stimmgebenden Organe

Vermutliche Ursache der Stimmstörung

Hörvermögen

Zeit-, Personen- und Situationsabhängigkeit der Beschwerden

Zeit:	Ort:	Situationen:	Personen:
Morgens	Kindergarten	Ermüdung	Spielkameraden
Mittags	Schule	Anspannung	Geschwister
Abends	zu Hause	Stress	Erwachsene
Jahreszeiten	Spielplatz	Freude	Autoritätspersonen

Begleitsymptomatik

Akustisches Verhalten

Erkrankungen im HNO-Bereich / andere chronische Erkrankungen / Allergien

Entwicklungsbereiche

Anamnesebogen II

Anamnesebogen II (s. unten) erfasst den kindlichen Entwicklungsstand in den Dimensionen **Motorik, Sprachentwicklung, habituelle Faktoren** und **auditive Entwicklung** und bildet dabei vornehmlich personenbezogene Faktoren, Aktivität des Kindes, aber auch die Stimmfunktion (Körperfunktion) im Sinne der ICF im engeren und weiteren Sinne ab.

Die Untersucherin erkundigt sich nach dem allgemeinen kommunikativen Verhalten des Kindes in der Familie, im Freundeskreis oder im Kindergarten. Fragen nach dem Umgang mit Ängsten, mit Aggressionen, mit Kritik oder nach der Sensibilität des Kindes geben über die emotionale Entwicklung Aufschluss. Allgemeine Fragen nach der Bedeutung des Kindergartens/der Schule für das Kind, nach den Fernsehgewohnheiten, nach dem Bewegungsdrang, nach den Lieblingsbeschäftigungen des Kindes helfen der Therapeutin, sich ein Bild über weitere Ursachen für die Stimmüberlastung zu machen. Hier werden aber auch die Grenzen einer Anamnese deutlich, die im Erfragen der vermutlichen Problembereiche liegen. Nicht alles kann und darf sofort und unmittelbar im Beisein des Kindes erfragt werden. Zum einen wäre die Menge der zu erhebenden Daten erschlagend, zum anderen gibt es Themenbereiche, die besser ohne das Kind besprochen werden sollten. Dies sind insbesondere Themen, die das Kind beschämen oder es bloßstellen könnten. Die Entscheidung, was überhaupt angesprochen werden soll, und ob dies im Beisein oder in Abwesenheit des Kindes erfolgt, erfordert viel Fingerspitzengefühl. Hier gilt es, Grenzen nicht zu überschreiten und den Familien nicht zu nahe zu treten. Es empfiehlt sich, einzelne Bereiche von vornherein gleich für das erste Familiengespräch einzuplanen, bei dem das Kind nicht anwesend ist.

Die Anamnese- und Befunderhebung ist ein **andauernder Prozess**, der die Therapie begleitet und keineswegs in der ersten Sitzung abgeschlossen ist.

Um zu verdeutlichen, welche Themengebiete im Einzelnen von Bedeutung sein können, werden jeweils im Anschluss an den zu erfragenden Themenbereich konkrete Fragen aufgelistet. Diese sollten nicht mechanistisch abgehakt werden, sondern lediglich das Spektrum der Fragemöglichkeiten aufzeigen. Selbstverständlich muss in der Praxis – je nach Lagerung des Einzelfalles – eine Auswahl getroffen und die Formulierung dem jeweiligen Gesprächspartner entsprechend vorgenommen werden.

- Klettert das Kind gerne?
- Fährt es Fahrrad, Roller, Rollschuh, Rollerblades, Skateboard?
- Kann es balancieren?
- Wie fängt und wirft es Bälle? Dosiert es beim Zuwerfen, hält es Blickkontakt beim Fangen? Kann es sich auf verschieden große und schwere Bälle einstellen?

Feinmotorik

- Malt das Kind gerne?
- Wie hält es den Stift? (Zwischen Daumen und Zeigefinger/mit der ganzen Hand?)

- Wie viel Druck übt es beim Malen/Schreiben mit dem Stift aus?
- Kann es einfache Figuren (Kreis, Dreieck, Viereck) auf deren Begrenzungslinien nachzeichnen?
- Kann es sauber ausmalen?
- Bastelt es gerne?
- Schneidet es gerne etwas aus Papier aus?

Beispielfragen zu Anamnesebogen II: Entwicklungsbereiche des Kindes

Emotionale Entwicklung

- Ist das Kind eher ruhig und nach innen orientiert oder lebhaft und nach außen gerichtet?
- Ist es sensibel und zeigt es dies seiner Umgebung?
- Wie geht das Kind mit Misserfolgen um?
- Kann es sich durchsetzen und wie tut es das?
- Hat das Kind Ängste und Aggressionen und wie zeigt es sie, oder stellt es sich mutiger dar, als es ist?
- Ist seine emotionsgetönte, laute Stimme „stimmig“, d. h. Ausdruck von Lebensfreude oder wirkt sie aufgesetzt, „gemacht“?
- Wie geht das Kind mit Aggressionen und Ängsten um?
- Kann es seine Gefühle auch stimmlich ausdrücken?
- Ist es kontaktfreudig?
- Wem ist das Kind in der Familie ähnlich und an wem orientiert es sich?

Kopiervorlage: Anamnesebogen II. Entwicklungsbereiche des Kindes

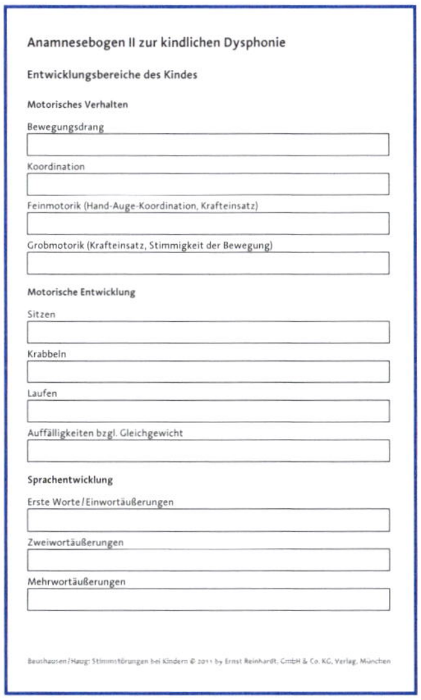
Anamnesebogen II zur kindlichen Dysphonie

Entwicklungsbereiche des Kindes

Motorisches Verhalten

Bewegungsdrang

Koordination

Feinmotorik (Hand-Auge-Koordination, Krafteinsatz)

Grobmotorik (Krafteinsatz, Stimmigkeit der Bewegung)

Motorische Entwicklung

Sitzen

Krabbeln

Laufen

Auffälligkeiten bzgl. Gleichgewicht

Sprachentwicklung

Erste Worte/Einwortäußerungen

Zweiwortäußerungen

Mehrwortäußerungen

Beushausen/Haug: Stimmstörungen bei Kindern © 2011 by Ernst Reinhardt, GmbH & Co. KG, Verlag, München

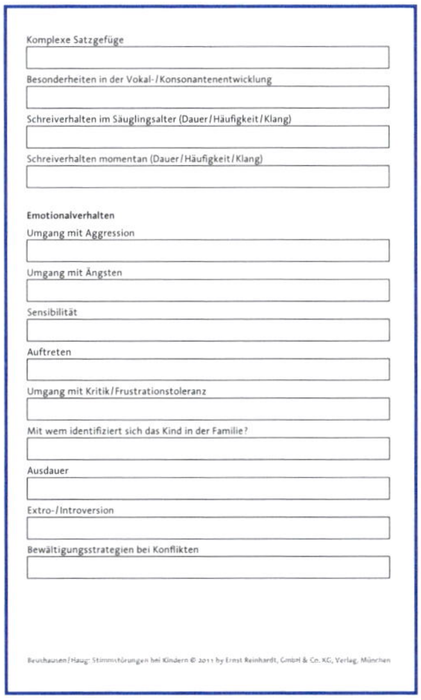
Komplexe Satzgefüge

Besonderheiten in der Vokal-/Konsonantenentwicklung

Schreiverhalten im Säuglingsalter (Dauer/Häufigkeit/Klang)

Schreiverhalten momentan (Dauer/Häufigkeit/Klang)

Emotionalverhalten

Umgang mit Aggression

Umgang mit Ängsten

Sensibilität

Auftreten

Umgang mit Kritik/Frustrationstoleranz

Mit wem identifiziert sich das Kind in der Familie?

Ausdauer

Extro-/Introversion

Bewältigungsstrategien bei Konflikten

Beushausen/Haug: Stimmstörungen bei Kindern © 2011 by Ernst Reinhardt, GmbH & Co. KG, Verlag, München

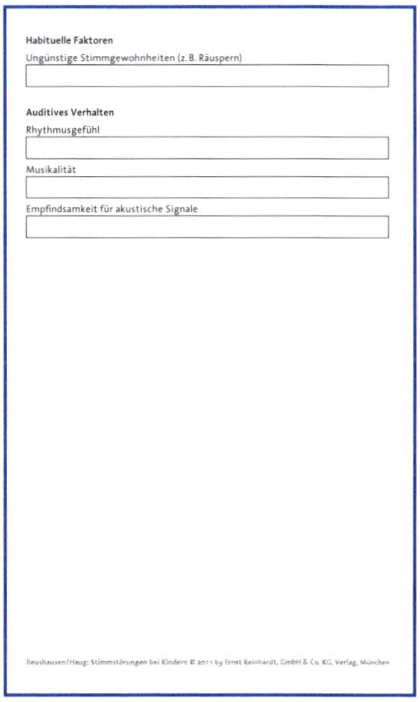
Habituelle Faktoren

Ungünstige Stimmgewohnheiten (z. B. Räuspern)

Auditives Verhalten

Rhythmusgefühl

Musikalität

Empfindsamkeit für akustische Signale

Beushausen/Haug: Stimmstörungen bei Kindern © 2011 by Ernst Reinhardt, GmbH & Co. KG, Verlag, München

Familiäre Faktoren

Anamnesebogen III

Anamnesebogen III erfasst familiäre Faktoren, die im Ursachengefüge kindlicher Stimmstörungen eine Rolle spielen können und damit vorwiegend die Umweltfaktoren im Sinne der ICF.

Beispielfragen zu Anamnesebogen III: Familiäre Faktoren Kommunikationsverhalten / Phonatorische Vorbilder

- Gibt es in der Familie jemanden, der ähnlich mit seiner Stimme oder Aussprache umgeht, wie das Kind?
- Wer setzt sich in der Familie durch und wie tut er das (z.B.: Argumente / Lautstärke)?
- Wie sind die Gesprächsanteile unter den Familienmitgliedern verteilt?
- Welche Bedeutung haben Sprechpausen / hat Schweigen für die Familienmitglieder?
- Hat das Kind eine bestimmte Rolle im Familiensystem?
- Stellung innerhalb der Geschwisterreihe?

Beispielfragen zu Anamnesebogen III: Familiäre Faktoren Familiensystem

- Wie beschreiben Sie die charakterlichen Eigenschaften und das Verhalten Ihres Kindes – auch im Vergleich zu den Geschwistern?
- Wie würden Sie die Geschwisterbeziehung beschreiben? Bestehen chronische Konflikte?

Beispielfragen zu Anamnesebogen III: Familiäre Faktoren Erziehungsstil

- Welche Grenzen setzen Sie dem Kind für den Umgang mit seiner Stimme? Hält es sie ein?
- Wie wichtig sind Ihnen feste Regeln in der Erziehung?
- Welche Regeln gibt es?
- Gelten diese Regeln immer, oder gibt es Ausnahmen?
- Gibt es Unterschiede in der Einhaltung dieser Regeln zwischen Eltern und anderen Bezugspersonen des Kindes?
- Welche stimmlichen Grenzen setzen Sie?
- Wie testet Ihr Kind diese einmal aufgestellten Regeln?

Beispielfragen zu Anamnesebogen III: Familiäre Faktoren
Leistungsanforderungen

- Welche Leistungsanforderungen werden an das Kind gestellt (Schule, Kindergarten, zu Hause, Freizeit)? Wie geht es damit um?
- Wie bewältigt das Kind gestellte Aufgaben in Schule und Freizeit?
- Was macht es, wenn es etwas nicht kann?
- Hat es Ausdauer oder ist es leicht entmutigt?
- Hat es Bewältigungsstrategien für schwierige Situationen?
- Was sollte Ihr Kind besser können?
- Welche Erwartungen hat Ihre Familie an das Kind?

Kopiervorlage: Anamnesebogen III. Familiäre Faktoren

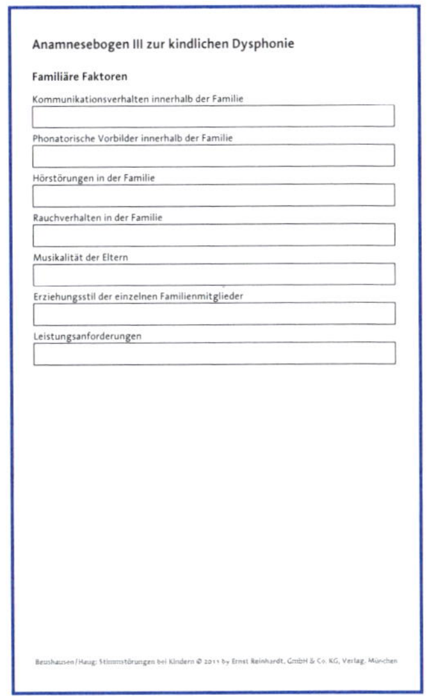
Anamnesebogen III zur kindlichen Dysphonie

Familiäre Faktoren

Kommunikationsverhalten innerhalb der Familie

Phonatorische Vorbilder innerhalb der Familie

Hörstörungen in der Familie

Rauchverhalten in der Familie

Musikalität der Eltern

Erziehungsstil der einzelnen Familienmitglieder

Leistungsanforderungen

Soziale Faktoren

Anamnesebogen IV schließlich erfasst die sozialen Faktoren der Umgebung des stimmgestörten Kindes und beschreibt damit vornehmlich Aktivitäten des Kindes und Umweltfaktoren im Sinne der ICF.

Anamnesebogen IV

Beispielfragen zu Anamnesebogen IV:
Psycho-soziale Fähigkeiten
Soziale Faktoren (Umfeld)

- Mit welchen Personen identifiziert sich das Kind?
- Wen ahmt es in seinem Stimmverhalten nach?
- Gibt es Unterschiede in der Stimmgebung des Kindes beim Spiel mit Gleichaltrigen, mit den Geschwistern oder mit Erwachsenen?
- Wie klingen die Stimmen der Erzieherinnen/Lehrerinnen/Betreuerinnen?
- Welchen Kindern eifert Ihr Kind nach?
- Welche Sendungen mit welchen Stimmen bevorzugt es im Fernsehen?

Kopiervorlage: Anamnesebogen IV. Psycho-soziale Faktoren

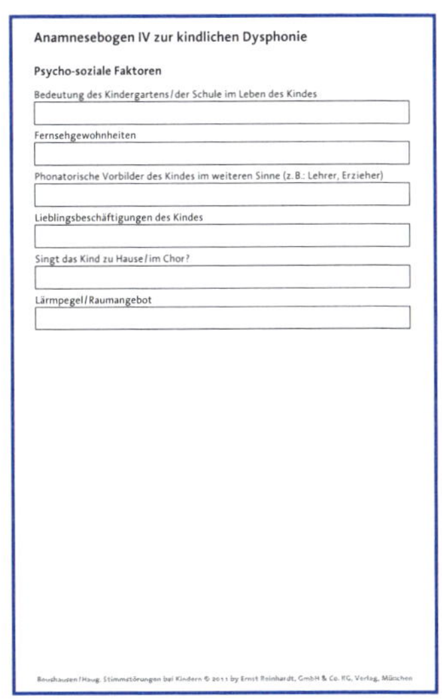
Anamnesebogen IV zur kindlichen Dysphonie

Psycho-soziale Faktoren

Bedeutung des Kindergartens/der Schule im Leben des Kindes

Fernsehgewohnheiten

Phonatorische Vorbilder des Kindes im weiteren Sinne (z. B.: Lehrer, Erzieher)

Lieblingsbeschäftigungen des Kindes

Singt das Kind zu Hause/im Chor?

Lärmpegel/Raumangebot

Beispielfragen zu Anamnesebogen IV:
Psycho-soziale Fähigkeiten
Lärmpegel und Raumangebot

- Welche Schallquellen gibt es zu Hause?
- Wie hoch ist der Lärmpegel zu Hause?

- Gibt es ständige Geräuschquellen im Hintergrund?
- Wie groß sind die Gruppen, an denen Ihr Kind teilnimmt?
- Wie ist der Lärmpegel in diesen Gruppen?
- Wie viel Platz zum Toben gibt es zu Hause, im Kindergarten, in der Schule?

In der stimmtherapeutischen Anamnese sind die Eltern – neben den Eindrücken der Therapeutin im Kontakt mit dem Kind – die wichtigsten Informationsträger über das Kind. Mit Hilfe der aus der Anamnese gewonnenen Hinweise auf bedingende Faktoren wird ein individuelles – zunächst hypothetisches – Ursachendiagramm für jedes Kind erstellt (vgl. auch Kap. 4.3 „Beispiele für Therapieentscheidungen“).

Sozial-kommunikative Faktoren

Die Anamnese im Bereich kommunikativer Fähigkeiten bezieht sich im Wesentlichen auf zwei große Bereiche: die **kommunikative Umgebung des Kindes** und **das kommunikative Verhalten** des Kindes selbst. Abb. 5 zeigt die einzelnen Dimensionen des Verhaltens.

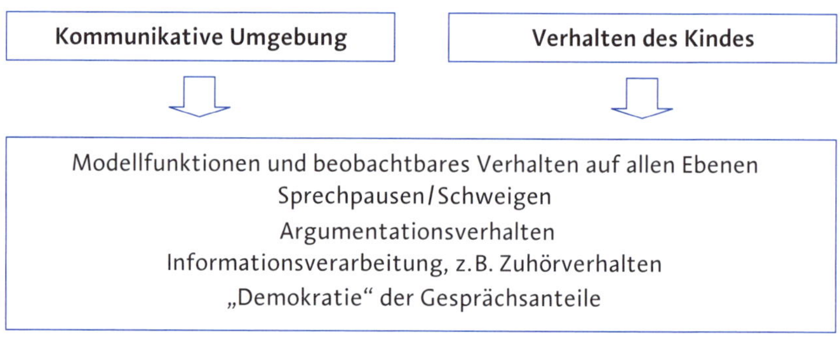

Abb. 5: Anamnese bei kommunikativen Defiziten

Unter der **kommunikativen Umgebung** Kindes versteht man die Identifikation des Kindes mit verbalen, nonverbalen und vokalen Vorbildern (Eltern, Bezugspersonen, Gruppenleiter, Pädagogen, Altersgenossen usw.) und das allgemeine Kommunikationsverhalten der Umgebung. Die Praxis zeigt, dass häufig mindestens ein Familienmitglied ebenfalls eine Stimmstörung entwickelt hat. Folgende Übersicht fasst die Beurteilungskategorien des allgemeinen Kommunikationsverhaltens zusammen.

Sozial-kommunikative Fähigkeiten

- Durchsetzungsvermögen (z. B. argumentativ oder mit Lautstärke)
- Demokratie des Gesprächsverhaltens
- Verteilung der Gesprächsanteile
- Sprechpausen / Schweigen
- Gesprächseinstieg und -beendigung
- Verstärkendes / hemmendes Gesprächsverhalten (z. B. Unterbrechen, kein Blickkontakt)
- Informationsverarbeitung: (z. B. Zuhörverhalten, Verständnissicherung: Was meint das Kind, wenn es „xy“ sagt?)

Für den Bereich **Kommunikation des Kindes** treffen die oben genannten Kategorien gleichermaßen zu. Konkret bedeutet dies, von den Bezugspersonen oder vom betroffenen Kind folgende sozial-kommunikative Verhaltensweisen zu erfragen und im Umgang mit dem Kind zu beobachten.

In **Anamnesebogen V** werden stimmliche Aktivität und die Teilhabe des Kindes an bedeutsamen Situationen im Sinne der ICF erfragt.

Anamnesebogen V

Beispielfragen Anamnesebogen V: Sozial-kommunikative Fähigkeiten

- Wenn das Kind sich durchsetzen will: argumentiert es dann oder schreit es?
- Ist es gewandt im Ausdruck?
- Setzt es Mimik und Gestik ein, oder wirkt es starr und emotionslos?
- Wie setzt es sich im Allgemeinen durch (vokal, verbal, nonverbal)?
- Benutzt es einen dieser Kanäle (vokal, verbal, nonverbal) stärker als andere?
- Benutzt es einen Kanal überhaupt nicht?
- Wie spricht es mit Gleichaltrigen, Erwachsenen, den Geschwistern? (Unterschiede in kommunikativen Kanälen)
- Ist das Kind aus einer Gruppe spielender Kinder herauszuhören?

Kopiervorlage: Anamnesebogen V. Sozial-kommunikative Fähigkeiten

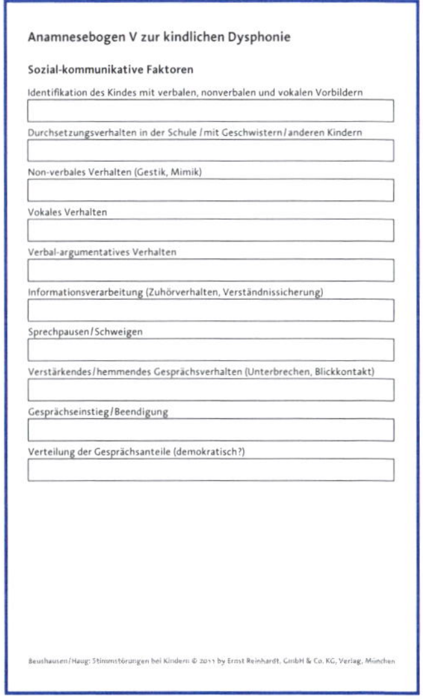

Anamnesebogen V zur kindlichen Dysphonie

Sozial-kommunikative Faktoren

Identifikation des Kindes mit verbalen, nonverbalen und vokalen Vorbildern

Durchsetzungsverhalten in der Schule / mit Geschwistern / anderen Kindern

Non-verbales Verhalten (Gestik, Mimik)

Vokales Verhalten

Verbal-argumentatives Verhalten

Informationsverarbeitung (Zuhörverhalten, Verständnissicherung)

Sprechpausen / Schweigen

Verstärkendes / hemmendes Gesprächsverhalten (Unterbrechen, Blickkontakt)

Gesprächseinstieg / Beendigung

Verteilung der Gesprächsanteile (demokratisch?)

Die Ergebnisse der Anamnese lassen bereits eine Schwerpunktsetzung für ein späteres Kommunikationstraining oder ein Familiengespräch zu.

Zusammenfassung

Die **ausführliche Anamnese** bildet eine wichtige Grundlage für die Therapie. Anhand von fünf Anamnesebögen, in denen die ICF-Ebenen Körperfunktion, Aktivität, Teilhabe und Umweltfaktoren mit abgebildet werden können (Anamnesebogen I–V), und die unter www.reinhardt-verlag.de als Kopiervorlagen zum Download beigefügt sind, kann sich die Therapeutin ein umfassendes Bild von der vorliegenden Problematik machen.

- **Anamnesebogen I** erfasst die aktuelle Stimmproblematik. Zum einen wird der Schweregrad der Stimmstörung erfragt. Zum anderen beschreiben die Eltern die Stimmproblematik. Sie sollen weiter Auskunft geben über die Konstanz, die Zeit-, die Personen- und die Situationsabhängigkeit der Beschwerden.
- **Anamnesebogen II** erfasst die Entwicklungsbereiche des Kindes. Die Eltern beantworten Fragen zur Entwicklung und zum Verhalten in den Bereichen Motorik, Sprachentwicklung und auditive Entwicklung.
- **Anamnesebogen III** erfasst familiäre Faktoren, die auf die Stimmstörung des Kindes einen Einfluss haben können.
- **Anamnesebogen IV** erfasst die psycho-sozialen Faktoren der Umgebung des stimmgestörten Kindes.
- **Anamnesebogen V** erfasst die sozial-kommunikativen Fähigkeiten eines Kindes und seiner Umgebung.

3.3 Befunderhebung bei kindlicher Dysphonie

Die Befunderhebung testet spielerisch einzelne Entwicklungsbereiche, wobei Beobachtungen aus dem freien Spiel durch gezielte Testsituationen ergänzt werden können. Sie besteht aus dem **Stimmstatus** mit der **Beobachtung** und **Beschreibung** des stimmlichen Verhaltens im freien Spiel, aus der **gezielten Funktionsprüfung** einzelner Parameter und der **Überprüfung einzelner assoziierter Entwicklungsbereiche** des Kindes entsprechend des in Kap. 2.3 vorgestellten Verursachungsmodells.

Um das Vorgehen intra- und interindividuell zu vereinheitlichen, empfiehlt sich die Auswahl geeigneten Materials, das bei wiederholter Diagnostik die Vergleichbarkeit der erhobenen Daten sichert. Sollen zusätzlich akustische Parameter ausgewertet werden, sollte auch hier über eine gezielte Anweisung bei den Aufnahmen nachgedacht werden. Grundsätzlich ist die Dokumentation der kindlichen Stimme in den einzelnen Modalitäten auf einem rauschfreien Tonträger (z. B. digitales Aufnahmegerät) unerlässlich. Diese dient neben der Einschätzung des Schweregrades der Störung auch zur Objektivierung des Therapieerfolges (s. Kap. 10 „Erfolgskontrollen in der Praxis"). Dabei sollten einzelne Parameter nicht nur zu Beginn und nach Abschluss der Behandlung erhoben werden, sondern im Sinne einer **Verlaufsdiagnostik** in regelmäßigen Abständen auch immer wieder während der laufenden Behandlung. Die Verlaufsdiagnostik besteht aus dem **Stimmstatus** mit der **Beobachtung** und **Beschreibung** des stimmlichen Verhaltens im freien Spiel, aus der **gezielten Funktionsprüfung** einzelner Parameter und der **Überprüfung einzelner assoziierter Entwicklungsbereiche** des Kindes entsprechend den Ursachen.

Stimmstatus

Bei der **Erhebung des Stimmstatus** wird der Stimmklang bzw. die Ausprägung der Heiserkeit beurteilt. Neben dieser Gradeinschätzung wird die untersuchende Logopädin Aussagen treffen über die **Qualität der Stimmeinsätze**, die **Lautstärke** und die **Dynamik**, das **Volumen**, die **mittlere Sprechstimmlage** und den **Stimmumfang**, sowie die **Belastbarkeit** der Stimme, das **Sprechtempo** und die **Atemfunktion**. Ergänzend werden **Symptome** festgehalten, die die **Phonation begleiten** (z. B. Hervortreten der Halsvenen, Räusperzwang, Missempfindungen).

Screening einzelner Entwicklungsbereiche

Die weitere Ursachensuche mit ausführlicher Anamnese und Diagnostik verlangt von der Therapeutin einen entsprechenden zeitlichen Einsatz. Defizite, die die motorischen, auditiven oder kommunikativen Fähigkeiten betreffen, können von der Untersucherin in einem **allgemeinen Screening**, das in einem angemessenen zeitlichen Rahmen steht, erfasst werden.

Um einen Eindruck von den **grobmotorischen Fähigkeiten** des Kindes zu bekommen, kann das Kind z. B. motiviert werden, auf einem Bein zu stehen oder zu hüpfen, einen Ball in einen Korb zu werfen, über ein Seil zu balancieren etc.

Für den **feinmotorischen** Bereich soll das Kind zeichnen, nachzeichnen, Perlen auffädeln usw.

Die **mundmotorischen** Fähigkeiten können orientierend überprüft werden, wenn das Kind die Wangen aufbläst, die Zunge in den rechten und linken Mundwinkel, zur Ober- oder Unterlippe und in Richtung Nase führt.

Die **kommunikative Leistung** wird im Rollenspiel oder über direkte Fragen überprüft. Es sollten nicht nur die grammatikalischen, artikulatorischen und semantischen Fähigkeiten beurteilt werden. Darüber hinaus ist es wichtig zu beobachten, ob die Kommunikation lebendig wirkt, ein angemessener Einsatz von Mimik und Gestik erfolgt und die sprachlichen Fähigkeiten geschickt zum Umsetzen der jeweiligen Ziele eingesetzt werden.

Die **emotionale Entwicklung** des Kindes kann neben der Erfragung in der Anamnese im freien Spiel beurteilt werden. Wie präsentiert sich das Kind? Wie hoch ist seine Frustrationstoleranz? Wirkt das Kind besonders aggressiv oder besonders zurückhaltend und angepasst? Die Verwendung eines standardisierten Elternfragebogens wie der Child Behavior Checklist (CBL, Achenbach 1991), der eine Einschätzung des Kindes durch die Eltern auf sieben Problemskalen erlaubt, kann hier zusätzlich hilfreich sein. Auch die **habituellen Faktoren** können zum Teil im Spiel beobachtet werden. Wählt das Kind im Rollenspiel ungünstige stimmliche Eigenschaften? Räuspert es sich häufig? Weitere habituelle Faktoren können im Anamnesegespräch erfragt werden.

Die **auditive Wahrnehmung** kann orientierend z. B. mit Hilfe der Differenzierung von Tönen unterschiedlicher Tonhöhe und Lautstärke, durch das Nachklatschen bestimmter Taktsequenzen, durch die Lautdiskrimination, durch das Zuordnen von Musikinstrumenten und durch die Zuordnung bestimmter Eindrucksqualitäten usw. überprüft werden.

Zeigt das Kind bei diesen orientierenden Untersuchungen Auffälligkeiten, sollten ausführlichere und standardisierte Tests folgen, auch durch Vertreter der entsprechend zuständigen Berufsgruppen, um weitere Schritte einzuleiten.

In Abstimmung auf den Anamnesebogen sollen die nachfolgend aufgeführten Checklisten helfen, Teilbereiche im komplexen Ursachengefüge zu komplettieren.

Diagnostik der hyperfunktionellen Dysphonie

1. Stimmstatus
- perzeptiver Eindruck
- Funktionsprüfung

2. Überprüfung einzelner Entwicklungsbereiche
- Kommunikations- und Kontaktverhalten
- Sprachentwicklung
- Grob-, Fein- und Mundmotorik
- auditive Diskriminationsfähigkeit

Stimmstatus

Die Überprüfung der Sprechstimme – entsprechend der ICF-Ebene Körperfunktion – kann im freien Spiel, im Gespräch, bei einer gemeinsamen Bilderbetrachtung oder – je nach Alter des betroffenen Kindes – mittels eines kurzen Lesetextes erfolgen.

Diagnostikbogen I

Stimmstatus – perzeptiver Eindruck. Diagnostikbogen I zeigt die einzelnen Prüfkategorien im Stimmstatus.

Dieser orientiert sich an dem Basisprotokoll zur Beurteilung der Stimmfunktion der European Laryngological Society (ELS, Dejonckere et al. 2001) und wurde für Kinder adaptiert. Hiermit lässt sich die ICF-Ebene der Körperfunktion abbilden.

Für die Erhebung des Stimmstatus ist die Beurteilung des Schweregrades der vorliegenden Stimmstörung empfehlenswert. In der Praxis hat sich die Bewertung der Rauigkeit, Heiserkeit und Behauchtheit nach Nawka und Anders (1996, RBH-System) bewährt. Ergänzend bietet es sich an, den Parameter Gepresstheit in die Werteskala mit aufzunehmen. Das Wesen der hier vorgeschlagenen Gradeinteilung ist im folgenden Abschnitt erläutert.

Da pathologische Stimmen auch von Experten häufig sehr unterschiedlich beurteilt werden, ist es anzustreben, die auditive Beurteilung nach einem Verfahren durchzuführen, bei dem vergleichbare Hörerurteile gewonnen werden können. Nachdem im deutschen Sprachraum das 1996 von Nawka und Anders veröffentlichte RBH-System zur Beurteilung heiserer Stimmen im Erwachsenenalter häufig verwendet wird, bietet es sich an, diese Beurteilungsform auch zur Heiserkeitsklassifikation bei Kindern anzuwenden. Beurteilt werden hierbei die drei Einzelkriterien Rauigkeit (R), Behauchtheit (B) und Heiserkeit (H). Der Ausprägungsgrad dieser drei Kriterien wird in einer Werteskala von Grad 0 bis Grad 3 festgehalten. Dabei wird für den Ausprägungsgrad der Einzelmodalitäten Rauigkeit, Behauchtheit und Heiserkeit festgelegt:

Ausprägungsgrade des RBH-Systems (Nawka und Anders 1996)

0 = nicht vorhanden
1 = leicht oder geringgradig
2 = mittelgradig
3 = hochgradig

Nawka und Anders (1996) verstehen ihr RBH-System als **Basissystem** zur Beurteilung pathologischer Stimmen. Das bedeutet, dass die Modalitäten für einzelne Fragestellungen erweitert werden können. Im Rahmen der Beurteilung hyperfunktioneller Kinderstimmen hat es sich in der stimmtherapeutischen Praxis bewährt, das Kriterium **„Gepresstheit“** mit in die Werteskala aufzunehmen, da dies doch ein häufig auftretendes Symptom der hyperfunktionellen kindlichen Dysphonie ist.

Lautstärke: In einer beliebigen Sprechsituation wird die Lautstärke, in der das Kind spricht, beschrieben. Es wird festgehalten, ob diese auf die Untersucherin zu laut, zu leise oder unauffällig wirkt.

Kopiervorlage: Diagnostikbogen I. Perzeptiver Eindruck

Diagnostikbogen I zur kindlichen Dysphonie

Perzeptiver Eindruck

Name des Kindes
Untersucherin
Datum

Stimmqualitäten

Gradeinteilung:

	Rauigkeit	Behauchtheit	Heiserkeit	Ergänzung: Gepresstheit
Grad 0 = Nicht vorhanden				
Grad 1 = leichtgradig				
Grad 2 = mittelgradig				
Grad 3 = hochgradig				

Stimmeinsätze	unauffällig	hart	verhaucht
Lautstärke	unauffällig	zu laut	zu leise
Dynamik	unauffällig	eingeschränkt	
Volumen	unauffällig	eingeschränkt	
Mittlere Sprechstimmlage	im Normbereich	zu hoch	zu tief
Stimmumfang	im Normbereich	eingeschränkt	
Sprechtempo	unauffällig	schnell	langsam
Belastbarkeit	unauffällig	eingeschränkt	
Atemfunktion 1. Sprechatmung 2. Ruheatmung	unauffällig	Hochatmung	Schnappatmung

Prosodie	unauffällig	eingeschränkt	übertrieben
Tonansatz/ Stimmansatz	unauffällig	nach hinten verlagert	
Artikulation	unauffällig	eng, wenig Kieferöffnung	kaum Lippenrundung
Haltung/Tonus	unauffällig	hypoton	hyperton
Nasalität	unauffällig	hyponasal	hypernasal

Begleitsymptomatik			Bemerkungen
Räusperzwang	nein	ja	
Hervortreten der Halsvenen	nein	ja	
Missempfindungen			
wahrgenommen	nein	ja	
erfragt	nein	ja	
Tonus/Haltung	hypoton	hyperton	

Dynamik: Ein weiterer Parameter ist die Beschreibung der Dynamik. Ist das Kind in der Lage, im Sprechen die Lautstärke angemessen zu variieren, oder klingt die Stimme starr und fixiert?

Volumen: Die Untersucherin beurteilt die Fülle der Stimme des Kindes. Klingt sie dünn und wenig tragfähig, oder füllt die Stimme den Raum? Welche Resonanzräume des kindlichen Körpers verstärken den Stimmklang oder werden nur eingeschränkt genutzt?

Sprechgeschwindigkeit: Wie schnell spricht das Kind? Ist das Tempo der Situation angemessen oder wirkt es auf die Untersucherin inadäquat schnell oder inadäquat langsam.

Prosodie: Moduliert das Kind im Sprechen seine Tonhöhe oder klingt das Gesprochene monoton? Ist die Modulation angemessen oder übertreibt das Kind?

Tonansatz (Stimmansatz): Wo befindet sich der wahrnehmbare „Sitz der Stimme", das heißt der Raum der größten Verstärkung der Schallwellen im Ansatzrohr? Klingt die Stimme zurückverlagert, z. B. durch eine dorsale Zungenlage?

Artikulation: Wie deutlich spricht das Kind? Wie weit öffnet es den Mund beim Sprechen? Lassen sich Tendenzen einer zu engen oder einer übertrieben weiten Artikulation erkennen?

Atmung: Wie wirkt die Atmung auf die Untersucherin? Fügt sich die Atmung in den Fluss des Gesprochenen oder überzieht das Kind die Atemmittellage? Kommt es beim Sprechen außer Atem? Ist eine Beteiligung der Atemhilfsmuskulatur in Form von Hochziehen der Schultern (Hochatmung) beobachtbar? Zieht das Kind rasch und hektisch die ihm fehlende Luft nach (Schnappatmung)?

Begleitsymptomatik: Welche Begleitsymptomatik zeigt das Kind? Räuspert es sich häufig? Treten die Halsvenen bei Phonation mit hervor? Scheint die Phonation dem Kind Anstrengung oder Schmerzen zu bereiten? Hier sollte der subjektive Eindruck durch Nachfragen ergänzt und dementsprechend vermerkt werden.

Tonus/Haltung: Wie wirkt das Kind auf die Untersucherin? Hält es sich aufrecht? Wirkt es schlaff? Wirkt es übermäßig angespannt?

Diagnostikbogen II

Stimmstatus-Funktionsprüfung: Zur Beurteilung der mittleren Sprechstimmlage und des Stimmumfanges empfiehlt sich der Einsatz eines Klaviers oder Keyboards. Zudem sind ein Taschenspirometer, eine Stoppuhr und eine Czermacksche Anhauchplatte unerlässlich. Der Einsatz dieser Geräte reicht oft schon als Motivationshilfe für stimmgestörte Kinder ab dem Vorschulalter aus, so dass die einzelnen Funktionen direkt abgeprüft werden können. Generell gilt, je jünger das zu untersuchende Kind ist, umso spielerischer wird die Untersuchung vonstatten gehen.

Diagnostikbogen II listet die Parameter der Funktionsprüfung im Einzelnen auf.

Mittlere Sprechstimmlage: Die mittlere Sprechstimmlage ist definiert als der Tonbereich im Stimmumfang, zu dem ein Sprecher im Sprechverlauf immer wieder zurückkehrt. Sie lässt sich am besten im Gespräch mit dem Kind ermitteln. Hinzu können durch Vorstellungshilfen provozierte Geräusche treten („Mach einmal ein gelangweiltes, zustimmendes Geräusch“) oder automatisierte Reihen, wie die Wochentage oder Zahlen, abgeprüft werden. Die entsprechenden Normwerte sind in Tab. 1 angegeben.

	Mädchen	Jungen
2,5 Jahre-Mutation	d^1	c^1
bis 2 Jahre	a^1	a^1

Tab. 1: Normwerte der mittleren Sprechstimmlage

Tonhaltedauer: In seiner mittleren Sprechstimmlage soll das Kind einmal auf Vokale und Frikative vergleichbarer Lippenstellung und Kieferöffnung (z. B. /a/ und /s/ versus /z/) so lange phonieren, wie es kann. Geeignete Vorstellungshilfen, wie „den Ton als Kaugummi aus dem Mund ziehen“ bieten Hilfestellung. Als **Normwert** gilt bei Vorschulkindern eine Tonhaltedauer von **mehr als zehn Sekunden.**

Vitalkapazität: Mit Hilfe eines Taschenspirometers lässt sich die Vitalkapazität eines Kindes bestimmen. **Vorschulkinder** sollten Werte von **mehr als 1000 ml** erreichen. Die **Werte im Einzelnen** können bei den **Herstellern der Geräte als Tabellen** bezogen werden. Wichtig ist, dass bei der Messung die Nase zugehalten wird, um ein Entweichen der Luft durch nasale Passage zu verhindern. Manche Gerätehersteller bieten dafür Nasenklammern an.

Stimmumfang: Für den Singstimmumfang lässt man das Kind am besten zum Klavier oder Keyboard auf einer vorgegebenen Silbe nach oben und unten singen. Meist ist aber doch die Stimme der Therapeutin als Orientierungshilfe für das Kind notwendig, wenn die Töne nicht direkt vom Instrument übernommen werden können. In der Praxis zeigt sich, dass zur Ermittlung des Stimmumfanges die Durchführung eines Phonetogramms gerade bei kleineren Kindern oft schwer möglich ist. Auch Böhme

(1997) verweist auf die Nichtdurchführbarkeit der Stimmfeldmessung bei Kindern unter sieben Jahren. Sind die zu untersuchenden Kinder aber in der Lage, bei der **Stimmfeldmessung** adäquat mitzuarbeiten, kann der Befund auf eine weitere aussagekräftige Säule gestützt werden.

Alternativ zur Durchführung der Stimmfeldmessung können die Kinder ein vorgeschlagenes Lied singen. So kann auf unkomplizierte Weise in Annäherung auf den Stimmumfang geschlossen werden (z.B. „Fuchs, du hast die Gans gestohlen" – eine Oktave). Auch über das Nachahmen von Tierstimmen kann sich die Logopädin einen Eindruck vom Stimmumfang verschaffen.

Tab. 2:
Richtwerte für den Stimmumfang

	Mädchen	Jungen
3 Jahre	h-h^1	h-h^1
4 Jahre	h-c^2	b-c^2
5 Jahre	h-c^2	b-c^2
6 Jahre	h-f^2	a-e^2
ab 7 Jahre	f-g^2	f-g^2

Die entsprechenden Richtwerte sind in Tab. 2 aufgelistet. Je nach Stimmgattung eines Kindes liegt der Umfang der Singstimme im oberen oder unteren Bereich des in der Tabelle angegebenen Umfangs.

Stimmeinsatz und -absatz: Mit speziellen Sätzen, wie „Alle Affen gaffen aus dem Affenhaus", „Onkel Otto orgelt ohne Ohnmacht" sollen der gehauchte, der physiologische und der harte Stimmeinsatz überprüft werden. Das gleiche gilt für Vokale am Ende einer Sprechphase. Das Phänomen des **Abknarrens** im Sinne von geknarrten Stimmeinsätzen tritt häufig am Satzende mit absinkender Satzmelodie auf.

Singstimme: Um die Kopfstimmfunktion, Registerwechsel, bzw. mögliche Registerbrüche und das Tontreffvermögen zu testen, sollte das betroffene Kind ein Lied seiner Wahl vorsingen. Viele Kinder wählen eine zu tiefe Lage. Hier kann die Untersucherin einen höheren Anfangston vorgeben, um die Verwendung der Kopfstimme zu testen.

Rufstimme: Das Kind soll, so laut es kann, rufen. Um die üblichen Gewohnheiten des Kindes beim Rufen zu testen, empfiehlt es sich durch eine Vorstellungshilfe aus dem Alltag des jeweiligen Kindes, das Kind zu motivieren, z. B. die Namen der besten Freunde bei einem imaginären Fußballspiel rufen zu lassen. Auffällig wären eine zu hohe Stimmlage, ein gepresster oder sich überschlagender Stimmklang, eine schwache, dünne Stimme und das Hervortreten der Halsmuskulatur sowie der venösen Gefäße im Halsbereich beim Rufen.

Nasalität: Gibt die akustische Beurteilung Hinweise auf einen auffälligen Nasalitätsbefund, kann mit der Czermakschen Anhauchplatte die Überprüfung einer Hyper- oder Hyponasalität erfolgen. Das Kind soll dann Wörter und Sätze mit und ohne Nasallaute sprechen, während die Untersucherin ihm den Rhinospiegel zwischen Nase und Oberlippe hält und die Größe des Beschlages dokumentiert (zu den Auswertungskriterien s. Böhme 1997).

Belastbarkeit: Wenn in der Anamnese Hinweise auf eine Verschlechterung der Stimme bei längerem Sprechen gegeben sind oder das Kind häufig gegen Störlärm ansprechen muss, kann ein Belastungstest durchgeführt werden. Das Kind kann einige Zeit sprechen, während im Hintergrund ein Band mit Musik läuft usw. Die Untersucherin beurteilt, ob und wie sich die Stimme nach dieser Belastung verändert. Nimmt die vorliegende Pathologie zu? Kommen neue Symptome hinzu? Wie verändert sich der Stimmklang?

Kopiervorlage: Diagnostikbogen II. Funktionsprüfung

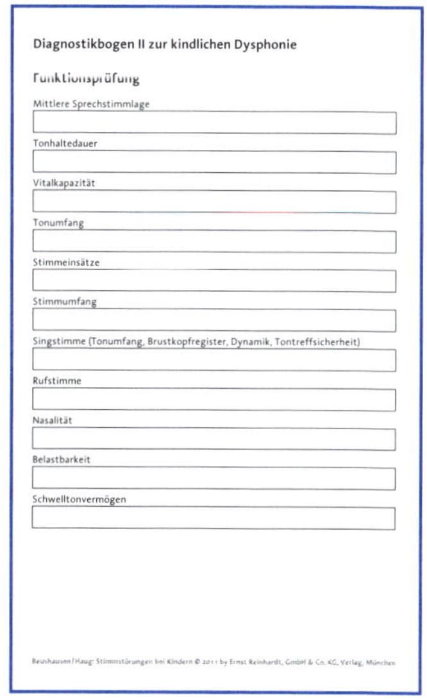
Diagnostikbogen II zur kindlichen Dysphonie

Funktionsprüfung

Mittlere Sprechstimmlage

Tonhaltedauer

Vitalkapazität

Tonumfang

Stimmeinsätze

Stimmumfang

Singstimme (Tonumfang, Brustkopfregister, Dynamik, Tontreffsicherheit)

Rufstimme

Nasalität

Belastbarkeit

Schwelltonvermögen

Beushausen/Haug: Stimmstörungen bei Kindern © 2011 by Ernst Reinhardt, GmbH & Co. KG, Verlag, München

Schwelltonvermögen: Bei der Überprüfung des Schwelltonvermögens wird auf einem vorgegeben Vokal phoniert. Die Untersucherin kann durch geeignete Vorstellungshilfen das Kind unterstützen, z. B. soll es ein Radio imitieren, dass langsam lauter und leiser gestellt wird. Diese Überprüfung gibt Auskunft über die Fähigkeit des Kindes, eine feindifferenzierte Zunahme der Lautstärke zu produzieren. Dies lässt Schlüsse über die Feinspannung der Stimmlippen zu. Ist das Kind überhaupt zu lauter Stimmgebung in der Lage? Vollzieht es die Lautstärkenzunahme fließend oder abgestuft?

Entwicklungsbereiche

Diagnostikbogen III

Die Untersuchung der **Sprachentwicklung** (vgl. u. a. Dickmann et al. 1994), **Mundmotorik** (vgl. u. a. Fischer-Voosholz / Spenthof 2002), **Motorik** (vgl. Literaturtipps zu Motoriktests am Ende dieses Kapitels) und **der auditiven Diskriminationsfähigkeit** (vgl. Jahn 2000; Lauer 1999) erfolgt nach den im logopädischen Bereich üblichen Verfahren. Die kommunikativen Fähigkeiten können erfragt und im freien Spiel beobachtet werden (s. auch Kap. 8 „Therapiebereich Kommunikationstraining").

Diagnostikbogen III gibt einen Überblick über die einzelnen Bereiche der kindlichen Entwicklung, die im logopädischen Befund berücksichtigt werden sollten. Mit Hilfe dieses Bogens lassen sich die ICF-Ebenen der Körperfunktion und der Aktivitäten mit abbilden.

Befunderhebung bei kommunikativen Fähigkeiten: Die eigentliche Befunderhebung umfasst die Überprüfung der Fähigkeiten sozial-kommunikativer Fertigkeiten in den Bereichen:

- verbale Ausdrucksfähigkeit,
- non-verbale Ausdrucksfähigkeit,
- vokale Ausdrucksfähigkeit,
- Forderungen stellen,
- Gespräche führen,
- Nein sagen,
- Gefühle äußern,
- sich durchsetzen.

Hier bieten sich Spielsituationen an. Aber auch die Schilderung typischer Situationen aus dem Familienalltag ist oft sehr aufschlussreich, wenn die individuelle Wahrnehmung der jeweiligen Familienmitglieder relativierend in Betracht gezogen wird. Vergleichswert für die Beurteilung der Fähigkeiten ist dabei das normal entwickelte Kind.

Im angloamerikanischen Raum existieren Richtwerte für die kommunikative Entwicklung, die allerdings nur mit Einschränkungen auf das Deutsche übertragbar sind.

Meilensteine der sozial-kommunikativen Entwicklung

Folgende **„Meilensteine"** gelten als grobe Richtwerte (in Anlehnung an Dewart / Summers 1995; Dohmen 2009):

Neun bis 18 Monate: Das Kind drückt erste kommunikative Absichten aus. Es benutzt Gesten, häufig in Verbindung mit Vokalisationen, später Wörter. Die Sprechabsichten sind in diesem Alter:

- Erregen von Aufmerksamkeit,
- Forderungen stellen (Objekte, Handlungen, Information),
- Ablehnen und Protestieren,
- Begrüßen,
- Benennen.

18 Monate bis drei Jahre: Die Variationsbreite kommunikativer Ausdrucksformen nimmt zu. Das Kind möchte

- kommentieren,
- Gefühle ausdrücken,
- sich abgrenzen / unabhängig werden.

Dazu benutzt es Einwort- oder Mehrwortäußerungen. Erstmalig wird Sprache in diesem Alter auch imaginativ verwandt.

Drei bis vier Jahre: Das Kind gebraucht Sprache, um

- Vergangenheit und Zukunft auszudrücken,
- zu informieren.

Ein Kind ist in diesem Alter in der Lage, einfache Geschichten zu erzählen.

Vier bis sieben Jahre: Das Kind lernt soziale Kommunikationsregeln, wie Gebote der Höflichkeit und hörerangepasstes Sprechen, das turn-taking von Sprechen und Zuhören. Es kann in diesem Alter:

- die Aufmerksamkeit des Hörers gewinnen und aufrechterhalten,
- informieren,
- Informationen von anderen Personen fordern,
- Spielkameraden Anweisungen geben,
- Regeln verbalisieren,
- verneinen und verhandeln,
- eine Bandbreite an Gefühlen äußern,
- Meinungen und Vermutungen äußern,
- drohen und spotten.

Sieben Jahre und älter: In diesem Alter bilden sich differenziertere Sprachfunktionen aus. Das Kind kann nun

- etwas versprechen,
- Hypothesen verbalisieren,
- etwas planen,
- etwas erklären,
- abstrakte Ideen und Meinungen äußern,
- argumentieren und debattieren,
- seine Gefühle und Reaktionen und die der Mitmenschen beschreiben.

Kopiervorlage: Diagnostikbogen III. Entwicklungsbereiche

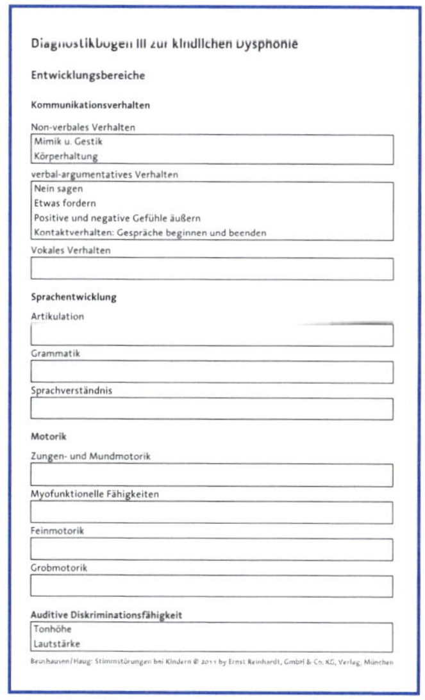
Diagnostikbogen III zur kindlichen Dysphonie

Entwicklungsbereiche

Kommunikationsverhalten

Non-verbales Verhalten
Mimik u. Gestik
Körperhaltung

verbal-argumentatives Verhalten
Nein sagen
Etwas fordern
Positive und negative Gefühle äußern
Kontaktverhalten: Gespräche beginnen und beenden

Vokales Verhalten

Sprachentwicklung

Artikulation

Grammatik

Sprachverständnis

Motorik

Zungen- und Mundmotorik

Myofunktionelle Fähigkeiten

Feinmotorik

Grobmotorik

Auditive Diskriminationsfähigkeit
Tonhöhe
Lautstärke

Folgende **Motoriktests** können zur weiterführenden Diagnostik herangezogen werden, wenn der Verdacht auf Defizite in Grob-, Fein- oder Sensomotorik besteht und diese Modalitäten genauer abgeklärt werden sollen:

- Checkliste motorischer Verhaltensweisen (Schilling 1976)
- Diagnostik mit Pfiffigunde (Cardenas 2004)
- Körper-Koordinationstest für Kinder (Kiphard / Schilling 2007)
- Lincoln-Oseretzky-Skala für Kinder (Eggert 1974)
- Motoriktest für vier- bis sechsjährige Kinder (Zimmer / Volkamer 1987)
- Ordinalskalen zur sensomotorischen Entwicklung (Sarimski 1987)

Einschätzung der Lebensqualität bei kindlichen Stimmstörungen

Diagnostikbogen IV

Um die Auswirkungen einer kindlichen Stimmstörung auf die Partizipation an bedeutsamen Lebenswelten und die stimmliche Aktivität des betroffenen Kindes sowie den Grad seiner Beeinträchtigung zu quantifizieren, eignen sich die in **Diagnostikbogen IV** angegebenen Fragen.

Kopiervorlage: Diagnostikbogen IV

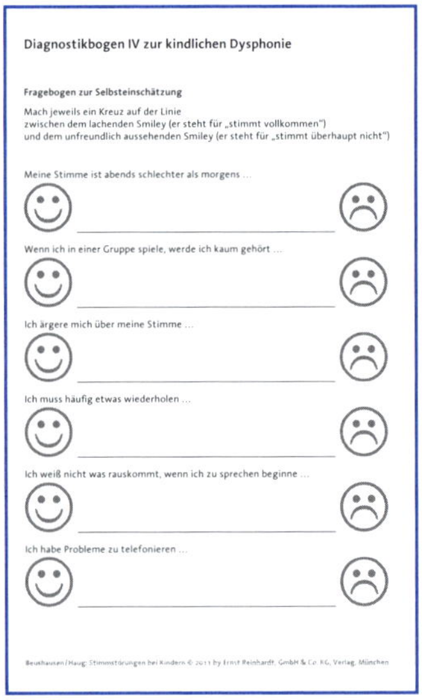
Diagnostikbogen IV zur kindlichen Dysphonie

Fragebogen zur Selbsteinschätzung

Mach jeweils ein Kreuz auf der Linie
zwischen dem lachenden Smiley (er steht für „stimmt vollkommen“)
und dem unfreundlich aussehenden Smiley (er steht für „stimmt überhaupt nicht“)

Meine Stimme ist abends schlechter als morgens …

Wenn ich in einer Gruppe spiele, werde ich kaum gehört …

Ich ärgere mich über meine Stimme …

Ich muss häufig etwas wiederholen …

Ich weiß nicht was rauskommt, wenn ich zu sprechen beginne …

Ich habe Probleme zu telefonieren …

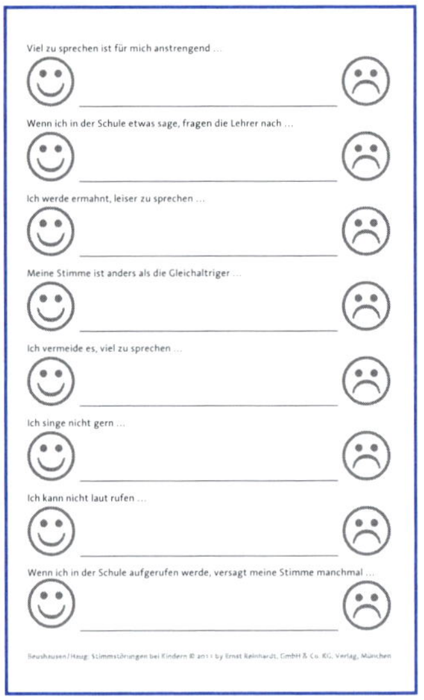
Viel zu sprechen ist für mich anstrengend …

Wenn ich in der Schule etwas sage, fragen die Lehrer nach …

Ich werde ermahnt, leiser zu sprechen …

Meine Stimme ist anders als die Gleichaltriger …

Ich vermeide es, viel zu sprechen …

Ich singe nicht gern …

Ich kann nicht laut rufen …

Wenn ich in der Schule aufgerufen werde, versagt meine Stimme manchmal …

Standardisierte Fragebögen zur Lebensqualität bei kindlichen Dysphonien liegen bisher nur in englischer Sprache vor (z. B. paediatric Voice Handicap Index / pVHI; Zur et al. 2007; Pediatric voice related quality of live survey / PVRQLS; Boseley et al. 2006; Pediatric Voive outcomes survey / PVOS; Hartnick 2002). Möglich wäre auch der Einsatz des Inventars zur Erfassung der Lebensqualität bei Kindern und Jugendlichen (ILK) von Mattejat und Remschmidt (2006), einem Verfahren zur Erfassung der allgemeinen, störungsunspezifischen Lebensqualität sowohl durch das Kind selbst als auch die Bezugspersonen des sozialen Umfelds.

Zusammenfassung

Die **Befunderhebung** liefert der Therapeutin wichtige Hinweise zur Erscheinungsform der Stimmstörung, sowie zu möglichen Defiziten in einzelnen Entwicklungsbereichen.

Diese Informationen bilden neben der Anamneseerhebung die wesentliche Grundlage zur Therapie.

Die Therapeutin kann sich anhand der unter www.reinhardt-verlag.de als Kopiervorlagen zum Download beigefügten Diagnostikbögen, in denen die ICF-Ebenen Körperfunktion und Aktivität mit abgebildet werden können (Diagnostikbögen I–IV), orientieren:

- **Diagnostikbogen I** („Perzeptiver Eindruck") ermöglicht der Therapeutin die Klassifizierung und Bewertung unterschiedlicher, wahrnehmbarer stimmlicher Eigenschaften.
- Im **Diagnostikbogen II** („Funktionsprüfung") notiert die Untersucherin Ergebnisse ihrer Untersuchung zur Stimmfunktion.
- **Diagnostikbogen III** („Entwicklungsbereiche") dient der Erforschung und Dokumentation von Defiziten in den Bereichen Kommunikation, Sprachentwicklung, Motorik und auditiver Diskriminationsfähigkeit.
- **Diagnostikbogen IV** erfragt Partizipation und stimmliche Aktivitäten des Kindes.

4 Therapieverfahren

4.1 Kontroversen zur Therapie kindlicher Stimmstörungen

Im Folgenden wird ein Überblick über Therapiekonzepte und Empfehlungen aus verschiedenen Disziplinen, die sich mit kindlichen Stimmstörungen beschäftigen, gegeben. Die Diskrepanz der in der Fachwelt bestehenden Meinung zur Behandlung dieses Störungsbildes wird diskutiert. Im deutschsprachigen und angloamerikanischen Raum unterscheidet man verhaltenstherapeutische Ansätze (Wilson 1972; Strauch / Wanetschka 2006) von kommunikationsorientierten (Andrews 1991; Andrews / Summers 2002) und familientherapeutischen / psychodynamische Ansätzen (Nienkerke-Springer et al. 2005; Kollbrunner 2006). Zudem liegen mehrdimensionale Ansätze vor (Beushausen 1998, 2007; Beushausen / Haug 2003; Ribeiro 2006). Die Dimensionen, auf denen gearbeitet wird, sind: das stimmliche und das sozial-kommunikative Verhalten des Kindes sowie familientherapeutisch mit den Bezugspersonen.

Medizinische Sichtweise

Stimme schonen

Von ärztlicher Seite wurde bisher den Eltern der betroffenen Kinder häufig geraten, das Kind im häuslichen Bereich zu einer stimmschonenden Stimmgebung anzuhalten und die Freizeitaktivitäten ihrer Kinder, die eine Stimmbelastung mit sich bringen, zumindest eine gewisse Zeit lang einzuschränken bzw. einzustellen.

Hanson et al. (1976) schlagen vor, Kinder zu einer Stimmschonung anzuhalten.

> „Wegen des erheblichen und zeitlichen Aufwandes sollte daher die Stimmübungsbehandlung den schwersten Fällen kindlicher Stimmstörungen vorbehalten bleiben" (Hanson et al. 1976, 170).

Erst wenn diese Maßnahmen nicht zum Erfolg führen, rät Schultz-Coulon (1976) zu einer Stimmtherapie, in der dem Kind zu einer gesunden Stimmgebung verholfen werden soll.

Papst-Jürgensen (1977) macht in diesem Zusammenhang auf die Verantwortung der Lehrkräfte aufmerksam:

> „Der Lehrer muss also beim Chorsprechen und -singen genau kontrollieren, ob einzelne Kinder sich auch nicht etwa überschreien. (...) Zu Hause soll das Kind, wie in der Schule auch, in der mittleren Stimmlage und nicht zu laut sprechen; jede Anstrengung der Stimme muss vermieden werden" (Papst-Jürgensen 1977, 38).

Gundermann (1989) steht einer Stimmtherapie im frühen Kindesalter ablehnend gegenüber:

> „Die betroffenen Kinder sind kaum zur Stimm-Mäßigung zu überreden. Sobald sie der Aufsicht entronnen sind, brüllen sie ungehemmt weiter" (Gundermann 1989, 23).

Da sich seiner Meinung nach die Verdickungen der Stimmbänder in der Pubertät zurückbilden, befürwortet er eine abwartende Haltung.

Stimmvorbilder

Böhme (1997) empfiehlt, neben einem verhaltenstherapeutischen Programm, mittels Beratung der Eltern und Kontaktpersonen auf den Stimmabusus des Kindes Einfluss zu nehmen und ein stimmphysiologisches Verhalten herbeizuführen. Dies soll auch über ein verändertes stimmliches Verhalten der direkten Stimmvorbilder stattfinden (weiche Stimmeinsätze etc.). Bei sehr jungen Kindern bewertet er die Einflussmöglichkeiten über ein ganzheitlich orientiertes Stimmtraining als eingeschränkt:

> „Je jünger das Kind ist, um so geringer sind die direkten Einwirkungsmöglichkeiten" (Böhme 1997, 141).

Wendler et al. (2005) empfehlen eine stimmhygienische Beratung. Eine entsprechende logopädische Behandlung soll vor dem Hintergrund der Motivation der Eltern und der betroffenen Kinder entschieden werden.

Keilmann (2007b) stellt generell fest:

> „Die hyperfunktionelle Dyphonie gilt heute als Folge einer Kette ineinandergreifender Faktoren. Der unökonomische Stimmgebrauch wird als Symptom verschiedener Faktoren gesehen." (335). „Neuere (Therapie-)Konzepte umfassen (deshalb) immer verschiedene Komponenten (337).

Fuchs et al. (2008b) empfehlen eine Stimmtherapie im Sinne von Stimmübungen insbesondere bei Kindern, die hohen stimmlichen Anforderungen (z. B. Chorsingen) ausgesetzt sind und stellen fest:

> „Liegt eine psychosomatische Ursache für die kindliche Dysphonie vor, hat eine entsprechende Beratung und Therapie unter Einbeziehung der Eltern die besten Erfolgsaussichten, während reine Stimmübungen zur Korrektur des Symptoms häufig keine langfristigen Verbesserungen erzielen. Eine Beratung sollte die Aufklärung über Grundlagen der Physiologie der Stimme und über Ursachen der Dysphonie beinhalten. Daraus können sich sowohl die Empfehlung zu einer weiteren psychologischen Diagnostik als auch Hinweise zur Beeinflussung des Umgangs mit der Stimme (beim Kind und bei den Eltern) ergeben."(5f).

Empfehlungen der interdisziplinären Expertengruppe

In den letzten Jahren entwickelte eine **interdisziplinäre Arbeitsgruppe** aus Phoniatern, Psychologen, Logopädinnen und Sprechwissenschaftlerinnen Empfehlungen für die Behandlung kindlicher Stimmstörungen (Voigt-Zimmermann et al. 2011) und plädiert für eine frühzeitige Therapie:

> „Stimmstörungen bei Kindern müssen wie andere funktionelle Defizite auch, z.B. Hörstörungen und Spracherwerbsstörungen, ernst genommen werden. Denn nicht immer bilden sich Stimmlippenknötchen spontan zurück. Auch wenn sich Stimmlippenknötchen durch das Längen- und Breitenwachstum während des Stimmwechsels ‚verwachsen' sollten, bleibt die Dysfunktion sehr oft bestehen. Sie ist später oftmals Ursache für eine erneute stimmliche Erkrankung und erfahrungsgemäß zunehmend schwer zu therapieren. Stimmstörungen, die im Kindesalter beginnen und nicht erfolgreich behandelt werden, bleiben also manchmal bis ins Erwachsenenalter bestehen und können die Berufswahl für z.B. einen stimm- und sprechintensiven Beruf einschränken oder wirken sich im Sinne häufiger Krankmeldungen im Beruf aus." (2f).

Die Expertengruppe empfiehlt weiterhin eine ursachenspezifische – im Gegensatz zu einer am Symptom orientierten – Therapie, die, je nach vermutlicher Ursache der Stimmstörung, aus einem oder mehreren Bausteinen der Bereiche: Stimmübungsbehandlung, Kommunikationstraining und Familienberatung / Familientherapie bestehen sollte.

Verhaltenstherapeutische Ansätze

Die erste ausführliche und in Therapeutenkreisen bekannte Anleitung zur Stimmtherapie für Kinder stammt von dem Amerikaner **D. K. Wilson**. Sie wurde 1972 in dem Buch „Voice Problems of Children" veröffentlicht und ist für Kinder ab dem 10. Lebensjahr anwendbar.

Positive und negative Verstärkung

Die Methode wurde 1977 von Mangelsdorf-Büscher im Deutschen veröffentlicht. Mit Hilfe der operanten Konditionierung soll den betroffenen Kindern zu einer gesunden Stimme verholfen werden. Stimmschädigendes Verhalten soll aberzogen, stimmgesundes Verhalten anerzogen werden. Wichtig in diesem Zusammenhang ist die Arbeit mit **Verstärkern**.

> „Entweder wird der Abbau des unerwünschten Verhaltens (z.B. Räuspern) oder aber der Aufbau erwünschten Verhaltens (z.B. weicher Stimmeinsatz) verstärkt" (Mangelsdorf-Büscher 1977, 149).

Es wird zwischen **positiver** und **negativer** Verstärkung unterschieden. Positive Verstärkung bedeutet Belohnung, negative Verstärkung kann Bestrafung oder der Entzug positiver Verstärkung sein. Die folgende Übersicht listet die Therapieziele nach Wilson (1972) auf, die mit der oben beschriebenen Technik erreicht werden sollen.

Verhaltenstherapeutische Ziele

- Abstellen jeglichen Stimmmissbrauchs (Räuspern, Husten, Schreien, harter Stimmeinsatz),
- Einstellung der individuell richtigen mittleren Sprechstimmlage,
- Behebung des gestörten Muskeltonus (Hyper-, Hypofunktion),
- angemessene Lautstärke,
- angemessene Sprechgeschwindigkeit,
- normale Resonanzverhältnisse.

In der nächsten Übersicht wird die Hierarchie der Therapiestufen, mittels derer die einzelnen Ziele in der Therapie kindlicher Stimmstörungen erarbeitet werden sollen, gezeigt.

Verhaltenstherapeutische Therapiestufen

- Hörtraining,
- Einübung des physiologischen Stimmgebrauchs,
- Negativ-Übung,
- Gewöhnung an die neuen Stimmmuster.

Die mittels negativer und positiver Verstärkung erarbeiteten Ziele werden dann in einem Therapieplan gemeinsam mit den Patienten erarbeitet und „abgehakt". Auf diese Weise haben die Kinder die visuelle Kontrolle über bereits erreichte Ziele und über Bereiche, die noch erarbeitet werden müssen.

Elternberatung und Prävention

In dem ebenfalls verhaltenstherapeutisch orientierten Programm von **Zimmermann und Hanson** (1996) wird das Programm von Wilson (1972) leicht modifiziert. Hinzu kommen Aspekte der Elternberatung und der Prävention kindlicher Stimmstörungen.

Therapieschritte des modifizierten therapeutischen Vorgehens

- Verhaltenstraining
- Hörtraining
- Einüben der physiologischen Sprech-Stimmfunktion
- Negativübungen
- Gewöhnen an das neue Stimmbildungsmuster
- Intensive Elternberatung und Übungsbeteiligung
- Seminare für Kindergärtnerinnen

Hermann-Röttgen (1997) schlägt ein Therapieprogramm in drei Schritten vor. Im ersten Schritt soll die Familie bezüglich stimmschonender häuslicher Umgangsformen beraten werden. Im zweiten Schritt wird mit dem Kind die Stimmübungsbehandlung durchgeführt. Als dritter und letzter Schritt soll ein Transfer der in den Stunden erarbeiteten physiologischen Stimmgebung in die Alltagssituation stattfinden.

Schwarz et al. (2001) gliedern die Stimmtherapie in die direkte Arbeit mit dem Kind und in die therapiebegleitende Elternarbeit. Im Rahmen der Therapie mit dem Kind wird in spielerischer Form eine Arbeit in den Bereichen Tonus, Atmung und Phonation empfohlen. Den Eltern sollen im Rahmen der Elternarbeit die physiologische Phonation und Zusammenhänge über die Stimme als Instrument des Persönlichkeitsausdrucks verdeutlicht werden.

Stimmtherapeutische Übungssammlungen

Aus stimmtherapeutischer Sicht sind in den letzten Jahren einige Monografien erschienen, die sich hauptsächlich mit der Gestaltung einzelner stimmtherapeutischer Übungsbereiche auseinandersetzen und dementsprechend Übungen und Spielvorschläge zur Veränderung stimmgestörten Verhaltens in den Therapiebereichen Phonation, Artikulation, Tonusregulation und Atmung (Brohammer/Kämpfer 2004; Rödgen-Miethe 2002; Spittal 2004) bieten und damit den rein am Symptom orientierten Therapieansätzen zuzuordnen sind. Familiengespräche und Beratung, sowie der

Aspekt psychodynamischer Ursachen einer Stimmstörung und deren Interventionsmöglichkeiten werden nicht, oder nur am Rande thematisiert.

Kommunikationstherapeutische Ansätze

Andrews (1986) und **Andrews und Summers** (2002) entwickelten ein Therapieverfahren für Schulkinder, in dem neben der Stimmübungsbehandlung großer Wert auf Kommunikationstraining gelegt wird. Basierend auf der Annahme, dass sowohl psychosoziale, als auch medizinische Ursachen für die Entstehung einer kindlichen Stimmstörung verantwortlich sein können, entwickelten die Autorinnen ein gut strukturiertes Therapiekonzept. Neben den Therapiebereichen Phonation, Atmung, und Resonanz werden auch Kommunikationsstrategien für den Alltag trainiert. In vier aufeinanderfolgenden Phasen **General Awareness**, **Specific Awareness**, **Production** und **Carry Over** wird ein physiologischer Stimmgebrauch angestrebt. Anwendung findet dieses Therapiekonzept überwiegend bei Kindern im Grundschulalter.

alltagsorientiertes Kommunikationstraining

Mehrdimensionale Ansätze

Schulze (2002, 1994, 1992) stellt zur Behandlung der kindlichen Dysphonie ein mehrdimensionales Stimmtherapiekonzept vor. Dieses

> „orientiert sich am multifaktoriellen Bedingungsgefüge kindlicher Dysphonien unter Beachtung entwicklungspsychologischer Aspekte" (Schulze 1992, 160).

Eine umfassende Anamnese und Diagnostik sind Voraussetzung für die Therapie. Die Befunderhebung schließt neben der phoniatrischen Untersuchung eine neuropsychiatrische Untersuchung, die Durchführung eines Screeningverfahrens zur Ermittlung neurotisch-funktioneller Störungen und die Ermittlung des Erziehungsstils mit ein. Die Frage nach Phonationsleitbildern, stimmlichem Verhalten und interpersonellen Beziehungen des Patienten runden die Befunderhebung ab.

Im **Vorfeld** der Therapie wird versucht, die in der Anamnese gewonnenen Erkenntnisse über Rahmenfaktoren, die die Stimmstörung ungünstig beeinflussen, zu verändern. Dies findet u. a. in einer stimmhygienischen Beratung von Erziehern, Lehrern und Eltern, im Eingehen auf neurotisch-funktionelle Faktoren und Verhaltensauffälligkeiten, im Sanieren des Milieus und in der Beratung bezüglich einer Korrektur des stimmlichen Fehlverhaltens statt.

Veränderung der Rahmenbedingungen

Nach der Schaffung dieser Grundlagen wird dann am stimmlichen Verhalten gearbeitet. In der Stimmtherapie wird dem Kind über Spannungsregulation, Wahrnehmungsschulung und Stimmverhaltenstraining zu einer physiologischen Stimmgebung verholfen (Schulze 2002).

> „Wichtige Voraussetzung für eine erfolgreiche Stimmtherapie sind die zunehmende Regulierung der Willens- und Bedürfnisimpulse und die Fähigkeit zur Kontrolle der eigenen Leistung bzw. des Verhaltens" (Schulze 1992, 163).

Die Logopädin und Psychologin **Ribeiro von Wersch** (2009; Ribeiro 2006) legt ebenfalls ein mehrdimensionales Therapiekonzept vor. Die Autorin verknüpft stimmtherapeutische Übungen mit der Förderung kommunikativer Kompetenzen (insbesondere der Erarbeitung von Mimik und Gestik im emotionalen Ausdruck) und familiendynamischen Anteilen. Neben der direkten Therapie mit dem Kind arbeitet sie in Familiengesprächen mit Bezugspersonen an der Förderung der Wahrnehmung für die Wechselwirkung von kindlicher Stimmgebung und Stimmung, Sensibilisierung für das Kommunikationsverhalten untereinander sowie der Klärung familiärer Rollen und Grenzen insbesondere in der Geschwisterinteraktion.

Familientherapeutisch-psychodynamische Ansätze

Stimmprobleme als Symptom tieferer Ursachen

In einer systemischen Betrachtungsweise wird der einzelne Mensch im Beziehungsgefüge seines Umfeldes gesehen, und Krankheitssymptome werden als Ausdruck bestimmter Beziehungsmuster definiert. Therapeutische Interventionen zielen darauf ab, Beziehungsmuster deutlich werden zu lassen, die Ressourcen der Betroffenen zu aktivieren und die Handlungsmöglichkeiten der Beteiligten zu erweitern. Welche Systemanteile dabei als relevant angesehen werden, ist abhängig vom jeweiligen Kontext der Störung. In der Therapie mit stimmgestörten Kindern bedeutet die systemische Denkweise, die Stimmstörung nicht nur als Störfaktor anzusehen, sondern als Indikator eines Konfliktes und das Umfeld des Kindes in die Therapie mit einzubeziehen.

Nienkerke-Springer (2000) veröffentlichte ein Therapiekonzept, das das Familiensystem mit seinen jeweiligen Funktionen für die Beeinflussbarkeit der Stimmstörung als effektiven therapeutischen Ansatzpunkt betrachtet. Die wichtigste Rolle spielt hierbei die **Arbeit mit den Eltern** im Hinblick auf das Familiensystem. Im Rahmen der Beratung werden dabei verschiedene Stadien durchlaufen. Dieser sich während der Therapie entwickelnde Prozess ist in **fünf Phasen** gegliedert. Diese eröffnen

„handlungsleitende Perspektiven für die Arbeit mit den Familien" (Nienkerke-Springer 2000, 102–103).

- Die **Vorphase** dient dem Kennenlernen, der Klärung der Rahmenbedingungen und der Klärung der Rolle der Beraterin/des Beraters.
- **Phase eins** dient der Orientierung zum Problem. Es sollen Probleme erkannt werden und eventuelle Möglichkeiten der Veränderung erörtert werden.
- In **Phase zwei** wird das Familiensystem mittels Testverfahren aus der strukturellen Familientherapie erforscht. Alternative Handlungsstrategien, in Abstimmung auf die jeweilige Familie, werden erkundet.
- **Phase drei** dient der Konkretisierung der in Phase zwei gewonnenen Einsichten über alternative Interaktionsstrategien. Probleme und Resultate werden dabei erörtert.
- In **Phase vier** wird im Rahmen einer Gruppentherapie mit Eltern und Kindern gemeinsam gearbeitet. Hierbei werden Informationen weitergegeben, Interaktionsstrategien werden beleuchtet und gegebenenfalls vertieft.
- **Phase fünf** dient der Reflexion und Bewertung des Therapieverlaufs mit einer gegebenenfalls nötig werdenden Veränderung im Vorgehen.

Stimmtherapie ohne Stimmübungen

Stimmtherapeutische Übungen werden als Möglichkeit für die begleitenden Kindergruppen von der Autorin zwar benannt, scheinen aber, wenn überhaupt, nur eine untergeordnete Rolle zu spielen (Nienkerke-Springer 2005).

Auch für den Psychotherapeuten **Kollbrunner (2006)** sind funktionelle Stimmstörungen bei Kindern alleiniger Ausdruck eines emotionell-psychischen Konfliktes und können als Ergebnis einer beginnenden Selbstentfremdung verstanden werden. Unbewusst richten die Kinder damit einen Appell an ihre soziale Umwelt, ihre Selbstentfaltungskräfte besser zu unterstützen. Funktionelle Stimmstörungen entwickeln sich demnach über lange Zeit als Reaktion auf gestörte familiäre und/oder emotionelle Zustände. Stimmstörungen sollten deshalb nicht getrennt vom sozialen Kontext betrachtet werden, denn sie stellen eine unspezifische Reaktion auf emotionale und interaktionelle Anforderungen wie z. B. innerfamiliäre Belastungen oder Geschwisterrivalität dar.

Kollbrunner kritisiert auf der Basis dieser Definition multifaktorielle Ursachenmodelle und mehrdimensionale Therapiekonzepte als inkonsequent und nicht zielführend. Dementsprechend stellt er einen tiefenpsychologisch orientierten Therapieansatz für kindliche Dysphonien vor, der auch ohne psychotherapeutische Ausbildung, z. B. von Sprachtherapeutinnen erlernt und durchgeführt werden kann. Der Ansatz besteht aus einer Kurztherapie mit ca. fünf spieltherapeutischen Sitzungen mit dem Kind selbst und zwei bis drei Elterngesprächen (Kollbrunner 2006). In der Kindertherapie geht es darum, Bedürfnisse und Gefühle in der Interaktion mit dem Therapeuten zu erkennen und Möglichkeiten zu entdecken, diese erfolgreich zu kommunizieren. In den Elterngesprächen geht es darum, die familiäre Rolle des Kindes und seiner Geschwister vor dem Hintergrund der Familiengeschichte besser zu verstehen und neue Alternativen für das elterliche Verhalten in bisher unbefriedigenden Situationen zu entdecken.

Fazit

Interdisziplinäre Betrachtung und mehrdimensionaler Therapieansatz

Beschäftigte sich bis vor einigen Jahren die Medizin noch mit der Frage, ob eine Stimmstörung im Kindesalter überhaupt therapiert werden sollte, so verlagert sich der Fokus aktuell auf die Identifizierung möglicher Ursachen und der Ableitung geeigneter Therapiekonzepte. Arbeiten von medizinischer, pädagogischer, psycholinguistischer und psychologischer Seite über die tiefer liegenden Gründe für funktionelle Dysphonien bei Kindern haben für das therapeutische Vorgehen durch neue Behandlungskonzepte deutliche Impulse gesetzt. Ziel war es, die kurz- und langfristigen negativen Auswirkungen von Stimmstörungen für das Kind, wie Stimmverlust, damit einhergehender eingeschränkter Teilhabe am Leben, Ärger und Wut (Connor et al. 2008) zu vermeiden sowie die kommunikative, und damit auch die soziale Entwicklung zu fördern. Man wollte aber auch klären, warum einem Großteil der funktionell stimmgestörten Kinder mit den herkömmlichen Therapiemethoden nur unzulänglich geholfen werden konnte (Kollbrunner 2006), warum viele Stimmstörungen bei Kindern sogar unentdeckt bleiben oder bagatellisiert werden, und warum die Familie, Schule und Kinderärzte für Stimmstörungen nicht ausreichend sensibilisiert scheinen. Zwangsläufig führten diese Ergebnisse auch zu verstärkter **interdisziplinärer Zusammenarbeit:** schien doch eine Berufsgruppe allein dem heterogenen Störungsbild nicht hinreichend gewachsen. Dass eine Stimmstörung so früh wie möglich behandelt werden sollte, darf inzwischen als Wissensstandard aller beteiligten Berufsgruppen angesehen werden, ebenso wie die Ansicht, dass die Therapie an den Ursachen, nicht am Symptom ansetzen sollte.

Im Lauf der Jahre hat sich auch ein Wandel von eindimensionalen Therapiekonzepten hin zu **mehrdimensionalen Konzepten** vollzogen. Die Dimensionen, auf denen gearbeitet wird, sind:

- das stimmliche Verhalten des Kindes,
- das Verhalten der Eltern und der unmittelbaren Umgebung des Kindes,
- das sozial-kommunikative Verhalten des Kindes.

Allgemeine Bausteine einer Therapie

Diese Entwicklung im deutschsprachigen Raum entspricht auch therapeutischen Standards im Ausland. So beschreibt Hooper (2004) nach Sichtung gängiger anglo-amerikanischer Therapieansätze für kindliche Dysphonien folgende, allen Verfahren gemeinsame Therapiebausteine:

- Einbezug der Eltern bzw. der Familie,
- Einbezug der Lehrer bei Schulkindern,
- Beratung zu häuslicher Kommunikation und Stimmhygiene/Stimmökonomie,
- Verhaltensintervention oder Diskussion von psychodynamischen und interpersonalen Faktoren,
- Einbettung von Stimmverhalten in das gesamte Kommunikationsverhalten und das Sprachvermögen des Kindes,
- Einsatz altersgerechter Übungen, wenn direkte Stimmtherapie erforderlich ist.

Viele der in diesem Kapitel vorgestellten älteren Konzepte zielen darauf ab, vorwiegend über eine vermehrte **Selbstkontrolle** der Kinder, eine physiologische Stimmgebung zu erreichen. Häufig kann die geforderte Kontrolle des eigenen Verhaltens aber erst im Schulalter erwartet werden (Schulze 2002). Dieser Ansatz schließt den Bereich des **Vorschulkindes** gänzlich aus, das eben nicht immer über seine Selbstkontrolle zur Verhaltensänderung motiviert werden kann. Konzepte, die die Arbeit mit den Eltern in den Mittelpunkt der therapeutischen Bemühungen rücken, sind gut bei einer Untergruppe von stimmgestörten Kindern einsetzbar, bei denen psychosoziale Faktoren im Ursachengefüge überwiegen. Habituelle Faktoren des Kindes können dabei jedoch nur schwer beeinflusst werden.

Multimodale Therapieansätze tragen der Vielschichtigkeit kindlicher Stimmstörungen Rechnung, müssen sich aber an der Konkretisierung der einzelnen Modalitäten für die Therapie messen lassen. Hier besteht sicher ein Mangel an systematischen Therapiezielen und praktischen Hinweisen zur Umsetzung im Therapiealltag. Dies gilt vor allem für die Modalität der sogenannten Elternberatung bei kindlichen Stimmstörungen.

Leider hat auch der Bereich der sozial-kommunikativen Defizite bei stimmgestörten Kindern noch kaum Eingang in die Therapiekonzepte des deutschsprachigen Raums gefunden, obwohl hier im Bereich der Therapie mit stotternden Kindern durchaus Veröffentlichungen vorliegen. Ein multimodales Konzept muss dies berücksichtigen und Hilfestellungen für Diagnostik und Therapie auch für diesen bisher vernachlässigten Bereich bieten.

Therapie bei Vorschulkindern

Die meisten Autoren begrenzen die Anwendbarkeit ihrer Konzepte auf stimmgestörte Schulkinder und wählen dementsprechende Übungshinweise und Spielvorschläge aus. Hier mangelt es an speziell auf das Vorschulkind abgestimmten Therapiehinweisen.

Wenn eine Stimmstörung seit längerer Zeit besteht und diese dann erst im Schulalter behandelt wird, geht wertvolle Zeit, in der das Kind seine Stimme ökonomisch einsetzen könnte, verloren. Vor dem Hintergrund möglicher bleibender Stimmschwächen scheint deshalb die **rechtzeitige Intervention** unverzichtbar zu sein.

> „Manches stimmliche Versagen im späteren Berufsleben könnte aber bei früherer Abklärung der Befunde und Aufklärung der Betroffenen verhindert werden. In vielen Fällen ist es falsch, den Eltern der Kinder einfach zu sagen, die Pubertät werde die stimmliche Normalisierung schon bringen. Der HNO-Arzt trägt hier eine große Verantwortung auch für das spätere berufliche Schicksal" (Kittel 1984, 211).

Der **Vorteil der frühen Interventionsmöglichkeit** liegt darin, dass sich pathologische Muster nicht unnötig lange verfestigen.

Im Rahmen der täglichen sprachtherapeutischen Arbeit zeigt sich, dass die Arbeit am Symptom bei vielen Kindern wenig effektiv ist und nicht dauerhaft zum Erfolg führt. Um auch die Gruppe dieser Kinder mit einzubeziehen, erscheint ein mehrdimensionales Vorgehen wirkungsvoller. Diese Vorgehensweise ermöglicht zudem eine Therapie im Vorschulalter, da der Schwerpunkt nicht auf einer vermehrten Selbstkontrolle des Kindes liegt.

Wichtig für die **Wirksamkeit der Therapie** ist, dass die Eltern bereit und in der Lage sind, in dieser intensiven Form mitzuarbeiten.

bestehende Verhaltensweisen verändern

Andererseits erfordern die oft über Jahre bestehenden habituell überlastenden Verhaltensweisen vieler stimmgestörter Kinder ein **funktionelles Vorgehen** in Form von stimmtherapeutischen Interventionen. Kommen **kommunikative Defizite** hinzu, müssen auch auf dieser ebene **Fertigkeiten** trainiert werden, denn eingeschliffene kommunikative und stimmliche Verhaltensmuster sind schwerlich durch Elterngespräche allein zu beeinflussen.

Dieser Inhomogenität der Gruppe stimmgestörter Kinder kann nur ein multimodales Vorgehen Rechnung tragen.

Die Kriterien eines **mehrdimensionalen Ansatzes** werden im nächsten Abschnitt vorgestellt.

Zusammenfassung

Ein Therapiekonzept, das den multifaktoriellen Ursachenzusammenhängen bei kindlichen Stimmstörungen gerecht werden möchte, erfordert mindestens **drei Therapiebereiche: Arbeit am stimmlichen und kommunikativen Verhalten des Kindes und Familienberatung.**
Gefordert ist ein wirksames Therapiekonzept, das im Sinne eines **multimodalen oder mehrdimensionalen Vorgehens** in **Zusammenarbeit mit den Eltern** versucht, ursächliche und aufrechterhaltende Faktoren offenzulegen und zu verändern.
Der Vorteil dieses Vorgehens liegt darin, dass es unabhängig vom Alter des Kindes vorgenommen werden kann.
Dadurch wird auch die Therapie der im Allgemeinen als schwer behandelbar geltenden funktionellen Dysphonie im Vorschulalter möglich.
Entscheidend ist die Bereitschaft und Fähigkeit der Eltern, in dieser intensiven Form bei der Therapie mitzuarbeiten.

4.2 Kriterien eines mehrdimensionalen Ansatzes

Die Stimmstörung eines Kindes kann in Bezug auf Verursachung und Beeinflussbarkeit nicht nur von einer Warte aus betrachtet werden. So sollte im Rahmen eines mehrdimensionalen Ansatzes versucht werden, möglichst viele Aspekte und Dimensionen, die zur Entstehung, Aufrechterhaltung und Beeinflussbarkeit der Stimmstörung beitragen, zu beleuchten und in die therapeutischen Überlegungen mit einzubeziehen.

Therapieentscheidung

Bei einer Entscheidung für eine Therapie müssen von medizinischer Seite zunächst alle konservativen medikamentösen Behandlungen initiiert werden (z. B. bei laryngo-pharyngealem Reflux oder bei Allergien). Weiterhin sollte darauf geachtet werden, dass exogene Noxen ausgeschaltet werden, die eine Entstehung oder Aufrechterhaltung von Stimmstörungen begünstigen, wie z. B. trockene Umgebungsluft oder Rauchen. Je nach der individuellen Ätiologie der Stimmstörung des Kindes sollte zunächst gemeinsam (Eltern, Kind, Therapeutin, Arzt) überlegt werden, welches therapeutische Vorgehen am erfolgreichsten erscheint. Es muss eine Entscheidung darüber gefällt werden, ob vielleicht eine kombinierte Therapie die beste Prognose verspricht oder eventuell eine Elternberatung ausreichend erscheint. Diese Entscheidung, ob eine Therapie zum jetzigen Zeitpunkt bzw. auch grundsätzlich sinnvoll ist, hängt maßgeblich davon ab:

- welche Hinweise sich in Anamnese und Diagnostik ergaben,
- wie hoch der Leidensdruck des Kindes und der Eltern ist,
- wie sich die stimmlichen Einschränkungen auf die Teilhabe am Leben auswirken,
- welche weiteren stimmlichen Entwicklungseinschränkungen drohen,
- wie motiviert bzw. motivationsfähig das Kind und die Eltern sind,
- wie stark die verschiedenen Lebensbereiche (z.B. Schule, Theatergruppe, Chor, Gesangslehrer, Mannschafts-Trainer usw.) für die Mitarbeit in der Therapiephase involviert werden können,
- ob sich stimmhygienische Maßnahmen umsetzen lassen.

Motivation klären

Die Perspektive der Eltern sowie des stimmgestörten Kindes können zu Beginn bereits Auskunft über die Motivation aller Beteiligten geben. Die Klärung der Motivationslage beeinflusst die Entscheidung, ob eine Therapie zum jetzigen Zeitpunkt bzw. auch grundsätzlich sinnvoll ist. Hierbei bewährt sich die Klärung drei zentraler Fragen:

- „Warum ist die Stimmstörung des Kindes jetzt ein Problem?“ (**kontextuelle Problemanalyse**)
- „Für wen ist die Heiserkeit ein Problem?“ (**Motivation**) und
- „Warum meinen die Eltern, dass ihr Kind Stimmprobleme hat? Bzw. warum glaubt das Kind, dass es heiser ist?“ (**Ursachenhypothese**).

Ursachenorientierte Therapieplanung

Individuelles Ursachenmodell

Wenngleich für Kinder mit funktionellen Dysphonien häufig ähnliche Defizite im intra- oder interindividuellen Bereich vorliegen, kann doch nicht verallgemeinert werden, dass bei **jedem** stimmauffälligen Kind z.B. **immer** auditive Probleme oder familiäre Probleme etc. zugrunde liegen. Auch die **Beeinflussbarkeit** gleicher bestehender Defizite ist von Kind zu Kind verschieden. Vor dem Hintergrund der Individualität jedes einzelnen Patienten gilt es, die in Betracht kommenden Defizite und Möglichkeiten der Beeinflussbarkeit herauszufinden. Für jeden Patienten entsteht dann ein individuelles Verursachungsmodell für die bestehende Stimmstörung. Die diagnostizierten Defizite werden bewertet und gewichtet. Genauso werden veränderbare Variabeln eruiert. Auf diese Weise wird die Grundlage geschaffen, auf der das weitere therapeutische Vorgehen aufgebaut werden kann.

Mit Hilfe der Anamnesebögen und der Checklisten (als Kopiervorlagen zum Download unter www.reinhardt-verlag.de) für die Diagnostik ist ein systematisches Abfragen eventueller ursächlicher Faktoren möglich.

Ergänzt durch die Beobachtungen der Therapeutin können gemeinsam mit den Eltern defizitäre Bereiche im Ursachengefüge der kindlichen Dysphonie ergründet werden. Die Ergebnisse aus Diagnostik und Anamnese liefern die Grundlage für eine Therapie im Sinne des mehrdimensionalen Ansatzes.

Im Laufe der Therapie können die einmal diagnostizierten Defizite unter Mitarbeit der Eltern, der Therapeutin und gegebenenfalls weiterer Personen oder Fachleute aufgeholt werden.

Therapiebeginn

Auftragsklärung

Zu Beginn einer Stimmtherapie sollte eine Auftragsklärung in Form eines mündlichen Behandlungsvertrags erfolgen. Es handelt sich um eine gemeinsame Klärung und Vereinbarung zwischen Klient und Therapeutin über das angestrebte Ergebnis und die Methodik der gemeinsamen Arbeit. Jeder „Vertrag“ sollte in überprüfbaren und verständlichen Begriffen gestaltet sein. Aus dieser Perspektive können Therapiebeziehungen auch auf unausgesprochene problematische Therapieverträge hin untersucht werden, wie etwa den „Endlos-Therapie-Vertrag“. Hier ist längeres miteinander Arbeiten, jedoch nicht das Erreichen von Zielen vereinbart. Einen formalen Vertrag abzuschließen, der die gegenwärtige Arbeitsbeziehung in Begriffen eines Zielerreichungs- und Dienstleistungsvertrages klar nachvollziehbar beschreibt, ist eine Hilfe für eine bewusste und geklärte Arbeitsbeziehung und Rollenverteilung. Damit wird erreicht, dass Therapeutin und Klient jederzeit wissen, an was sie arbeiten. Der Abschluss einer solchen Übereinkunft kann bereits in der ersten Sitzung stattfinden. Jederzeit kann der Behandlungsvertrag geändert werden, was aber ausdrücklich zu geschehen hat. Der Behandlungsvertrag dient der Disziplinierung der Behandlung, damit diese nicht in ein mehr oder weniger unverbindliches Gespräch entgleist, oder damit die Sitzungen nicht nur dazu dienen, dass sich der Klient bei jemandem über seine Alltagsprobleme aussprechen und Vorschläge zu Lösungen entgegen nehmen kann, ohne dass sich an seiner Haltung irgendetwas ändert. Jeder Behandlungsvertrag setzt eine gründliche Information über die Therapie kindlicher Stimmstörungen voraus. Den Bezugspersonen des Kindes muss klar sein, welche Form der Mitarbeit im Rahmen der Familiengespräche von ihnen erwartet wird, um die Entscheidung treffen zu können, ob dies für sie leistbar ist. Aber auch mit dem betroffenen Kind selbst müssen Absprachen getroffen werden, wie und in welchem Umfang seine Mitarbeit in der Therapie aussehen soll und kann.

Therapiebereiche

Die Inhalte der Therapie mit dem Kind richten sich nach den Teilbereichen der im Ursachenmodell beschriebenen und in der Diagnostik beurteilten einzelnen Entwicklungsstände:

- Zu einem Teil entsprechen diese den kindgerecht modifizierten, **stimmtherapeutischen Übungsbereichen**.
- Ergänzend dazu findet, individuell auf das Kind abgestimmt, eine Förderung z.B. der **kommunikativen Fähigkeiten** statt.
- Je nach Bedarf kann in diesen Stunden z.B. auch ein Schwerpunkt auf dem Ausbau des **Selbstbewusstseins**, der **motorischen Fähigkeiten** oder dem **Persönlichkeitsausdruck** liegen.
- Einen wesentlichen Stellenwert nehmen in der Therapie stimmauffälliger Kinder **Familiengespräche** ein.

Lösungen gemeinsam mit Eltern erarbeiten

So macht es Sinn, zusammen mit den Eltern das jeweilige individuelle Ursachengefüge ihres Kindes zu erarbeiten. Gemeinsam können dann für die einzelnen Problembereiche praktikable Lösungsmöglichkeiten gesucht und in ihrer Umsetzung besprochen werden. Im Rahmen der Familiengespräche, sowohl am Ende der Sitzungen mit dem Kind wie auch in gesonderten Stunden, werden den Eltern zum einen die Therapieinhalte und Resultate der Fördereinheiten mit dem Kind erläutert, zum anderen findet ein Austausch über die Erfahrungen der Eltern statt. Die Eltern erhalten weiterhin Hilfestellung bei der Veränderung der Faktoren, die die Stimmstörung aufrechterhalten. Die Frequenz der Familiengespräche richtet sich dabei nach dem jeweiligen Ursachenschwerpunkt der Dysphonie und ist individuell verschieden.

Zeigen sich **Auffälligkeiten**, die nicht in den Kompetenzbereich der Therapeutin fallen, beispielsweise tiefgreifende psychische Auffälligkeiten, empfiehlt sich das Hinzuziehen entsprechender Fachleute.

Therapieende

Im Rahmen einer Therapie kindlicher Stimmstörungen sollten die maßgeblich für die Stimmstörung verantwortlichen Bereiche modifiziert werden, sofern sie der Beeinflussbarkeit der am Therapiegeschehen beteiligten Personen unterliegen. Meist ist es nicht nötig, alle bekannten Ursachen und aufrechterhaltenen Faktoren einzubeziehen. Das Ursachengefüge der Stimmstörung sollte so verändert sein, dass eine stabile Besserung der Stimme eingetreten ist. Ist dieses Ziel erreicht, wird die Therapie beendet. Ein derartiges Vorgehen erfordert – nicht zuletzt auch aus ökonomischen Gründen – eine gezielte **Schwerpunktsetzung** innerhalb einer Behandlung. Falls aufgrund organisatorischer Probleme oder abnehmender Motivation nötig, muss nicht immer bis zum Eintreten eines völligen phoniatrischen oder logopädischen Normalbefundes therapiert werden. Nachdem der Heilungsprozess in Gang gekommen ist und die Faktoren, welche die Stimmstörung aufrechterhalten, abgeschwächt sind, ist davon auszugehen, dass der Heilungsprozess weiter voranschreitet und sich in einer Gesundung des klanglichen wie auch des phoniatrischen Bildes niederschlägt.

Intervalltherapie und Kontrolltermine

Es ist anzustreben, in weiteren phoniatrischen und logopädischen Kontrollen in größeren Abständen den Heilungsprozess zu überwachen und bei einer Stagnation oder im Falle eines Rezidivs die Therapie erneut aufzugreifen beziehungsweise beratend zur Seite zu stehen.

Zusammenfassung

Multifaktorielle Ursachengefüge erfordern **variable, mehrdimensionale Therapiemodelle**, die sich individuell dem jeweiligen Fall anpassen lassen. Die nötige Flexibilität eines solchen Therapiekonzeptes bietet ein Bausteinsystem.

4.3 Therapieschwerpunkte ableiten

Im Folgenden wird anhand von **zwei Fallbeispielen** exemplarisch die Ableitung möglicher Therapieschwerpunkte dargestellt.

In einem mehrdimensionalen Therapiekonzept gibt es unterschiedliche Möglichkeiten der Schwerpunktsetzung. Diese hängen von der Schwere und der Art der Störung, sowie den Hypothesen über die möglichen Ursachenzusammenhänge ab.

Einflussfaktoren

Es mag überraschen, dass neben der Berufserfahrung, dem Fachwissen und der theoretischen Ausrichtung auch ganz individuelle Kriterien, die mit der Person der einzelnen Therapeutin zusammenhängen, wie etwa die Präferenz für bestimmte Therapieverfahren und subjektive Wahrnehmungstendenzen eine nicht unerhebliche Rolle in der Schwerpunktsetzung der Therapie spielen. Diese subjektiven Entscheidungskriterien fließen, zumeist unbewusst, in jeden Therapieprozess mit ein (Mc Allister / Rose 2000; Beushausen 2009).

Grenzen der Therapie

Auch die Grenzen, die durch das Setting der Therapie gesetzt werden, haben einen nicht zu unterschätzenden Einfluss, z. B. wie lange üblicherweise Behandlungen in einer Einrichtung dauern oder vom Arzt verordnet werden. Dazu kommen die individuellen Bedürfnisse und Wünsche des Patienten und seiner Familie.

Vor jeder Therapie liegt die Phase der theoriegeleiteten Hypothesenbildung über mögliche Ursachenzusammenhänge im multifaktoriellen Verursachungsgefüge des einzelnen Kindes.

Entscheidungen über Schwerpunkte in der Therapie werden gesteuert durch Variablen des **Patienten**, der **Therapeutin** und des **klinischen Störungsbildes**. Hinzu kommen Variablen der **individuellen Umgebung**, in der sich der Patient und die Therapeutin befinden.

beeinflussende Kriterien

In der folgenden Übersicht finden sich Beispiele für Faktoren, die die Therapieplanung beeinflussen.

Kriterien der Entscheidungsfindung in der Therapieplanung

Therapeutin
- Fachwissen, z.B. theoretische Ausrichtung, Zusatzausbildungen
- Erfahrung, z.B. mit dem Störungsbild
- angestrebtes Therapieziel
- subjektive Faktoren, wie Wahrnehmungstendenzen etc.

Patient
- Störungsbewusstsein
- positive / negative Einstellung zur Therapie
- angestrebtes Therapieziel
- Ressourcen

▼

Klinisches Störungsbild
- Dauer und Ausprägungsgrad der Störung
- medizinischer Befund

Umgebung
- Einschätzung und Bewertung der Störung durch die Umwelt
- Therapiesetting
- Unterstützung/Hemmung der Entwicklung

Beispiele für Therapieentscheidungen

Die Hypothesensuche in multifaktoriellen Ursachenmodellen soll anhand von zwei Fallbeispielen verdeutlicht werden. Geht man einmal der Frage nach, wie Therapeutinnen zu Entscheidungen kommen, so gibt es verschiedene Techniken. Man kann z. B. Experten befragen, wie sie Entscheidungen treffen und diese Antworten mit denen von Berufsanfängern vergleichen. Eine andere Technik, um diesen Entscheidungen auf die Spur zu kommen, ist das laute Denken (vgl. Clinical Reasoning: Mc Alister / Rose 2000). Mit der Technik des lauten Denkens soll nachfolgend die Diagnostik bei zwei stimmgestörten Kindern – hier Sandra und Tim genannt – beschrieben werden. Sie könnten so in jeder sprachtherapeutischen Praxis oder Therapieeinrichtung zur Behandlung angemeldet werden.

Clinical Reasoning

Sandra

Sandra ist fünf Jahre alt, geht halbtags in den Kindergarten und lebt bei ihrer alleinerziehenden Mutter. Sie ist laut und setzt sich überwiegend mit ihrer Stimme durch. Grob- und Feinmotorik sind unauffällig bis sehr gut. Ihr Argumentationstalent ist mehr als altersentsprechend, sie ist sehr ehrgeizig, geht in die Musikschule und ins Ballett. Ihre Mutter zeigt selbst eine Tendenz zur hyperfunktionellen Dysphonie, die sie als „Wegbleiben" der Stimme beschreibt, und nimmt im Alltag keine Änderungen in Sandras Stimmklang war. Sie habe schon immer so gesprochen. Zum Hals-Nasen-Ohrenarzt kam die Familie durch Zufall. Bei einer Hörprüfung, die eine Schallleitungsschwerhörigkeit ergab, fiel dem Arzt zusätzlich der heisere Stimmklang auf. Die lupenlaryngoskopische Untersuchung ergab Stimmlippenknötchen.

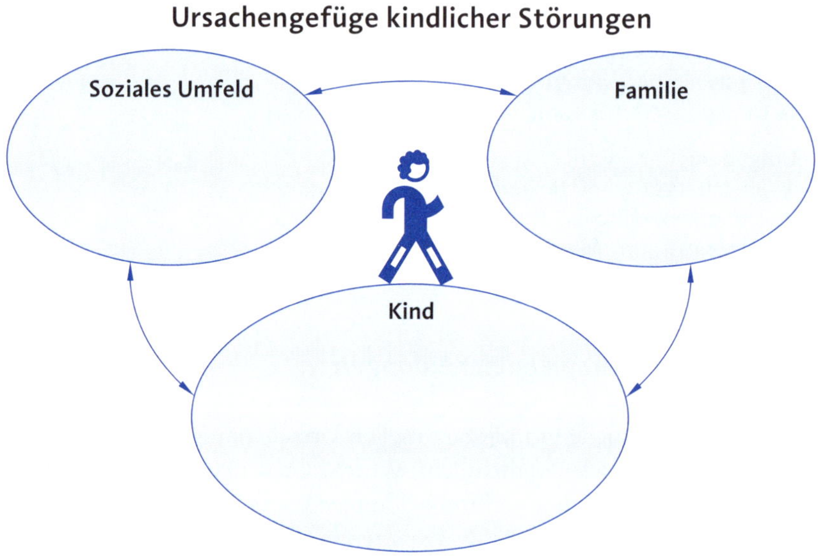

Abb. 6: Arbeitsmodell

Fr. Z., die behandelnde Logopädin, hat bereits einige Daten in der Anamnese erhoben und kurz mit Sandra gespielt. Lassen wir Fr. Z. nun einmal laut denken. Sie aktiviert Fachwissen in Form eines inneren Ursachenmodells für kindliche Stimmstörungen (s. Abb. 3), wie sie es aus Literatur und Lehre kennt. Mit diesem theoretischen Modell vergleicht sie ihre Wahrnehmungen von Sandra und deren Stimme. Das zunächst leere Arbeitsmodell (Abb. 6) wird so mit konkreten Hypothesen zu Sandras Stimmstörung gefüllt (Abb. 7). Sie findet folgende Hinweise auf mögliche Ursachen bei Sandra:

- Verdacht auf ein Ungleichgewicht der Ebenen der kommunikativen Entwicklung (Sandra ist laut, setzt sich mit Stimme durch / verbal-argumentativ sehr gut)
- Verdacht auf Nachahmung negativer phonatorischer Vorbilder (Mutter hat selbst Stimmstörung)
- Verdacht auf zu hohe Leistungsanforderungen (Sandra ist sehr ehrgeizig)
- Verdacht auf Probleme in der auditiven Wahrnehmung (Schallleitungsschwerhörigkeit)
- Ressourcen: Sandra hat eine gute Körperwahrnehmung und ist hochmotiviert

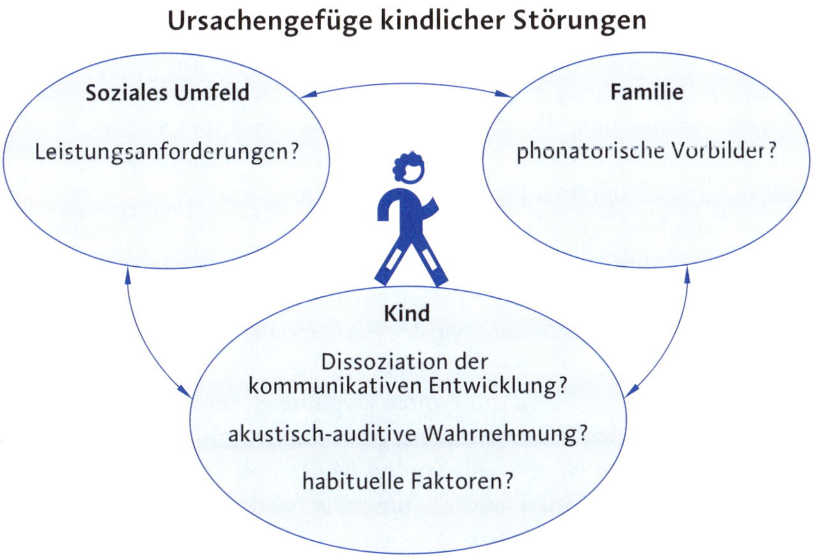

Abb. 7: Hypothesen über Sandra

Fr. Z. trägt diese Vermutungen in ihr Ursachenmodell ein. (Abb. 7).

Sie leitet daraus folgende Fragen ab, die sie demnächst im Familiengespräch klären möchte:

- Inwieweit spielt die besondere Familiensituation eine Rolle für die Entwicklung der Stimmstörung? Gibt es Hinweise auf unterschiedliche Erziehungsstile?
- Gibt es einen neuen Partner im Leben der Mutter? Wie reagiert Sandra darauf? Wer gehört sonst noch zur Familie?
- Wie kommt Sandra im Kindergarten zurecht? Woraus speist sich ihr Ehrgeiz?
- Wie sind die Fein- und Grobmotorik von Sandra entwickelt? Wenn sie Ballettunterricht erhält, dürfte sie geschickt sein. Das wäre zu prüfen. Wie wird die am Phonationsvorgang beteiligte Muskulatur eingesetzt?
- Sind Sandras verbal-argumentative Fähigkeiten noch im Normbereich oder ist sie altklug und kann nicht zuhören? Wie sind ihre non-verbalen Fähigkeiten entwickelt?
- Sandra scheint musikalisch zu sein (Musikschule), das muss aber noch näher beleuchtet werden. Was wird dort gemacht? Wie singen die Kinder dort?
- Die Schallleitungsschwerhörigkeit könnte mit der großen Lautstärke zusammenhängen. Wird die Hörstörung von Seiten des Arztes behandelt?
- Orientiert sich Sandra stark an ihrer Mutter und damit auch an deren Stimme? Wäre Sandras Mutter selbst zu einer Stimmtherapie bereit?
- Wie stark ist die Stimmstörung, wie stark der Leidensdruck?

Von der Beantwortung dieser Fragen sind für die Logopädin Frau Z. im Wesentlichen die Hypothesen über die Verursachungszusammenhänge abhängig. Eine andere Therapeutin würde vielleicht zu gänzlich anderen Fragen kommen oder die oben genannten noch ergänzen wollen. So wird eine systemisch-orientierte Therapeutin im Bereich Familiensystem / Umfeld sicher noch die Anamnese weiter vertiefen.

Die Entscheidung, wie und mit wem in der Therapie gearbeitet wird, ist nun wiederum von der Erfahrung der Therapeutin mit Familiengesprächen und Stimmtherapie bei Kindern ganz allgemein abhängig, aber auch von persönlichen Präferenzen, wie der Bevorzugung bestimmter Therapiemethoden.

Unabhängig von der Klärung ihrer Hypothesen möchte Fr. Z. jedoch den Therapiebereich „Wahrnehmung von Stimmeigenschaften" auf jeden Fall mit der Mutter besprechen. Sandras Mutter soll dabei für wechselnde Stimmklänge sensibilisiert werden, um auch Sandras Stimme wieder genauer wahrnehmen zu können.

Entscheidung für individuelles Therapiemodell

Fr. Z. entscheidet sich schließlich gemeinsam mit Sandras Mutter für folgendes (vorläufiges) Therapiemodell:

Familiengespräche mit der Mutter und anderen Bezugspersonen, um Hypothesen zu prüfen und begleitend **Stimmtherapie** mit dem Kind, um die Veränderbarkeit der Stimmqualität zu testen. Falls notwendig, würde sich zudem noch ein **Kommunikationstraining** anschließen.

Und wie war es wirklich? Eigentlich ist das gar nicht wichtig. Wichtig ist, auf der Grundlage eines theoretischen Modells möglichst viele Hypothesen zu formulieren und zu testen. Einäugig wäre es, einen Bereich gar nicht mit einzubeziehen, z. B. den Einfluss familiärer Strukturen zu vernachlässigen, aber ebenso, medizinische Basisdaten, wie Asthma bronchiale oder chronische Laryngitiden auszublenden. Das bio-psycho-soziale Ursachenmodell sollte in ganzer Breite überprüft werden. Leider gibt es keine allgemeingültige, also objektive Vorgehensweise, da Therapeutinnen als Menschen immer subjektiv entscheiden. Objektivieren lässt sich das Vorgehen des Einzelnen jedoch, wenn innere Steuerungsmechanismen transparent, bzw. dem Einzelnen bewusst werden. Dass es sich bei den Hypothesen nur um vorläufige Denkmodelle handelt, ist selbstverständlich.

Der gesamte Therapieverlauf von der ersten bis zur letzten Therapiesitzung versteht sich als ständiger **Prozess der Hypothesengenerierung und -überprüfung** anhand der gewonnen Daten und Informationen.

Dieses Verständnis impliziert auch die permanente Anpassung der Therapieinhalte an die sich ändernden Erfordernisse und Gegebenheiten im Therapieverlauf.

Nachdem die Methode der Hypothesengenerierung durch lautes Denken etwas deutlicher geworden ist, nun unser zweites, etwas komplexeres Beispiel. Der fast 6-jährige Tim wird einer niedergelassenen Logopädin wegen einer kindlichen Stimmstörung vorgestellt.

Tim

Angaben zur Person	Tim ist 5;9 Jahre alt. Er besucht einen heilpädagogischen Kindergarten.
Aktuelle familiäre Situation	Tim hat einen zwei Jahre älteren Bruder, der altersgerecht entwickelt ist und die 2. Klasse besucht. Seine Eltern leben mit den Großeltern zusammen im eigenen Haus mit großem Garten. Tims Mutter ist nicht berufstätig. Seit seiner Geburt lässt sie Tim regelmäßig im „Zentrum des Kindes“ diagnostisch abklären und sich über die therapeutisch notwendigen Schritte beraten.
Ärztliche Diagnose und Krankheitsverlauf	Frühgeburt in der 32. Schwangerschaftswoche, zwei Wochen Brutkasten mit Intubation. Verdacht auf postnatale Hirnblutungen, der sich aber diagnostisch nicht nachweisen ließ. Entlassung nach Hause nach sechswöchigem Klinikaufenthalt. Tims Entwicklung verlief bisher verzögert. Im Alter von zwei bis fünf Jahren hatte er häufig Mittelohrentzündungen, die in dieser Zeit zu einem Hörverlust (beidseits 20–30 db) führten. Ärztliche Diagnose mit 5;9 Jahren: Sprachliche und motorische Entwicklungsretardierung, kognitive Entwicklung altersentsprechend, Sehvermögen links: 40 %, rechts 60 %, hyperfunktionelle Dysphonie.

Informationen zum biografischen und familiären Hintergrund:

Diese Angaben wurden von der Kinderpsychologin in Gesprächen mit der Mutter und Tests mit dem Kind erhoben.	Tims Frühgeburt war für die Familie ein großer Schock. Die Sorge, ob er sich wohl normal entwickele, ist nie ganz verschwunden, obwohl er in allem gute Fortschritte macht. Seine Entwicklung in den einzelnen Bereichen: Motorik, Wahrnehmung, Sprache ist etwa ein halbes bis ein Jahr verzögert, aber kontinuierlich. Im Frostig-Test für visuelle Wahrnehmung fanden sich Defizite der Auge-Hand-Koordination. ▼

Sein räumliches Sehen ist eingeschränkt. Ein Intelligenztest ergab durchschnittliche Werte. Tims Mutter ist sehr bemüht, Tims Entwicklung entsprechend zu fördern. Der große Bruder kommt dabei oft zu kurz. Besonders das Sehtraining, bei dem abwechselnd ein Auge dauerhaft abgeklebt wird, war bisher sehr erfolgreich. Seit Tim zwei Jahre alt ist, geht er regelmäßig zu einer Seh-Therapeutin in eine Augenklinik. Die Prognose lautet nun, das T. zu Schuleintritt nur noch unwesentlich fehlsichtig sein wird. Der Alltag der Familie gestaltet sich häufig hektisch, da Tim sehr unruhig und ständig in Bewegung ist. Neben dem Sehtraining hat er sowohl bei einer Physiotherapeutin als auch einer Ergotherapeutin einmal wöchentlich Termine. Dazu kommen eine Rhythmikgruppe und Schlagzeugunterricht. In letzter Zeit beginnt der größere Bruder, den kleineren zu hänseln, wenn er etwas nicht gut kann, z.B. Fangen beim Ballspiel. Im Kindergarten und der Nachbarschaft hat Tim kaum Freunde. Die Mutter erklärt dies durch seinen Entwicklungsrückstand, der ihm vor allem im motorischen Bereich Probleme macht. Er sei ein eher „ruppiges“ Kind, das nicht gerne schmuse, sich selbst und andere beim Spiel häufig verletze und schlecht zuhören könne. Auf dem Spielplatz habe er Probleme beim Balancieren und Klettern. Er kann auch noch nicht Fahrrad fahren und schaukelt ungern. Seine Körperhälften sind ungleich entwickelt, die linke Seite wirkt kleiner, wie zusammengezogen. Auch seine Fähigkeit, sich verbal durchzusetzen, ist eingeschränkt. Er schreit viel, sein Stimmklang ist wechselhaft. Manchmal ist er sehr heiser, dann wieder bessert sich seine Stimme, ohne dass ein Zusammenhang zu äußeren Faktoren sichtbar wäre. Nonverbale Kommunikation setzt er gar nicht ein. Seine Mutter hat eine sehr enge Artikulation und spricht auf Restluft.

Die konsultierte Logopädin beschäftigt sich zunächst mit Tim. Es gelingt ihr nur sehr schwer, mit ihm Kontakt aufzunehmen: Er ist die meiste Zeit in Bewegung und erkundet das Spielmaterial, ohne auf ihre Spielvorschläge einzugehen. Dabei hat die Therapeutin auch den Eindruck, dass er ihr nicht richtig zuhört. Der Kontakt zu Tims Mutter ist gut. Sie wirkt jedoch etwas gehetzt.

Nach Erhebung der Anamnese erstellt die Therapeutin einen Fragenkatalog, was sie bei Tim diagnostisch abgeklärt oder durch die Familie beantwortet wissen möchte. Hinter jeder Frage steht ein möglicher ursächlicher Zusammenhang mit der Stimmstörung (vgl. Abb. 3). In der unten stehenden Übersicht werden die Fragen jeweils mit den entsprechenden Textstellen aus dem Fallbeispiel belegt.

Hypothesen über Tim

Sprachentwicklung
„halbes Jahr verzögert": Welche Fähigkeiten zeigt Tim in den einzelnen Sprachmodalitäten? Diagnostik?
Sprachverständnis
„hört nicht zu": Sprachverständnisstörung?

Hyperfunktion
„schreit viel": Warum schreit Tim? Wie und wann überlastet er seine Stimme genau?

Visuelle Wahrnehmung
„Sehvermögen, Auge-Hand-Koordination und räumliches Sehen sind eingeschränkt": Gibt es Zusammenhänge zwischen den Defiziten der visuellen Wahrnehmung und anderen Entwicklungsbereichen?

Sensorische / kinästhetische Wahrnehmung
„ruppig, schmust nicht gerne, häufig verletzt, schaukelt nicht gerne, balanciert und klettert nicht altersgemäß": Störung der Sensorik / Sensomotorik?

Auditiv-akustische Wahrnehmung
Eingeschränkte auditive Wahrnehmung? „hört nicht zu": eingeschränkte Wahrnehmung stimmlicher Parameter?

Schallleitungsschwerhörigkeit?
Mittelohrentzündungen / Hörvermögen jetzt? Habituelles Zu-laut-Sprechen durch ständige Mittelohrenzündungen?

Ungleichgewicht der Motorikbereiche
„kann noch nicht Fahrradfahren, kann nicht altersgemäß Ball spielen": Wie sind die Feinmotorik und die Zungen-Mundmotorik entwickelt?

Soziales Umfeld
„keine Freunde, großer Bruder hänselt": Tim scheint in seinem Umfeld nicht akzeptiert zu sein und ist nicht integriert in eine Kindergruppe. Wie ist das im Kindergarten? ▼

Phonatorische Vorbilder
„Mutter hat eine enge Artikulation und spricht auf Restluft“: Ahmt Tim seine Mutter nach? Wie sind die anderen phonatorischen Vorbilder seiner Umgebung?

Kommunikationsverhalten der Familie
Wie kommuniziert die Familie miteinander?

Handicaps
Wie geht Tim mit seinen körperlichen Einschränkungen um? Steht er unter Druck?

Hyperaktivität
„unruhig, ständig in Bewegung“: Ist er hyperaktiv im klinischen Sinne oder ist seine Unruhe Ausdruck anderer Ursachen (Wahrnehmungsstörungen, psychische Ursachen, z.B. Überforderung durch das Therapieangebot)?

Therapiemanagement
Überlastung durch verschiedene therapeutische Termine? („Mutter wirkt abgehetzt“) Logopädie als zusätzlicher Termin oder abwechselnd mit Physio- und Ergotherapie, interdisziplinärer Austausch?

Familiensystem
Wie geht die Familie mit Tim um? Welche Rolle nimmt er im System ein? („im Alltag gehe es hektisch zu durch die motorische Unruhe“) Welche Leistungsanforderungen und -erwartungen sind mit der bevorstehenden Einschulung verbunden? Wie gehen die einzelnen Familienangehörigen mit Tims Defiziten um?

Ungleichgewicht der kommunikativen Ebenen
„kann sich nicht verbal durchsetzen“, „nonverbale Kommunikation setzt er gar nicht ein“: Wie sind die verbalen Fähigkeiten entwickelt? Überlastung des vokalen Kanals? Wie gestaltet Tim die Kontaktaufnahme zu anderen und wie geht er auf Kontaktangebote ein („es gelingt der Therapeutin nur schwer, mit ihm Kontakt aufzunehmen“)?

Entscheidungsprozess

In Abhängigkeit von der Beantwortung der einzelnen Fragen und den Ergebnissen der entsprechenden weiterführenden Diagnostik sind mehrere, völlig konträre therapeutische Vorgehensweisen denkbar, aber auch die Kombination einzelner Therapiebausteine: parallel oder in nacheinander ablaufenden Therapiephasen. Die Auswahl des Schwerpunktes in der Therapie ist dabei von der Gewichtung der einzelnen Ursachen in einem multifaktoriellen Ursachengefüge bestimmt. Diese Gewichtung kann auch in Tims Fall durch Kriterien aus Sicht des Kindes, aus Sicht der Umgebung des Kindes oder aus Sicht der Therapeutin gestützt sein.

Die folgende Übersicht zeigt beispielhaft mögliche Schwerpunkte der Therapieplanung:

Varianten der Therapieplanung

Schwerpunkt: Therapie der kindlichen Dysphonie
Wenn die Stimmprobleme in ihrer subjektiven Schwere im Vordergrund stehen (die Mutter meldete Tim deshalb an) und ein stimmschädigendes Verhalten sich habituell verfestigt hat, sind direkte Übungen zur Phonation, Resonanz, Atmung und Stimmökonomie mit dem Kind allein oder in der Gruppe das Mittel der Wahl zum Aufbau eines stimmschonenden Verhaltens.

Schwerpunkt: Familiengespräche
Tims besondere Situation in Familie und sozialer Umgebung könnte eine Schwerpunktsetzung in diesem Bereich erfordern. Mögliche Themen wären der Aufbau einer sozialen Integration, Bedeutung und Umgang mit Defiziten, chronische Geschwisterkonflikte, Stimmwahrnehmung/Wahrnehmung der eigenen Stimme, oder auch nur, um die Eltern zu entlasten und den interdisziplinären Austausch unter den Therapeuten zu koordinieren.

Schwerpunkt: Wahrnehmung
z.B. auditive Wahrnehmung
Als Voraussetzung für den Aufbau eines ökonomischen Stimmverhaltens ist die Differenzierung stimmlicher Parameter (Fremd- und Eigendiskrimination im Sinne eines „Hörtrainings“) unabdingbar. Durch die Otitiden und aufgrund einer eventuell eingeschränkten auditiven Wahrnehmung wäre dieser Schwerpunkt für Tim wichtig.

z.B. Sensorik
Die sensorische Entwicklung ist ein wesentlicher Baustein für die sprachliche und kommunikative Entwicklung eines Kindes. Tim schmust nicht gerne, wird als „ruppig“ und ungelenk bezeichnet. Dies könnten Hinweise auf Störungen in der sensorischen Wahrnehmung sein und sollten abgeklärt werden.

Schwerpunkt: Motorik
Tims Motorik ist nicht alterentsprechend. Es ist anzunehmen, dass auch die feinen Phonationsmechanismen nicht genügend koordiniert werden können. Ein Schwerpunkt in diesem Bereich wäre stimmfördernd.

Schwerpunkt: Sprache
Tim soll demnächst eingeschult werden, und die Frage des geeigneten Schultypus steht für die Eltern im Vordergrund. Eine gründliche Testung der Sprache und eine gezielte Förderung von Wortschatz, Grammatik, ▼

Lautbildung und Sprechfreude könnten zunächst wichtiger als die Therapie der Stimmstörung sein.

Schwerpunkt: Kommunikationstraining
Der Aufbau eines adäquaten Kommunikationsverhaltens mit Blickkontakt und adäquatem Zuhörverhalten und die Förderung der verbal-argumentativen Fähigkeiten würden Tim Möglichkeiten eröffnen, aus seiner sozialen Isolation auszubrechen. Hier ergibt sich auch die Frage nach der Möglichkeit eines gruppentherapeutischen Settings.

oder sogar: gar keine Therapie
Tim erhält sowohl Physio- als auch Ergotherapie. Wenn die motorischen Defizite im Vordergrund stehen, kann es sinnvoll sein, zunächst keine logopädische Behandlung durchzuführen. Dies wäre auch der Fall, wenn Tim keine Therapie oder lieber Ergotherapie statt Logopädie machen möchte. Auch das Kind sollte als betroffener Patient ein Mitspracherecht eingeräumt bekommen.

variable Schwerpunktsetzung

Je nach Therapeutin wird ein anderer Schwerpunkt im Vordergrund stehen. Jede Entscheidung kann dabei für sich schlüssig und sinnvoll sein und wird im Ursachengefüge einer kindlichen Stimmstörung zu einer neuen Dynamik führen. Diese Faktoren sind bei jedem Kind anders gelagert. Auch wenn mehrere Bereiche auf ein betroffenes Kind und seine Familie zutreffen könnten, ist es meist nicht notwendig, in allen Bereichen etwas zu verändern.

Wie eine Wippe, auf der zwei unterschiedlich schwere Personen sitzen, durch das Hinzufügen oder Wegnehmen schon eines kleinen Gewichtes ausbalanciert werden kann, so genügt es oft schon, einen Bereich zu verändern, um die Stimmfunktion eines Kindes wieder ins Lot zu bringen.

Zusammenfassung

Die Schwerpunktsetzung in der Therapie hängt von den **Variabeln des Patienten, des klinischen Problems, der Therapeutin** und **der Umgebung** ab, in der das Therapiegeschehen stattfindet.

5 Therapie kindlicher Stimmstörungen

5.1 Mehrdimensionales Vorgehen

Die Prinzipien und Rahmenbedingungen eines mehrdimensionalen Therapiekonzeptes in der Therapie kindlicher Stimmstörungen werden nachfolgend erläutert.

Therapie ab Vorschulalter

Stimmstörungen bei Kindern im Vorschulalter gelten in der phoniatrischen Literatur und unter Logopädinnen zumeist als schwer therapierbar. Das mehrdimensionale therapeutische Vorgehen zur Behandlung kindlicher Dysphonien, das hier beschrieben wird, ist bereits bei Kindern **ab Vorschulalter** einsetzbar. Es kombiniert Familiengespräche mit stimmtherapeutischen Übungen und Kommunikationstraining und ist sowohl in Gruppen- als auch in Einzeltherapien anwendbar. Mit Familiengesprächen sind Gespräche mit möglichst vielen Bezugspersonen des Kindes gemeint. Das Kind selbst nimmt jedoch nicht daran teil. Dadurch geht es weit über die längst überholte Definition einer „Stimmtherapie" im Sinne einer stimmtherapeutischen Übungsbehandlung hinaus. Nach diesem Therapiekonzept wurden im Raum München von 1992 bis 2001 in phoniatrisch-logopädischer Zusammenarbeit Kinder ab vier Jahren stimmtherapeutisch betreut. Dabei wurde deutlich, dass die Stimmtherapie, verstanden als reine Funktionsbehandlung, nur einen Teil der logopädisch-therapeutischen Interventionen darstellt, weil ein solcher Ansatz gemäß der multifaktoriellen Ursachenlage zu kurz greifen würde und die sozial-kommunikativen und psychosozialen Probleme der betroffenen Kindern zu wenig einbezieht. Im Folgenden werden die drei Bereiche des kombinierten Konzeptes erläutert. Stimmtherapeutische Übungen, psychologische Interventionstechniken und Methoden der Kommunikationsschulung wurden dabei zu einem flexiblen Methodenset verbunden. So ergeben sich die **drei Bereiche**, die in Abb. 8 dargestellt werden:

- Familiengespräche,
- stimmtherapeutische Übungen,
- Kommunikationstraining.

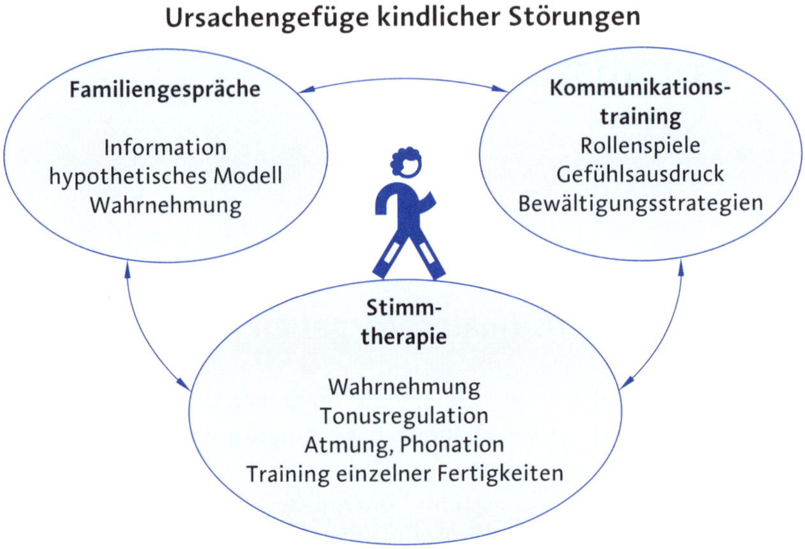

Abb. 8: Therapiebereiche

Therapiebausteine

Jeder Bereich untergliedert sich in mehrere, nicht hierarchisch angeordnete Bausteine, aus denen je nach Schwerpunkt in der Therapie Übungen und Themen individuell kombiniert werden können (Abb. 8). Die Bausteine dienen der Strukturierung und dem besseren Verständnis der übergeordneten Bereiche.

Die Wirkung stimmtherapeutischer Übungen wird sowohl bewusst über die Einsicht des Kindes als auch über Imitation des stimmlichen Vorbildes der Therapeutin erzielt. Methoden der systemischen Therapie und Gesprächsführungstechniken bilden den Rahmen der Familiengespräche. Das Kommunikationstraining basiert auf psycholinguistischen Erkenntnissen.

Zusammenfassung

Die drei Bereiche der Therapie bei kindlichen Stimmstörungen sind **Familiengespräche**, **stimmtherapeutische Übungen** und **Kommunikationstraining**.

5.2 Setting der Therapie

Die äußeren Rahmenbedingungen und die Voraussetzungen einer Therapie werden beschrieben. Wichtige Bereiche sind die Qualitätssicherung, das Selbstverständnis der Therapeutin und ihre Rolle in der Therapie.

Rahmenbedingungen der Stimmtherapie

Im Allgemeinen sind Sitzungen in wöchentlichen Abständen und ein **Wechsel** zwischen Familiengesprächen und der Arbeit mit dem Kind empfehlenswert, sowie einige **Kontrolltermine** in größeren Abständen, um langfristige Veränderungen zu überprüfen oder anfallende Fragen zu klären. Die Frequenz der Familiengespräche richtet sich nach dem jeweiligen Ursachenschwerpunkt der Dysphonie und dem systemischen Klärungsbedarf, ist also individuell verschieden. **Gruppentherapie** von zwei bis vier Kindern hat sich ebenfalls bewährt, wenn parallel dazu eine entsprechende **Elterngruppe** zusammentrifft.

Familiengespräche lassen sich am besten von Beginn der Therapie an als gängiges Setting einführen, indem grundsätzlich die gesamte Familie bis auf das Kind zu einem der ersten Termine eingeladen wird, und der Wechsel von Einzelstunden mit dem Kind und Familiengesprächen als Arbeitsweise bereits zu Beginn der Behandlung offengelegt und dies im gemeinsamen „Behandlungsvertrag“ vereinbart wird.

Qualitätssicherung

Maßnahmen zur Qualitätssicherung sind unverzichtbarer Bestandteil der Therapie kindlicher Dysphonien. Dazu gehören neben regelmäßigen phoniatrischen Befunden die **Dokumentation** wichtiger Daten und Ergebnisse. Kassetten- oder Videoaufnahmen begleiten den Behandlungsverlauf des Kindes und bieten Material für die Familiengespräche. **Verlaufskontrollen** sollten nicht nur zu Beginn und am Ende der Therapie mit einem stimmgestörten Kind durchgeführt werden, sondern in regelmäßigen Abständen. Die Digitale-Aufnahme-Technik bietet mit DAT- oder auch Mini-Disc-Rekordern technisch gut geeignete Verfahren, um störgeräuscharme Stimmaufnahmen z. B. am Computer weiterzuverarbeiten.

Auch Fragebögen zur auditiven Beurteilung stimmlicher Parameter und subjektiven Zufriedenheit und Lebensqualität sollten regelmäßig eingesetzt werden (Kopiervorlagen „Beobachtungsbögen“).

Zielsetzung mit der SMART-Regel

Im Rahmen der Qualitätssicherung – aber auch der partizipativen Entscheidungsfindung – sollten **Zielsetzungsstrategien** eingesetzt werden.

Hierzu gehört beispielsweise die SMART-Regel. SMART ist ein Akronym für Specific-Measurable-Achievable-Relevant-Timely und dient in der Sprachtherapie als Kriterium zur eindeutigen Definition von Zielen im Rahmen der Klärung des Behandlungsvertrages und der Effektivität der Therapie (vgl. Beushausen 2009). Ziele sollen dabei genau, messbar, erreichbar, bedeutsam und zeitlich definiert sein (Tab. 3). Wichtig ist, diese Ziele gemeinsam mit Patienten und Bezugspersonen zu erstellen.

Tab. 3: SMART-Regel

Regel	Bedeutung	Erläuterung
specific	genau	Welche Leistung soll verbessert werden? Ist das Ziel für alle Beteiligten verständlich formuliert?
measurable	messbar	In welchem Ausmaß soll sich die Leistung verbessern?
achievable	erreichbar	Ist das Ziel während des Behandlungsabschnitts erreichbar?
relevant	bedeutsam	Stimmt das formulierte Ziel mit den Wünschen des Patienten überein? Ist es wichtig für ihn?
timed	zeitlich bestimmt	In welchem Zeitraum soll das Ziel erreicht werden?

Zielsetzung mit der Goal Attainment Scale (GAS)

Skalen zur Dokumentation eines erreichten Zieles (**goal attainment scales** GAS, vgl. Beushausen 2009) können zur gemeinsamen Bewertung mit Klienten in der Stimmtherapie eingesetzt werden. Das Ziel dieser Methode besteht in der spezifischen Definition individueller Interventionsziele und in einer Quantifizierung des Grades der Zielerreichung. Der Klient oder seine Angehörigen benennen dabei Therapieziele und gewichten sie, anschließend wird der Zeitrahmen bestimmt, in dem die Ziele erreicht werden sollen (Tab. 4).

Skala	Ziel 1	Ziel 2	Ziel 3
2: höchster Entwicklungsstand			
1: höher als erwartet			
0: erwarteter Entwicklungsstand			
-1: geringer als erwartet			
-2: niedrigster Entwicklungsstand			

Legende:

2 = Ziel zu 100 % erreicht
1 = Ziel zu 75 % erreicht
0 = Ziel zu 50 % erreicht
-1 = Ziel zu 25 % erreicht
-2 = Ausgangszustand beibehalten

Tab. 4:
Beispiel einer Goal Attainment Scale (GAS)

Auch gemeinsam mit den Eltern von stimmauffälligen Kindern kann die Skala eingesetzt werden. Es werden aus dem stimmlichen Aktivitäten des Kindes die drei (bis fünf) für sie und das Kind bedeutsamsten Situationen bestimmt und bezüglich ihrer persönlichen Bedeutung mit den Gewichtszahlen (Wi) = 3 (höchste Valenz); 2 (mittlere Valenz) oder 1 (geringe Valenz) gewichtet. Der nächste Schritt besteht darin, gemeinsam mit den Eltern für jede Situation und das darin gezeigte stimmliche Verhalten fünf gut beobachtbare (wenn möglich sogar abzählbare) Zielerreichungsindikatoren festzulegen.

GAS-Skalen lassen sich mittels einer Umrechnungsformel in mathematische Kennwerte für die Therapieevaluation umwandeln, sie sind valide und reliabel und werden in der psychotherapeutischen Therapieforschung und bei neurologischen Sprachstörungen bereits als Messmittel eingesetzt.

Selbstverständnis der Therapeutin

interdisziplinäre Zusammenarbeit

Eine Therapeutin, die kindliche Stimmstörungen behandelt, bewegt sich in hohem Maße in einem interdisziplinären Team von Fachkräften, von deren Zusammenarbeit der Erfolg der Behandlung maßgeblich abhängt. Neben Ärzten verschiedener Fachrichtungen können dies – je nach Fall – Ergotherapeuten, Physiotherapeuten, Psychologen oder Pädagogen sein. Die **Bereitschaft zu interdisziplinärem Austausch** und zu Koordination und Absprache der Diagnostikverfahren und Therapieinhalte ist eine Voraussetzung, die eine Therapeutin mitbringen sollte.

Jede Therapeutin hat selbst die Entscheidung zu treffen, wie weit sie ihren Kompetenzbereich steckt und ab wann andere Fachkräfte im interdisziplinären Team des Gesundheitswesens hinzugezogen werden müssen. Dieser Kompetenzbereich ist – je nach Person und Ausbildung – einmal weiter oder enger gesteckt. Um diese und andere Entscheidungen in der Therapie treffen zu können, unterliegt jede Therapeutin der ständigen **Reflektion des eigenen therapeutischen Handelns**. Die Bereitschaft zur Maßnahmen der Qualitätssicherung und Evaluation entspringt nicht zuletzt dieser reflektierenden Grundhaltung.

Anwendung des bio-psycho-sozialen Modells

Die Stimmstörung eines Kindes wird im Rahmen einer **bio-psycho-sozialen Sichtweise** definiert und die Therapie entsprechend ganzheitlich gestaltet. Das bio-psycho-soziale Modell geht weit über bio-medizinische Erklärungsansätze hinaus. Maßgebliche Fragen sind dabei die Einschränkungen eines Kindes bei seinen **Aktivitäten** und seiner **Teilhabe an sozialen Vorgängen**, also letztlich die Frage nach der **Lebensqualität** bei kindlichen Stimmstörungen. Innerhalb dieser Sichtweise von Therapie versteht sich der **Einbezug der Individualität** des Kindes und seiner Familie als selbstverständliche Grundhaltung jeder Therapeutin.

Rolle der Therapeutin in der Therapie

Zum einen ist die Therapeutin **„Anwältin des Kindes"** gegenüber Eltern, Geschwistern und anderen Bezugspersonen, die seine Krisenvertonung übersetzt und andere Lebensumstände für es aushandelt. Zum anderen ist sie **„Entwicklungshelferin"**. Der Freiraum, den das Kind dadurch und durch das Angebot, „seine" Stunde zu nutzen, erhält, ist die Basis, um Entwicklungsschritte zu vollziehen, die nicht selten über die Regression in eine frühere emotionale Entwicklungsstufe führen. Schließlich ist jede Therapeutin **Gesprächspartnerin** des Kindes, die durch ihr Verhalten geeignete Bewältigungsstrategien anbietet. Im Rahmen stimmtherapeutischer Übungen und des Kommunikationstrainings ist sie **stimmliches bzw. kommunikatives Modell** für die Kinder.

In den Familiengesprächen nimmt die Therapeutin jedoch die Position der **neutralen Beobachterin** und Begleiterin ein. Diese Position der Neutralität gegenüber allen Beteiligten und gegenüber den geäußerten Ideen und Hypothesen trägt wesentlich zum Therapieerfolg bei. Eine systemische Sichtweise auf ein gegebenes Familiensystem setzt voraus, auch die mögliche Funktion einer Stimmstörung zu hinterfragen.

Die Neutralität findet ihren Ausdruck auch darin, dass jedem Beteiligten die gleiche Redezeit / Aufmerksamkeit und Akzeptanz zu Teil wird. Vernachlässigt man diese Regel, riskiert man, dass die Unterstützung einiger Gesprächsteilnehmer merklich abnimmt.

Zudem nimmt die Therapeutin in vielen Situationen die Rolle der **Beratenden** ein. Beratung in der Sprachtherapie ist eine freiwillige, kurzfristige, oft nur situative soziale Interaktion zwischen Ratsuchendem und Berater mit dem Ziel, im Beratungsprozess eine Entscheidungshilfe zur Bewältigung eines vom Ratsuchenden vorgegebenen Problems durch Vermittlung von Informationen und / oder Einüben von Fertigkeiten gemeinsam zu erarbeiten. Beraten ist somit ein nach methodischen Gesichtspunkten gestalteter Problemlösungsprozess, durch den die Eigenbemühungen des Ratsuchenden unterstützt / optimiert bzw. seine Kompetenzen zur Bewältigung der anstehenden Aufgabe / des Problems verbessert werden. Beraten auf systemischer Grundlage fördert eine nicht mehr rein personenbezogene, eben systemische Sichtweise von Problemen oder Konflikten, begreift Probleme auch als Chance und setzt auf die Autonomie und Eigeninitiative aller Beteiligten (Hilfe zur Selbsthilfe, Beushausen 2009). Schon in Erstkontakt und Anamnese werden häufig von Klienten Fragen zu stimmtherapeutischen Themenbereichen gestellt, so dass die Therapeutin bereits an entsprechenden Stellen fachspezifische Informationen gibt und Beratung einfließen lässt. Nach Abschluss der Eingangsdiagnostik werden die Ergebnisse der Untersuchungen beschrieben und erläutert. In den meisten Fällen wird das weitere Vorgehen mit den Eltern und Angehörigen gemeinsam erörtert, ob zunächst keine Therapie notwendig wird, ob nur Beratung und Anleitung zur Unterstützung zu Hause gegeben werden, oder wie tatsächlich die Therapie zu gestalten sein wird. Dabei können sowohl organisatorische Elemente, wie Frequenz und Dauer, als auch Rahmenbedingungen, wie Regelungen zur Terminabsage etc. besprochen werden. Ebenso ist Kern solcher Gespräche der direkte Inhalt der Therapie. Es werden gemeinsam mit dem Patienten und Angehörigen die Entscheidungen zu den gewählten pädagogisch-therapeutischen Ansätzen, zu den eingesetzten Methoden und Materialien und zum gegenseitigen Umgang ausgehandelt und getroffen.

Beratung als Problemlösungsprozess

Die beschriebene Rollenvielfalt der Therapeutin mit teilweise konträren Anforderungen (parteiische Anwältin versus neutrale Beobachterin) beinhaltet die Gefahr, im Einzelfall nicht schnell genug umschalten zu können und in der einmal gewählten Rolle verhaftet zu bleiben. Die nötige innere Distanz und kritische Reflektion des eigenen therapeutischen Tuns ermöglicht jedoch die **Transparenz der jeweiligen Rolle** für sich selbst und für die Familienangehörigen des stimmgestörten Kindes. So ist es im Familiengespräch durchaus möglich, die Rolle der Anwältin in einem bestimmten Kontext beizubehalten, wenn diese Funktion allen am Gespräch Beteiligten bewusst ist.

Die Rahmenbedingungen der Therapie kindlicher Stimmstörungen beinhalten Fragen

- der Dauer und Frequenz einer Behandlung,
- der Therapieinhalte,
- des Selbstverständnisses und der Rolle der Therapeutin sowie
- Maßnahmen zur Erfolgskontrolle.

5.3 Prognose und Grenzen der Therapie

Die Erfolgsaussichten einer Therapie kindlicher Stimmstörungen und den Therapieerfolg hemmende Faktoren werden anschließend besprochen.

Therapiebeginn

Die Prognose bei kindlichen Stimmstörungen ist gut, wenn möglichst frühzeitig ein Therapieprozess in die Wege geleitet wird. Bei jüngeren Kindern können zunächst im Gespräch mit der Familie ursächliche und aufrechterhaltende Faktoren der Stimmstörungen erarbeitet werden, so dass Veränderungen im häuslichen Umfeld rechtzeitig umgesetzt werden können. Von großer Wichtigkeit ist auch der Bereich der **Prävention von Stimmstörungen**. Durch systematische Aufklärung, Schulung und Beratung im sozialen Umfeld von Kindern ließe sich die Zahl der Stimmerkrankungen drastisch reduzieren (Schulze 2002). Prädestinierte Einrichtungen hierfür sind Schulen und Kindergärten und das dort erziehende und lehrende Personal und dessen Stimmgebrauch.

assoziierte Störungen

Bei tiefgreifenderen psychischen Problemen des stimmgestörten Kindes, bei denen die Stimmstörung nur die Spitze des Eisbergs darstellt, sollte zu einer Therapieform entsprechenden Schwerpunktes übergeleitet werden, z.B. zu einer Psychotherapie. Die Zusammenarbeit mit Psychologinnen und Psychotherapeutinnen ist in vielen Fällen unerlässlich.

Rückfälle

Krisen, z.B. schulischer Art, äußern sich häufig in erneuten Stimmeinbrüchen des Kindes. Darauf muss die Familie in der Therapie entsprechend vorbereitet werden, z.B. in Form der vorausschauenden Erarbeitung von geeigneten Bewältigungsstrategien.

Bereitschaft zu Familiengesprächen

Familiengespräche sind unverzichtbarer Bestandteil der Therapie kindlicher Stimmstörungen. Wenn Eltern – aus welchen Gründen auch immer – dazu nicht in der Lage sind, ist der Therapieerfolg gefährdet. Ein rein symptomorientiertes Vorgehen wird in den meisten Fällen nur zu einer kurzfristigen Besserung der Stimmbeschwerden führen.

Familien mit Migrationshintergrund

Bei mehrsprachigen Familien oder Familien mit Migrationshintergrund muss geklärt werden, inwieweit Verständigungsprobleme die Zusammenarbeit beeinträchtigen können, bzw. welche Hilfen (z. B. Dolmetscher) eingesetzt werden können.

Veränderungen des kindlichen Stimmklangs treten meist schon während der ersten Therapiesitzungen auf. Die von Familie und betroffenem Kind als konstant schlecht empfundene Stimme wird wieder in Abhängigkeit von verschiedenen Faktoren (z. B. in verschiedenen Situationen) als wechselhaft empfunden. Bleibt die Stimme des Kindes jedoch auch während der Behandlung weiterhin stark gestört, sollte nach **hemmenden Faktoren** gesucht werden. Diese können z. B. Widerstände der Eltern sein, bei der Beratung oder der Änderung des Kommunikationsverhaltens zu kooperieren. Voraussetzung für eine schnelle Besserung des gestörten kindlichen Stimmklanges ist die Erarbeitung eines hypothetischen Ursachenmodells. Hemmende Faktoren sollten dabei gegen die Möglichkeiten einer ursachenorientierten Verhaltensänderung abgewogen werden.

Am Symptom festhalten

Wenn Änderungen im Familiensystem für die betroffene Familie ein größerer Aufwand wären, als die Stimmstörung zu tolerieren, ist ebenfalls keine Änderung des kindlichen Stimmklangs zu erwarten, z. B. bei Familien, bei denen ein hoher Lärmpegel zu Hause ein Synonym für ihre Lebensfreude und Extrovertiertheit ist.

Wenn ein Kind am Symptom festhält, könnten als eine Möglichkeit die Vorteile der Störung größer als die Nachteile sein, und / oder das häusliche Kommunikationssystem ist nicht verändert worden. Hier sollte das erstellte hypothetische Ursachenmodell noch einmal kritisch überprüft werden.

- Voraussetzung für eine schnelle Besserung des gestörten kindlichen Stimmklanges ist die gründliche **Erarbeitung eines hypothetischen Ursachenmodells**.
- Hemmende Faktoren müssen gegen die **Möglichkeiten einer ursachenorientierten Verhaltensänderung** abgewogen werden.

6 Therapiebereich Familiengespräche

6.1 Theoretische Grundlagen

Im Folgenden werden die Prinzipien systemisch-orientierter Familiengespräche dargestellt. Techniken der Gesprächsführung, allgemeine Strukturen und konkrete Beispiele veranschaulichen das praktische Vorgehen.

Da es das stimmgestörte Kind nicht gibt, sondern je nach Gewichtung in einem multifaktoriellen Ursachengeschehen unterschiedliche Bereiche bearbeitet werden müssen, ergeben sich drei wichtige Therapiebereiche als Arbeitsfelder der Therapeutin. Ein unverzichtbarer Bestandteil jeder Therapie kindlicher Dysphonien ist der Bereich des **Familiengesprächs**. Der theoretische Bezugsrahmen dieser Gespräche ist ein systemisch orientierter.

Konstruktivismus

Systemisches Denken ist ein Paradigma, das in vielen wissenschaftlichen Disziplinen bereits Fuß gefasst hat und zunehmend Verbreitung findet (Andolfi 1996). Es beschäftigt sich mit der Vielzahl von Wechselwirkungen in komplexen Systemen. Es basiert zum einen auf systemtheoretischen Überlegungen, die Aufbau, Funktionen und Interaktionsprozesse von Systemen, z. B. Familiensystemen, in den Mittelpunkt der Betrachtungen stellen. Zum anderen beruht es auf konstruktivistischen Annahmen (Watzlawick et al. 1969; Bateson 1981, 1984), beispielsweise der Ansicht, dass jeder Mensch sich seine eigene Wirklichkeit konstruiert. Durch die Technik des hypothetischen Fragens (Was wäre wenn …?) lässt sich auf dieser Basis dann das „Werden“ einer neuen Wahrheit, einer neuen Wirklichkeit für die Beteiligten eines Systems unterstützen. Wahlweise wird dadurch die **Konstruktion von Komplexität** möglich, z. B. durch das Einnehmen einer anderen Sichtweise, oder aber auch die **Reduktion von Komplexität**, z. B. durch das Einnehmen der Außenperspektive, quasi der Sicht der Dinge aus der Vogelperspektive.

Systemische Therapie

Die systemische Therapie ist ein eigenständiges psychotherapeutisches Verfahren mit einer Vielzahl an Methoden und Anwendungsbereichen. Ursprünglich aus der Familientherapie entwickelt, wird sie heute in der Arbeit mit Einzelnen, Paaren, Gruppen und Familien angewendet (Andolfi 1996).

In der systemischen Betrachtungsweise wird der einzelne Mensch im Beziehungsgefüge seines Umfeldes gesehen, und Krankheitssymptome werden als Ausdruck bestimmter Beziehungsmuster definiert. Methoden der systemischen Therapie und Gesprächsführungstechniken bilden den Rahmen der Familiengespräche. In der Therapie mit stimmgestörten Kindern bedeutet die systemische Denkweise, die Stimmstörung als Indikator eines Konfliktes zu sehen und das Umfeld des Kindes in die Therapie mit einzubeziehen. Wichtig für die Wirksamkeit der Therapie ist dabei, dass die Eltern bereit und in der Lage sind, in intensiver Form mitzuarbeiten.

Therapeutische Interventionen zielen darauf ab, **Beziehungsmuster** deutlich werden zu lassen, die **Ressourcen** der Betroffenen zu aktivieren und die **Handlungsmöglichkeiten** der Beteiligten zu erweitern. Welche Systemanteile dabei als relevant angesehen werden, ist abhängig vom jeweiligen Kontext der Störung.

Systemisches Denken bei kindlichen Dysphonien

In der Therapie mit stimmgestörten Kindern die Stimmstörung nicht nur als Störfaktor gesehen, sondern als **Indikator eines Konfliktes**. Die Stimmstörung hat eine Funktion. Weiterhin bedeutet dies, das Umfeld des Kindes in die Therapie mit einzubeziehen. Denn im Umfeld des Kindes wirkt sich die Stimmstörung aus und weist gleichzeitig auf Umstände hin, die bearbeitet werden sollten. Dem liegt die Annahme zugrunde, dass Umfeld und stimmgestörtes Kind ein rekursives System bilden.

Stimmstörung als „Krisenvertonung"

Eine andauernde Stimmstörung zeigt, dass der Konflikt bisher nicht zur Zufriedenheit der Beteiligten gelöst werden konnte, er signalisiert eine eingefahrene Situation, ein festgefahrenes System. Meist finden die Beteiligten des Systems allein keine Lösung, obwohl sie schon viel versucht haben. Im systemischen Vorgehen wird nun zunächst der Versuch unternommen werden, die Eingleisigkeit der Sichtweise auf die Stimmstörung zu durchbrechen. Eine solche Eingleisigkeit wäre beispielsweise der Gedanke: „Unser Kind schreit – deshalb hat es Knötchen – also muss es aufhören zu schreien." Die Lösungsversuche der meisten Erziehenden funktionieren dann nach dem **Prinzip „mehr des selben"** durch zunehmend strengere Verbote und Reglementierungen für das schreiende Kind.

Umdeutung des Symptoms

Das Durchbrechen dieser Sichtweise kann beispielsweise durch die **Umdeutung** des Symptoms im Familiengespräch geschehen (vgl. von Schlippe/Schweitzer 2003; Palazzoli et al. 1981)

Die gestörte Stimme als **Krisenvertonung**
So bedrohlich die Begriffe Störung und Krankheit für Eltern auch klingen mögen, die Stimmstörung eines Kindes stellt eine hoch kreative Leistung dar. Das Kind zeigt seiner Umgebung damit, dass es ihm nicht gut geht. Seine raue oder heisere Stimme **vertont** sozusagen seinen Zustand unüberhörbar für die Umwelt. Bei Kindern sind **Stimme** und **Stimmung** noch enger verzahnt als bei Erwachsenen, die eher mit Magengeschwüren, Verdauungsstörungen, Rückenproblemen oder ähnlichem reagieren, wenn sie dauerhaft unter Stress leiden oder sonst etwas sie belastet. Das teilt sich der Umgebung jedoch nicht so unmittelbar mit wie bei Kindern. Das Kind vollbringt deshalb eine **kreative Leistung**, wenn es über das Medium der Stimme mit anderen kommuniziert. In der systemischen Sichtweise teilt es damit mit, „dass etwas es bedrückt", selbst wenn es noch gar nicht in Worte fassen könnte, was das genau ist. Der gestörte Stimmklang eines Kindes ist eine Chance. Es gilt, genau hinzuhören und herauszufinden, was das Kind sagen will.

Ein weiteres Ziel im systemischen Vorgehen wäre es, einen **Unterschied** im Verhalten oder der Wahrnehmung der Störung herbeizuführen. Dies kann zunächst darin bestehen, sich der Stimme des Kindes gegenüber anders zu verhalten als bisher, z. B. statt ein lautes Kind zu ermahnen, leiser zu sein, die laute Stimme einfach zu ignorieren.

Schon durch die Fragestellung kann ein Unterschied in der Wahrnehmung herbeigeführt werden. Dazu ist es notwendig, Annahmen, die man als Therapeutin zum Thema hat, als Hypothesen zu formulieren und der betroffenen Familie zur Prüfung vorzustellen. Die Beteiligten können dann entweder zustimmen und eventuell zu anderen Gedanken und Wahrnehmungen angeregt werden oder aber auch die Hypothese verwerfen. Durch die Technik des **zirkulären Fragens** (vgl. Tomm 2009; Palazzoli et al. 1981) lassen sich solche Hypothesen abklären. Dabei werden alle mit dem Kontext zusammenhängenden Befindlichkeiten, Verhaltensweisen, Annahmen und Interaktionen der Beteiligten erfragt. Die Intention ist, durch die Fragestellung eine neue Sichtweise bzw. Wirklichkeit herzustellen, z. B.:

- Woran würden die Beteiligten (Vater, Mutter, Kind, Geschwister, Lehrerin, etc.) zuerst bemerken, dass sich etwas verändert? Wer würde das zuerst bemerken?
- Wenn die Stimmstörung einen Sinn hätte, welcher wäre das für Vater, Mutter, Geschwister, Kind, Großeltern etc.?

Grundtenor aller dieser Fragen ist es, herauszuarbeiten, was **an die Stelle der Stimmstörung** treten soll und nicht, dass die Stimmstörung einfach nur verschwindet. Hierbei soll ein **Kompromiss** gesucht werden, der für alle Beteiligten gleichermaßen akzeptabel ist.

Um mit einer Familie systemisch-orientiert zu arbeiten, ist zu Beginn der Therapie eine genaue **Auftragsklärung** notwendig. Dazu werden auch die Themen festgelegt, die besprochen werden dürfen. Diese Auftragsklärung bedarf häufiger Neudefinitionen, nämlich immer dann, wenn die Interventionen der Therapeutin nicht oder nur sehr eingeschränkt greifen. Ein Beispiel für die Schwierigkeiten bei der Auftragsklärung zeigt folgendes Beispiel:

Stolperstein

Frau P. kommt mit ihrem stimmgestörten Sohn zur Logopädin, um eine Stimmtherapie zu beginnen. In der Anamnese äußert sie ihren Unmut über die ärztliche Diagnose: „Knötchen bei hyperfunktioneller Dysphonie". Sie halte nichts von Ärzten und glaube nicht, dass ihr Sohn Stimmprobleme habe. Zum Familiengespräch erscheint sie entgegen der Abmachung mit dem Kind. Sie wisse nicht, was es hier zu reden gäbe. Nach einigen Stunden mit dem Jungen allein bricht sie die Therapie ab: Sie habe akzeptiert, dass er eben ein lebhaftes Kind sei.

Der (versteckte) Auftrag an die Therapeutin lautete: „Sag mir, dass alles bei uns und unserem Kind in Ordnung ist." Die Therapeutin hätte also von sich aus die Durchführung der sicher notwendigen Behandlung ablehnen müssen, um diesem Auftrag gerecht zu werden, was ihrem Berufsauftrag als Therapeutin entgegenstand. Eine Zwickmühle für die Therapeutin! Eine Strategie könnte hier sein, den unausgesprochenen Auftrag und die eigenen Ziele offenzulegen, um so doch noch gemeinsam Therapieinhalte zu entwickeln.

Zusammenfassung

Die **Grundannahmen der Familiengespräche bei kindlichen Stimmstörungen** sind:

- das Umfeld und das stimmgestörte Kind bilden ein rekursives System und
- die gestörte Stimme ist Indikator eines Konfliktes/einer Überforderung.

Systemische Techniken, die in Familiengesprächen Anwendung finden, sind z. B.:

- Umdeutung des Symptoms,
- zirkuläres Fragen und
- eine genaue Auftragsklärung.

6.2 Kommunikative Voraussetzungen

Wichtige Merkmale eines gelungenen Familiengespräches sind **aktives Zuhören** und das **Vermeiden von Gesprächskillern**.

Neben dem Wissen um Gesprächsabläufe gibt es noch andere Fertigkeiten, die manchmal vernachlässigt werden, für den Gesprächsablauf aber entscheidend sind. Eine dieser Fertigkeiten ist **das Zuhören** (Schulz von Thun 2011).

aktives Zuhören

Eine Grundvoraussetzung für gelungene Gespräche ist zunächst einmal nicht, was eine Therapeutin sagt, sondern ob und wie sie anderen zuhören kann. Wer unterhält sich schon gern mit einem Dauerredner, der den anderen kaum zu Wort kommen lässt oder mit jemand, der alles missversteht und immer wieder vom Thema abschweift. Aufmerksames Zuhören bedeutet, dem Sprecher seine ungeteilte Aufmerksamkeit zu schenken, sich auf das Gesagte voll und ganz zu konzentrieren. Da aber die menschliche Wahrnehmung verzerrt arbeitet, das heißt **projektive** und **selektive Prozesse** störend einwirken können, ist es wichtig, das was man meint, verstanden zu haben, in einem Rückkopplungsprozess noch einmal vom jeweiligen Gesprächspartner bestätigen zu lassen. Ein wirkungsvolles Mittel zu solch einer Sicherung des Verstehens ist der **kontrollierte Dialog**. Damit ist die Wiedergabe der Essenz der Äußerung des Gesprächspartners mit eigenen Worten gemeint, um sicher zu gehen, dass die Mitteilung des Gesprächspartners auch richtig verstanden wurde. Dies zwingt zum **aktiven Zuhören**. Eine Therapeutin kann sich nicht schon mit ihrer Antwort oder ihrem nächsten Argument auseinandersetzen, wenn sie weiß, dass sie den Inhalt des soeben Gehörten gleich „spiegeln“ muss. Neben dem Inhalt können auch die zugrunde liegenden Gefühle, die aus einer Äußerung herauszuhören oder aus nonverbalen Signalen abzulesen sind, wiedergeben werden. Dabei ist es ratsam, das Echo auf das Gesagte vorsichtig und tastend zu formulieren. Um diesen Eindruck zu erreichen, sind folgende Wendungen als Einstieg empfehlenswert:

- „Das klingt so, als hätten Sie das Gefühl / wollten Sie sagen / als seien Sie der Ansicht, dass …“
- „Habe ich Sie richtig verstanden, dass …“
- „Meinen Sie, dass …“

P: „Der Peter ist immer so laut und schreit und manchmal kann ich gar nicht mehr richtig zuhören und schalte einfach ab, obwohl ich mir doch Mühe geben wollte, zuzuhören!"
T: „Das klingt, als störe Sie die Lautstärke?"
P: „Ja, schon ein bisschen …"
T: „Und irre ich mich, oder höre ich da noch heraus, dass es sie eigentlich nicht stören sollte?"
P: „Ja, man soll doch seinem Kind zuhören, oder etwa nicht?"

kontrollierter Dialog

Nicht jede Alltagssituation erfordert solch einfühlsames Vorgehen. Diese Technik ist in Familiengesprächen besonders hilfreich, in denen Probleme besprochen, Konflikte gelöst, Kompromisse erarbeitet oder Missverständnisse geklärt werden sollen. Dabei ist es wichtig, einen **eigenen Stil** des kontrollierten Dialogs zu entwickeln, um papageienhafte Wiederholungen oder gestelzte Formulierungen zu vermeiden.

Ein weiterer, positiver Effekt des kontrollierten Dialogs ist seine gesprächsfördernde Wirkung: Das Gegenüber fühlt sich verstanden und zum Weitersprechen motiviert. Das ist besonders wichtig, wenn jemand von Problemen erzählt oder gefühlsmäßig engagiert spricht, z. B. weil er sich über etwas sehr aufgeregt hat.

Gesprächskiller vermeiden

Von vielen Sprechern werden leider sogenannte **Gesprächskiller** eingesetzt, die häufig zu Verstimmungen zwischen den Gesprächspartnern führen. Killerphrasen wie **Ablenkungen:** „Das ist genau wie bei mir, neulich passierte folgendes …", **Schuldzuweisungen**: „Seien Sie doch nicht so empfindlich!" oder gute **Ratschläge:** „Gehen Sie doch mal zu einer Beratungsstelle!" werden durch den Einsatz des kontrollierten Dialogs jedoch vermieden.

Im kontrollierten Dialog muss der Zuhörende sich voll und ganz auf den Sprecher konzentrieren und sollte nicht durch eigene Gedanken abgelenkt werden.

Zusammenfassung

Aktives Zuhören ist die Basis für das Gelingen von Familiengesprächen. Wertungen, Ablenkungen, Ratschläge und Schuldzuweisungen behindern ein Gespräch.

6.3 Phasen eines Familiengesprächs

Jedes Gespräch hat verschiedene Phasen, die beachtet und durchlaufen werden müssen, um ein positives Gesprächsergebnis zu verzeichnen. In der logopädischen Praxis mit stimmgestörten Kindern hat sich ein an diesen generellen Gesprächsabläufen orientiertes Vorgehen in den Familiengesprächen bewährt. Man unterscheidet bei Gesprächen allgemein sechs Phasen:

Vorbereitungsphase

Diese erste Phase dient u. a. der **Planung eines Gesprächsziels**. Wie bei jedem Gespräch, so ist es auch in Familiengesprächen wichtig, vorher für sich zu klären, was in dem Gespräch erreicht werden soll. Dabei ist es wichtig, das Ziel möglichst realistisch zu formulieren, damit kein Leistungsdruck entsteht. Beispielsweise könnte ein Ziel lauten: „Vervollständigung der Informationen" der Anamnese. Da dieses Ziel zunächst nur aus Sicht der Therapeutin geplant wird, können sich durch die gemeinsame Zieldefinition mit den Beteiligten des Familiengesprächs noch grundlegende Änderungen der Zielsetzung ergeben.

Kontaktphase

Diese Phase wird häufig übergangen, obwohl sie von unschätzbarem Wert für die Beziehungsebene im Familiengespräch ist. Vermeintlich als oberflächlicher Small-talk abgetan, ist es gerade dieses kleine unverbindliche Gespräch über neutrale Themen zu Beginn eines Familiengespräches, das die Weichen für den gesamten Gesprächsverlauf stellt. Hier entstehen die gemeinsame Verständigungsebene und das geeignete Klima des Vertrauens und der Wertschätzung für die Erörterung tiefgreifender Themen. Alle beteiligten Gesprächspartner brauchen diese „Aufwärmphase", um anzukommen und sich aufeinander einzustimmen.

Informationsphase

Hier werden die Informationen aus der Anamnese vervollständigt, aber auch offene Fragen beantwortet. Darunter fallen die Aufklärung über Arbeitsweise, das Setting und den Ablauf der Therapie, eventuell anfallende Kosten etc. Ziel dabei ist es, die Personen mit ihren Motiven und Gefühlen zu verstehen und das Problem, also den Handlungsbedarf zu erfassen. Zur Verständnissicherung dient der kontrollierte Dialog.

Phase der Handlungsvereinbarung

Eine Auftragsklärung beinhaltet die Fragen nach dem Wie, Was und Wann der Therapie. Es wird gemeinsam festgelegt, an welchen Kriterien eine Veränderung zu bemerken wäre. Auch Absprachen über Beobachtungsaufgaben sind hierunter zu verstehen. Im Rahmen der **Zielanalyse** werden gemeinsam mit dem Klienten geklärt, was er erreichen will und was das Ziel der Therapeutin ist. Hier muss besonders die Frage geklärt werden, ob eine für alle Seiten befriedigende Lösung des Problems überhaupt möglich wäre und wie diese konkret aussehen könnte. Fragen und Einwände der Klienten müssen in jeder Phase eines Familiengesprächs berücksichtigt werden.

Zum Schluss bietet sich eine kurze Zusammenfassung des Gesprächs an. Der Kontakt zu den Gesprächsteilnehmern wird erneut bestätigt, in dem ein Ausblick auf das nächste Treffen gegeben wird. Dies kann inhaltlich oder zeitlich erfolgen.

Schlussphase

In einer Nachbereitungsphase wird Bilanz gezogen, und es werden offene Fragen oder Ideen für weitere Gespräche gesammelt.

Nachbereitungsphase

Indirekte Gesprächsführung, d.h. Gegenfragen (Was meinen denn Sie, woher das kommt? – z.B. auf die Frage nach den Ursachen einer Erkrankung) und das Vertagen der Antwort (Darauf komme ich später noch …) können in gleichberechtigten Gesprächen hemmend wirken (Schulz von Thun 2011).

Die nachfolgenden Kästen zeigen die zwei **Hauptphasen der Familiengespräche** (vgl. auch „Leitfaden für Familiengespräche / Phasen eines Familiengesprächs"): die **Informationsphase** und die **Phase der Handlungsvereinbarung** mit Beispielen zum jeweiligen Inhalt und dem dabei verfolgten therapeutischen Ziel.

Familiengespräche bei kindlichen Dysphonien

Informationsphase

Ziel: Umdeutung der Störung als kreative Leistung des Kindes

Inhalt:

- Vervollständigung der Informationen über das Familiensystem
- Aufklärung: Stimmhygiene-stimmschädigendes Verhalten
- Techniken:
- Anatomie, Physiologie der Atmung, Phonation und Artikulation
- organische / psychosoziale Ursachen

Vermutliches Ursachenmodell

Ziel: Verständnis der individuellen Ursachenzusammenhänge

Inhalt: hypothetisches Ursachenmodell für das Kind erstellen

Technik: multifaktorielles Ursachenmodell erläutern

Wahrnehmungsschulung

Ziel: eigene Begrifflichkeit für den Stimmgebrauch des Kindes finden

Inhalt:

– z.B. Stimmqualitäten
– z.B. Stimmschwankungen
– z.B. Kommunikationsverhalten

Technik: Hörbeispiele analysieren

Phase der Handlungsvereinbarung

Ziel: Kriterien zur Entlastung des Kindes vereinbaren ▼

Inhalt: Faktoren der Überforderung aufzeigen/aufzeigen lassen
Technik: z.B. Beobachtungsaufgaben

Familientraining
Ziel: Entlastung des Kindes
Inhalt: Verhaltensalternativen im Rollenspiel trainieren
Techniken:
- z.B. Erziehungsstil diskutieren lassen
- z.B. Video- oder Kassettenaufnahmen mit dem Kind

Grundhaltung Die Rollen der Therapeutin und der Eltern sind die gleichwertiger Kommunikationspartner, die Informationen über das Kind austauschen. Den gemeinsamen Gesprächsmittelpunkt bildet das zu behandelnde Kind. Die Eltern sind dabei als Experten für ihr Kind anzusehen, die Therapeutin als Expertin für Stimme und Stimmtherapie.

Zusammenfassung

Die **sechs Phasen eines Familiengesprächs** lauten:
- Vorbereitungsphase
- Kontaktphase
- Informationsphase
- Phase der Handlungsvereinbarung
- Schlussphase
- Nachbereitungsphase

6.4 Prinzipien der Familiengespräche

Die **Aufklärung** der betroffenen Familie über kommunikative Vorgänge und die **Wahrnehmung kommunikativer Parameter** stellen wichtige allgemeine Prinzipien in Familiengesprächen dar und werden im Einzelnen beschrieben.

Grundlage der Familiengespräche ist eine gründliche **Aufklärung** der Familie über stimmschädigendes Verhalten, anatomische und physiologische Zusammenhänge und den Einfluss psychischer „Verspannungen" auf die Stimmgebung. Eltern gehen davon aus, dass ihr Kind das zu behandelnde ist und nicht sie oder die ganze Familie. Deshalb muss ihnen, um sie als Kotherapeuten zu gewinnen, Einsicht in die Wechselwirkungen eines mehrdimensionalen Ursachenmodells vermittelt werden.

Idealerweise besteht ein solches Gespräch aus einem gegenseitigen Informationsaustausch (s. Anhang „Elterninformationen"). Anschließend werden die Ergebnisse durch eigene, in den Stunden mit dem Kind gewonnene

Beobachtungen ergänzt und das in der Anamnese erstellte hypothetische Modell entsprechend verändert. Daraus lassen sich gemeinsam mit den Eltern die Behandlungsschwerpunkte der folgenden Stunden ableiten.

Im nächsten Schritt geht es um die **Wahrnehmung** der Eltern für ihr Kind und für die familiären Kommunikationsmuster. Der eigene sowie der Stimmgebrauch des Kindes werden analysiert und die zur Beschreibung notwendige Begrifflichkeit eingeführt. Bei Kindergruppen können auch die betroffenen Eltern in der Gruppe ein Hörtraining zur Unterscheidung stimmlicher Parameter absolvieren, denn vielen Eltern fallen Schwankungen der Stimmqualität des Kindes aufgrund des Gewöhnungseffektes nicht mehr auf. Ein wesentliches Ziel ist es dabei auch, die Stimmstörung nicht als Störung, sondern als kreative und unüberhörbare Mitteilung des Kindes umzudeuten. Es soll Verständnis für die Besonderheit des Kindes geweckt und die jeweiligen **Faktoren einer Überforderung** herausgefiltert werden. Die Kriterien, an denen die Entlastung des Kindes festzumachen wäre, werden dabei gemeinsam erarbeitet und benannt. Die Therapeutin nimmt hierbei weniger die Rolle einer Beraterin ein, als die einer am Kind interessierten Gesprächspartnerin, die auf die Informationen der Eltern angewiesen ist, um gemeinsam mit ihnen geeignete Veränderungen zu planen. In regelmäßigen Abständen sind also Gespräche mit der Therapeutin in Abwesenheit des Kindes notwendig.

Stimmstörungen als Zeichen einer Überforderung

Grundannahmen der Therapie

Die Inhalte und Ergebnisse der Therapiestunden mit dem Kind werden den Eltern nach jeder Stunde offengelegt. Ebenso wird auf die theoretische Fundierung der Therapie eingegangen.

Schreien

Häufig neigt das Umfeld eines Kindes dazu, das überlaute Schreien als alleinige Ursache einer Stimmstörung zu sehen, und versucht die Lautäußerung des betroffenen Kindes nun durch Verbote zu unterbinden. Die Therapeutin kann die Sichtweise eines multifaktoriellen Ursachenmodells dieser eindimensionalen Wahrnehmung entgegensetzen und dadurch Beobachtungs- und Erkenntnisprozesse in Gang setzen.

Im mehrdimensionalen Ursachenmodell ist Schreien an Emotionen gekoppelt, deren Unterdrückung weit größere Folgeschäden als die Heiserkeit hätte. Verbote, Isolation aus Sozialkontakten und Bestrafung schaffen erst tiefgreifende Konflikte für das Kind.

Der Ansatz der Therapeutin ist es deshalb, die **Ursache des Schreiens** zu ergründen und zusammen mit dem Umfeld des Kindes eine Änderung zu bewirken.

Verlaufskontrollen in Form von Band- oder Videoaufnahmen dokumentieren den Behandlungsverlauf des Kindes und bieten Material für die Familiengespräche.

Die Familiengespräche berücksichtigen **psychogene Ursachen** beim Kind und das **familiäre Kommunikationsverhalten**, da diese Faktoren unter Mitarbeit der Familie gut beeinflusst werden können.

Zusammenfassung

Übergeordnete Prinzipien in den Familiengesprächen sind: Die **Aufklärung über kommunikative Vorgänge und die Wahrnehmung kommunikativer Eigenschaften.**
In den Feinzielen werden individuelle, dem jeweiligen Klienten angepasste Schwerpunkte gesetzt.

6.5 Themenbausteine der Familiengespräche

Nachfolgend wird die praktische Umsetzung der Familiengespräche erläutert. Die verschiedenen Gesprächsprozesse lassen sich in Themenbausteine zu einzelnen Aspekten untergliedern und so im Familiengespräch individuell zusammenstellen.

In Familiengesprächen mit Familien stimmgestörter Kinder unterscheidet man drei Prozesse, die sich auf der Inhaltsebene in Form von Bausteinen zu einzelnen Themen beschreiben und so für jedes Gespräch neu zusammenfügen lassen. Die Bearbeitung der einzelnen Themenkomplexe stellt jedoch **andauernde Prozesse** dar, die sich über das einzelne Gespräch hinaus fortsetzen. Sie bilden quasi den äußeren Rahmen. Die begleitenden Prozesse im Einzelnen sind

- der gegenseitige **Informationsaustausch** auf gleichberechtigter Ebene,
- die Arbeit mit einem **hypothetischen Ursachenmodell** und, wenn nötig,
- die **Wahrnehmungsschulung** der Erziehenden für kommunikative Parameter.

Informationsaustausch

Der gegenseitige Informationsaustausch zwischen Bezugspersonen und Therapeutin ist ein fortwährender Prozess in der Therapie. Die **Information**,

d. h. die Offenlegung der Inhalte und des Vorgehens stehen dabei an erster Stelle. Alle Gesprächspartner haben das gleiche Recht auf Information. Die Fachfrau für Stimmtherapie tauscht sich mit den Fachleuten für das betroffene Kind aus. In den Elterngesprächen geht es primär darum, die familiäre Rolle des Kindes und seiner Geschwister vor dem Hintergrund der Familiengeschichte besser zu verstehen und neue Alternativen für das elterliche Verhalten in bisher unbefriedigenden Situationen zu entdecken.

Themenbausteine „Informationsaustausch"

Folgende Themen lassen sich je nach Bedarf im gegenseitigen Informationsaustausch, im Sinne eines Zusammentragens von Wissen, erarbeiten. Besonders konkrete Beispiele aus dem Alltag des Kindes fördern das Verständnis auf beiden Seiten. So können Eltern Erlebnisse aus dem häuslichen Bereich schildern, und die Therapeutin kann Beobachtungen aus den Therapiestunden mit dem Kind einfließen lassen. Mögliche Bausteine wären:

- Setting der Stimmtherapie
- Ergebnisse des Stimmstatus
- ärztliche Diagnose
- Prognose und Grenzen einer Therapie
- Folgen einer Stimmstörung
- Prävention von Stimmstörungen
- Entwicklung des Kindes in den einzelnen Bereichen
- Fördermöglichkeiten einzelner Entwicklungsbereiche
- Bedeutung der Stimmstörung für die Familie
- Rolle der Familie in der Therapie
- häusliche Übungen
- Konflikte des Kindes
- Kommunikationsmuster
- Rollen in der Familie
- Erziehungsstile und ihre Wirkung usw.

Ursachenmodell

Dabei wird ein zunächst **hypothetisches Ursachenmodell** mit den Bezugspersonen gemeinsam erstellt. Die gemeinsame Arbeit mit diesem Modell ermöglicht es beiden Seiten gleichermaßen, Annahmen zu äußern und wieder zu verwerfen.

Themenbausteine „Ursachenmodell"

Das Thema der Erforschung der Ursachen kindlicher Stimmstörungen kann in jedem Familiengespräch wieder aufgegriffen werden. Mögliche Bausteine dieses Prozesses sind:

- Modell möglicher Ursachen bei kindlichen Stimmstörungen allgemein,
- Hypothesen aus Befund und Anamnese,

- Hypothesen aus Beobachtungen in der Therapie,
- Hypothesen aus früheren Gesprächen,
- Widersprüche der Hypothesen,
- Schwerpunkte der Therapie,
- Gewichtung der einzelnen Ursachen im Modell,
- Beispiele / Fälle aus der Praxis.

Wahrnehmungsschulung

Ein weiterer wichtiger Bestandteil der Familiengespräche ist die **Wahrnehmungsschulung** der Bezugspersonen für ihr Kind und für die familiären Kommunikationsmuster. Dieser Teil der Familiengespräche integriert stimmtherapeutische Übungsanteile mit systemischem Vorgehen. Interventionen im systemischen Sinn werden am Ende einer Sitzung ausgesprochen, quasi als **Verschreibung**. Verschreibungen können **paradox** sein, wenn ein Kind z. B. den Auftrag bekommt, eine bestimmte störende Verhaltensweise noch zu verstärken, oder eine Familie, die sehr unter dem gestörten Stimmklang leidet, die Störung ignorieren soll. Diese Interventionen können sein, die Stimmstörung für einen gewissen Zeitraum zu ignorieren oder verstärkt zu beobachten. Es sind Interventionen in verschiedene Richtungen möglich, je nach Intention der Therapeutin und Ausprägung der Symptomatik im Ursachengefüge. Statt das Kind aufzufordern, leiser zu sprechen, kann es in manchen Fällen hilfreich sein, selbst das Kind nur schreiend anzusprechen, um dessen Wahrnehmung für Lautstärke zu verändern, und auch um das eigene Verständnis für den Energieaufwand, den das Kind betreibt, zu schärfen.

Verschreibungen

Themenbasteine „Wahrnehmungsschulung“

Verständlicherweise gewöhnen sich die Bezugspersonen der sozialen Umgebung des Kindes an seine Stimme, ja sie empfinden sie sogar als typischen Teil seiner Persönlichkeit. Deshalb ist es wichtig, einmal genau auf das „Wie“ der Stimme zu hören und wieder wahrzunehmen, ob es Veränderungen in der Stimme des betroffenen Kindes gibt, die von der Sprechsituation oder den jeweiligen Gesprächspartnern abhängen. Oft kann man am wechselnden Stimmklang eines Kindes eher ablesen, wie es sich fühlt, als an seinem Verhalten. Wer als Erziehender sein Kind täglich sieht, achtet zumeist auf den Inhalt dessen, **was** es sagt, nicht darauf, **wie** es spricht. Selbst erfahrenen Therapeuten geschieht dies immer wieder, obwohl sie das Kind vielleicht nur einmal in der Woche sehen.

Der Prozess der Wahrnehmung lässt sich vielfältig aufbereiten. Entsprechend viele Bausteine sind hier möglich.

Beobachtungsaufgaben (s. Kopiervorlagen „Beobachtungsbögen", zum Download unter www.reinhardt-verlag.de) für die kommunikativen Prozesse in der Familie werden für die Zeit zwischen den Gesprächen der Familie mitgegeben oder an Ton- und Videomaterial direkt in der Sitzung erarbeitet: z. B. Art und Umfang des Blickkontakts, Verteilung der Gesprächsanteile auf die Gesprächspartner, Zahl der Unterbrechungen, Zeiten der Stille / des Schweigen usw.

Mögliche Verhaltensalternativen können auch im **Rollenspiel** erprobt werden. Dazu ist oft auch die Anwesenheit der Geschwister aufschlussreich. Die Therapeutin kann zunächst positives / negatives Gesprächsverhalten demonstrieren, mit den Familienmitgliedern die Parameter ihrer Wirkung erarbeiten und schließlich alle Teilnehmer das Zielverhalten selbst ausprobieren lassen.

Beobachtungsaufgaben sind für alle Bereiche des Ursachenmodells denkbar. Jedes Thema kann eine Familie aus zwei Perspektiven betrachten: einmal mit Blick auf das betroffene Kind („Wie macht das Kind etwas?") und einmal mit Blick auf das eigene Verhalten („Was tun wir?"). Weitere Themen wären:

- Gefühle zeigen,
- Gefühle wahrnehmen,
- phonatorisches Verhalten: Stimmklang, Artikulation, Atmung, Sprechtempo, Pausen usw.,
- sich durchsetzen,
- phonatorische Vorbilder (Familie, soziales Umfeld),
- Konfliktbewältigung in der Familie,
- Leistungsbewältigung und Frustrationstoleranz.

Der Einsatz eines stimmspezifischen familiendynamischen Fragebogens sowie die Aufforderung der Eltern, ihre Familie schematisch in zwei Soziogrammen darzustellen (Vorlagen in Kollbrunner 2006) können hilfreich zur Diagnostik und Therapieplanung sein.

Beobachtungsbögen

Der Fragebogen (s. Kopiervorlage Beobachtungsbogen I) dient zur Dokumentation der Wahrnehmungen und Beobachtungen im familiären Umfeld. Dabei kommt es nicht darauf an, dass alle Personen das gleiche unter Begriffen wie „rau" oder „heiser" verstehen. Es geht lediglich darum, den Begriff zu finden, der den Stimmklang des Kindes am besten beschreibt. Wichtig ist, herauszufinden, **wie stark ausgeprägt** diese Stimmeigenschaft in verschiedenen Sprechsituationen, die man miteinander vergleicht, ist. Eltern sollen ihre Beobachtungen zwischen den einzelnen Sitzungen in den Fragebogen eintragen, aber auch für die Therapeutin ist in regelmäßigen Abständen eine Neubeurteilung des Stimmklanges hilfreich.

In einem zweiten Schritt kann nun noch die Lautstärke des Kindes beobachtet und dokumentiert werden. Der folgende Beobachtungsbogen kann Eltern für zu Hause mitgegeben werden.

Der eine Pol (1) entspricht einer zu leisen, der andere Pol (5) einer zu lauten Stimmgebung (s. Kopiervorlage Beobachtungsbogen II).

Erziehende können Ihr Kind über einen längeren Zeitraum immer in derselben Situation beobachten oder verschiedene Situationen miteinander vergleichen.

Auch die Personen- und Situationsabhängigkeit der Stimme lässt sich mittels eines Fragebogens gesondert erfassen (s. Kopiervorlage Beobachtungsbogen III). Die Anweisung an die Eltern wäre hierbei etwa: „Beobachten Sie doch einmal eine Woche lang Ihr Kind. Wie verändert sich der Stimmklang bei verschiedenen Tageszeiten, Spielsituationen und Spielkameraden?“

Die Vorteile des regelmäßigen Einsatzes solcher Beobachtungsbögen durch Erziehende / Therapeuten sind:

- Dokumentation personen-, situations- und zeitgebundener Schwankungen im Alltag,
- Verlaufsbeobachtung,
- Dokumentation der Veränderungen während und nach der Therapie.

Gesprächsbeispiel emotionale Entwicklung

Jedes Kind entwickelt im Laufe der Zeit ein Selbstbild seiner Person und lernt, sich nach außen darzustellen. Im Idealfall stimmen Darstellung und Selbstbild überein. Bei stimmgestörten Kindern besteht jedoch häufig eine **Diskrepanz zwischen Persönlichkeit und Auftreten**. Manche dieser Kinder wirken wie „kleine Cowboys“. Sie treten nach außen „cooler“ auf als sie sind, scheinen vor nichts Angst zu haben, wirken sehr erwachsen. Später zeigt sich dann ihre geringe Fähigkeit, mit Enttäuschungen und Misserfolgen umzugehen, eine hoch sensible Wahrnehmung und ein starkes Bedürfnis nach Anlehnung und „Kind sein dürfen“. Der Stimmklang ist hier der Schlüssel zu den Gefühlen eines Kindes.

Um zu klären, ob die gefühlsmäßige Entwicklung des Kindes etwas mit der Stimmstörung zu tun haben könnte, ist für Therapeutin und Eltern im Familiengespräch die Bearbeitung folgender Fragen hilfreich:

Kopiervorlagen: Beobachtungsbogen I. Stimmqualitäten; Beobachtungsbogen II. Lautstärke; Beobachtungsbogen III. Veränderung des Stimmklanges

Beobachtungsbogen I

Stimmqualitäten

Elternbeurteilung

Entscheiden Sie jeweils, wie die Stimme des Kindes in einer bestimmten Situation klingt: rau, behaucht, heiser, gepresst oder wie die Stimme eben sonst beschrieben werden könnte. Die Situation, in der das Kind beobachtet wird, sollte kurz notiert werden. Die Beurteilungsskala erstreckt sich über: überhaupt nicht (0) bis sehr stark (5). Das sind die Ausprägungsgrade der beobachteten Stimmqualität.

Heiserkeit
unauffällig 0 1 2 3 4 5 sehr heiser

Verhauchung
unauffällig 0 1 2 3 4 5 sehr verhaucht

Gepresstheit
unauffällig 0 1 2 3 4 5 sehr gepresst

Beobachtungsbogen II

Lautstärke

Lautstärke	zu leise	1 ☐	2 ☐	3 ☐	4 ☐	5 ☐	zu laut

Beobachtungsbogen III

Veränderung des Stimmklanges

Beobachten Sie doch einmal eine Woche lang Ihr Kind. Wie verändert sich der Stimmklang bei verschiedenen Tageszeiten, Spielsituationen und Spielkameraden?

Zeit	**Ort**	**Situationen**	**Personen**
Morgens	Kindergarten	Ermüdung	Spielkameraden
Mittags	Schule	Anspannung	Geschwister
Abends	zu Hause	Stress	Erwachsene
Jahreszeiten	Spielplatz	Freude	Autoritätspersonen

Fragen zur emotionalen Entwicklung

- Hat das Kind Ängste und zeigt es sie, oder stellt es sich mutiger dar, als es ist?
- Ist seine laute Stimme „stimmig", d.h. Ausdruck von Lebensfreude, oder wirkt sie aufgesetzt, gemacht
- Wie geht das Kind mit Aggressionen und Ängsten um?
- Kann es seine Gefühle auch stimmlich ausdrücken?
- Ist es eher empfindsam?
- Ist es eher nach außen gerichtet und kontaktfreudig oder eher vorsichtig und zurückgezogen?

Bei Verdacht auf eine Dissoziation der emotionalen Entwicklung sollte folgendes beachtet werden:

- Wenn das betroffene Kind anders zu sein scheint, als es nach außen auftritt, sollte die Therapeutin immer auf sein „inneres Alter" eingehen und nicht dem äußeren Schein erliegen.
- Das Kind sollte in der Therapie immer Kind sein dürfen und auch so behandelt werden, um eine emotionale Überforderung zu vermeiden.
- Dabei können Spiele angeboten werden, die einer früheren Entwicklungsstufe entsprechen, auch wenn das Kind schon sehr erwachsen auftritt.

▼

- Das notwendige Verständnis der Erziehenden für dieses Vorgehen sollte geweckt werden. Nur so kann das Kind die nötigen inneren Entwicklungsschritte nachholen, ohne überfordert zu werden.
- Dazu gehört auch, kurzfristig Rückschritte in der Entwicklung zu akzeptieren. Manche Kinder „verlernen" plötzlich ihr gewohntes selbstständiges Verhalten und regredieren in eine frühere Phase. Dies sollten die Erziehenden wissen, um nicht beunruhigt zu sein. Eltern können dieses Nachholen ihres Kindes aktiv unterstützen. Im Familiengespräch können passende Möglichkeiten erarbeitet und deren praktische Umsetzung begleitet werden, z. B. mit Spielen zum aktiven Gefühlsausdruck (Beushausen 2001).

Literatur für Eltern

Beushausen, U. (2001): Ratgeber bei kindlichen Stimmstörungen. Schulz-Kirchner, Idstein

Dörner, K., Nebel, C., Redlich, A. (1995): Geschichten für gestresste Kinder. Herder, Freiburg

Friedrich, S., Friebel, V. (1994): Nur Mut kleiner Bär. Entspannung für Kinder zur Angstbewältigung. Musikbär, Schriesheim

Kaiser, T. (2004): Bleib bei mir, wenn ich wütend bin. Christophorus, Freiburg (Breis.)

Schmidt-Traub, S. (2010): Selbsthilfe bei Angst im Kindes- und Jugendalter: Ein Ratgeber für Kinder, Jugendliche, Eltern und Erzieher. Hogrefe, Göttingen

Literatur für Therapeutinnen

De Jong, P., Berg, I. (2003): Lösungen (er-)finden). Verlag modernes Lernen, Dortmund

Satir, V., Bosch, M., Paula, M. (2003): Familienbehandlung. Lambertus, Freiburg

von Schlippe, A., Schweitzer, J. (2003): Lehrbuch der systemischen Therapie und Beratung. Vandenhoeck und Ruprecht, Göttingen

Simon, F., Simon, C. (2009): Zirkuläres Fragen. Carl-Auer-Systeme, Heidelberg

Thomann, C., Schulz von Thun, F., Naumann-Bashayan, C. (2003): Klärungshilfe 1: Handbuch für Therapeuten. Rowohlt, Reinbeck

Tomm, K. (2009): Die Fragen des Beobachters. Carl Auer, Heidelberg

Walter, J. L., Peller, J. E. (2004): Lösungsorientierte Kurztherapie. Verlag modernes Lernen, Dortmund

Zusammenfassung

Einen wesentlichen Teil der Therapie kindlicher Dysphonien stellen regelmäßig stattfindende **Familiengespräche** dar. Die Gesprächspartner sind dabei gleichberechtigt.

Die Themenbausteine der Familiengespräche entstammen den Prozessen

- des Informationsaustausches,
- der Erarbeitung eines hypothetischen Ursachenmodells und
- der Wahrnehmungsschulung.

7 Therapiebereich stimmtherapeutische Übungen

7.1 Ziele stimmtherapeutischer Übungen

In diesem Kapitel wird der zweite große Bereich der Therapie der kindlichen Stimmstörungen erläutert: die stimmtherapeutischen Übungen mit dem Kind. Sie gliedern sich in sechs Bausteine, die, gleich eines Mauerwerks schwer trennbar miteinander verwoben sind. Es werden allgemeine Ziele und Prinzipien der stimmtherapeutischen Übungen mit Kindern erläutert.

Die eigentliche „Stimmtherapie" im klassischen Sinne nimmt bei der Behandlung kindlicher Stimmstörungen einen breiten Raum ein, denn die meisten betroffenen Kinder müssen – bedingt durch die oft lang andauernde Stimmüberlastung – einen stimmschonenden Umgang mit dem Phonationsapparat erst wieder systematisch erlernen. Selbst nach erfolgreicher Klärung und Veränderung der Ursachenzusammenhänge im Familiengespräch sind Stimmübungen zur Stimmökonomie häufig unerlässlich.

ökonomische Stimmgebung

Der bewusste Einsatz der Stimme beim Sprechen und ein stimmschonendes Verhalten sind erlernbar. Spielerisches Ausprobieren fördert den Spaß und die Freude an der eigenen Stimme. Auch die Übungen in der Stimmtherapie lassen sich nach systemischer Denkweise ausrichten. Obwohl es sich zunächst paradox anhört, kann es sehr sinnvoll sein, mit dem Kind in der Therapie die Verschlimmerung der Symptome auszuprobieren und die dabei entstehenden Gefühle und Befindlichkeiten zu erkunden. Ein Kind erfährt so, mit welchem Verhalten es die Stimme schädigt. Auf diesem Wege wird es möglich, die Fantasie für die positiven Veränderungen anzuregen. Die meisten stimmgestörten Kinder beherrschen zwar Mechanismen, die die Stimme schädigen, müssen aber abhanden gekommene Vorgänge zur **ökonomischen Phonation** erst wieder erlernen und erproben. Innerhalb der Therapie kann es deshalb durchaus sinnvoll sein, ein Kind über kurze Zeit eine vorhandene stimmliche Fehlhaltung ausprobieren zu lassen, um die dabei auftretenden Vorgänge erst bewusst zu machen. Erst auf dieser Grundlage kann ein kontrastives Verhalten schrittweise erlernt werden.

Wahrnehmung in Kontrasten

Übungen, die auf diese Weise aufgebaut sind, koppeln direkt an die Ressourcen des Kindes an, an seine Fantasie und seine Experimentierfreude und sein Bedürfnis, Grenzen zu testen – auch die stimmlichen. Alle Übungen lassen sich auf diese Weise kindgerecht aufbauen und führen schon in der Übungssituation einen Unterschied in der Umgehensweise mit der Stimmstörung herbei. Besonders die **Arbeit mit Kontrasten** (z. B.: Anspannung / Entspannung) ermöglicht dabei neue Empfindungen. Kontraste können auf verschiedenen Ebenen erfühlt und ausprobiert werden:

- auf grobmotorischer (z. B. Gangarten, Schnelligkeit und Energie der Bewegung),
- auf feinmotorischer (z. B. Druck der Hände beim Malen),
- auf phonatorischer Ebene (harte und verhauchte Stimmgebung).

Generell ist jede Phonationsübung der Stimmtherapie für Erwachsene bei Kindern anwendbar, sofern sie in einen kindgerechten Kontext gestellt wird. Eine Fülle von Beispielen für stimmtherapeutische Übungen mit Kindern finden sich in den Projektarbeiten einiger Logopädieschulen (Gaßmann et al. 1990; Ellmer / Mebus 1991; Geipel / Hindemith 1995).

Auditive Wahrnehmung

Schon 4-Jährige sind in der Lage, Stimmparameter bei anderen Personen auditiv zu unterscheiden. Ob das Tier / die Handpuppe eine hohe oder tiefe Stimme hat, laut oder leise spricht, „weich“ oder „hart“ phoniert, wird im Spiel geübt. Nach der **Fremdwahrnehmung** wird die **Eigenwahrnehmung** – ähnlich wie in der Erwachsenentherapie – im Gespräch erfragt, spielerisch erprobt und in **Beobachtungsaufgaben** für zu Hause gefestigt.

Tonusregulation

Lockerungs- und Dehnungsübungen, Eutonie und autogenes Training für Kinder, Fantasiereisen und kindgerechte progressive Muskelentspannung werden der Individualität des Kindes entsprechend ausgewählt. Neben Entspannungsübungen sind bei hypofunktionellen Störungen Aktivierungsübungen und Haltungsaufbau wichtig.

Assoziierte Störungen

Die Behandlung zusätzlicher sprachlicher Defizite, z. B. im Bereich Artikulation, wie Dyslalien, Sigmatismen oder myofunktionelle Störungen kann ebenso in den Therapieablauf eingebaut werden, wie der Abbau einer zu geringen Kieferweite bei der Artikulation und muskulärer Verspannungen im orofazialen Bereich.

Training einzelner Fertigkeiten

Zum Ausgleich eines Ungleichgewichts einzelner Entwicklungsbereiche, z. B. einer weniger gut entwickelten Feinmotorik im Vergleich zu guten grobmotorischen Fähigkeiten, lassen sich Übungseinheiten ergänzend zu den Stimm- und Artikulationsübungen in die Therapie einbauen. Dies erfordert viel Raum und Bewegungsfreiheit für die Grobmotorik.

Motivation

In solch spielerischem Setting bedeutet der bewusste Umgang mit der Stimme für ein Vorschulkind, Spaß zu haben und trotzdem, seinen kognitiven Fähigkeiten entsprechend, zu reflektieren, wie phonatorische Prozesse ablaufen. Dem Kind kann dabei der größtmögliche Freiraum gelassen werden. Es wählt die Spiele aus, denn jede Handlung lässt sich stimmlich begleiten. Fehlspannungen können durch Änderung der Spielregeln und den Einbau neuer, lockernder Bewegungsfolgen beeinflusst werden. Im Rahmen der Stimmökonomie wird eine schonende Technik für **lautes Rufen** ebenso erprobt wie eine leise Phonation oder der physiologische Umgang mit der **Singstimme**. Die **Situationsangepasstheit** der kindlichen Stimmgebung steht dabei im Vordergrund. Je alltagsrelevanter für ein Kind die in der Therapie gewählten Spielsituationen sind, umso leichter gelingt der **Transfer** auch außerhalb der Therapiesitzung. Die Motivation eines Kindes zur Therapie kann zusätzlich über den Einbezug seiner persönlichen Interessen und Vorlieben gesteigert werden. Die Berücksichtigung seiner Sportarten, Hobbys, Identifikationsfiguren aus Literatur und Medien erleichtern den Zugang zum Kind (**patientenspezifisches Vorgehen**). Bei Jugendlichen sollte grundsätzlich die **Eigenmotivation zur Therapie** geklärt werden und ein **Therapievertrag** in Form einer Absprache der Inhalte und Ziele der Therapie, sowie des Therapiesettings besprochen werden. Aber auch bei Vorschulkindern lassen sich Ziele gemeinsam erarbeiten und in Form eines Beispiels gemeinsam formulieren. Die Frage: „Woran merken wir, dass es besser wird mit Deiner Stimme?" kann bei der Zielformulierung helfen. Die Motivation auch sehr junger Kinder lässt sich durch dieses Vorgehen merklich steigern.

Methodik eines zielgerichteten Vorgehens

Die Auswahl der Ziele stimmtherapeutischer Übungen richtet sich zunächst nach der Art der Stimmstörung und den spezifischen Symptomen des betreffenden Kindes – sie ist **störungsspezifisch und patientenorientiert**. Jedes Ziel lässt sich durch ein großes Spektrum an möglichen Übungen praktisch umsetzen. Das Vorgehen der Therapeutin in den einzelnen Übungen lässt sich folgendermaßen systematisieren: **Materialorientiert** arbeitet eine Therapeutin, die z. B. Bälle, Tücher, Keulen usw. als Medien in ihren Stimmübungen einsetzt und damit ihre Lerninhalte vermittelt und begreifbar macht. Demgegenüber steht die **fantasieorientierte Arbeitsweise**, die ohne Hilfsmittel – oft pantomimisch – aus der Vorstellung und über Intention Stimmübungen kreiert. Die Vorgänge bei Respiration und Phonation können dabei verbalisiert und so vom Kind kognitiv bearbeitet werden (**bewusstmachendes Vorgehen**), oder die Lerninhalte werden spielerisch vermittelt und nicht verbalisiert (**unbewusst-spielerisches Vorgehen**) und daher vom Kind intuitiv aufgenommen. Eine systemisch orientierte Therapeutin wird die Arbeit mit Gegensätzen vorziehen (**kontrastive Arbeitsweise**), während eine Anhängerin der **sukzessiven Arbeitsweise** in ihrem didaktischen Aufbau den Klienten Schritt für Schritt zum intendierten Lernziel führt. Man unterscheidet auch ein **themenorientiertes Vor-**

gehen, bei dem sich ein Spielthema durch die ganze Stunde zieht (z. B. Zoo) und die Lernziele integriert werden, von **zielorientiertem Arbeiten**, bei dem die Lernziele im Vordergrund stehen und durch ganz verschiedene Medien und Übungsformen erreicht werden. Schließlich gibt es noch die **rationale Vorgehensweise**, bei der zunächst die Hintergründe offengelegt werden und erst dann die Erfahrung in der praktischen Übung folgt, und die **kinästhetische Arbeitsweise**, bei der zunächst die Körperwahrnehmung in der einzelnen Übung im Vordergrund steht.

Dichotome Arbeitsweisen in der Stimmtherapie

- materialorientiert versus fantasieorientiert
- bewusstmachend versus unbewusst-spielerisch
- kontrastiv versus sukzessiv
- themenorientiert versus zielorientiert
- rational versus kinästhetisch

Alle diese Vorgehensweisen sind wirksam, wenn sie den Bedürfnissen des betroffenen Kindes entgegenkommen. Da es sich bei diesen Arbeitsweisen um theoretische Dichotomien handelt, findet man in der Praxis kaum Reinformen.

Die Auswahl einer Übung zur Umsetzung eines konkreten Therapieziels orientiert sich am **Entwicklungsalter** des betroffenen Kindes. Bei sehr kleinen Kindern müssen Therapieinhalte spielerischer und mit Verstärkern angeboten werden als bei Vorschul- und Schulkindern, die häufig ein natürliches Interesse haben, die Vorgänge ihrer Umwelt zu begreifen, so dass der Wissenszuwachs an sich als Verstärker ausreicht. Bei Jugendlichen vollzieht sich mehr und mehr der Übergang zur Stimmtherapie bei Erwachsenen – je nach Entwicklungsstand des Jugendlichen. Im folgenden Beispiel soll die Abwandlung eines Therapiezieles für verschiedene Entwicklungsalter und mit Methodenorientierungen verdeutlicht werden (nach einer Idee der Studierenden des Bachelorstudiengangs für Logopädie in Hildesheim, 5. Semester 2002):

Bereich: Stimmtherapeutische Übungen

Bausteine: Tonusregulation, Wahrnehmung, Phonation

Lernziel: Erarbeitung der Qualitäten: „hart-mittel-weich" auf grobmotorischer Ebene ▼

Vorschulkinder: Ein Materialparcours aus unterschiedlich harten Materialien wird auf einem Tisch aufgebaut (Schaumstoffblöcke verschiedener Festigkeit, große und kleine Knetkugeln, Softball, Holzbrett, Watte etc.). Das Kind soll mit der Faust auf die einzelnen Materialen schlagen und dabei verschiedene Krafteinsätze erkunden. Anschließend soll es im Schlag gezielt die Qualitäten „hart-mittel-weich" an den Materialien erproben.

Schulkinder: Therapeutin und Kind tragen verschiedenfarbige Boxhandschuhe. Die Farben symbolisieren die Qualitäten „hart" und „weich". Das Kind erhält die Aufgabe, je nach erhobener Hand der Therapeutin, mit der geforderten Kraftdosierung gegen die Hand zu boxen. Dabei ist zunächst egal mit welcher Hand. Soll der Ablauf schwieriger werden, muss auch das Kind mit dem Boxhandschuh der richtigen Farbe reagieren. In einem zweiten Durchgang wird nur noch die Qualität „mittel" im Boxkampf umgesetzt.

Jugendliche: Mit Jugendlichen kann auch direkt über die Aufforderung, die Kraft z. B. beim Händedruck zu dosieren, gearbeitet werden.

Intention: Kinder aller Alterstufen lassen sich über die **Intention** motivieren. Die Vorstellung „Wie fühlt sich ein Boxer zu Beginn des Kampfes / in der zehnten Runde?" soll pantomimisch umgesetzt werden.

Transfer

Jede neu gelernte Fertigkeit bedarf intensiven Trainings, bis sie im Alltag als automatisierte Verhaltensweise zur Verfügung steht. Grundlegend dafür sind die gute Eigenwahrnehmung des Ziel- und Fehlverhaltens sowie die Fähigkeit zur Korrektur. Damit ein stimmgestörtes Kind befähigt wird, sein stimmliches Verhalten im Alltag dauerhaft zu verändern, muss ein strukturierter Übergang von der Therapiestunde zum Alltag des Kindes geschaffen werden. Dies geschieht am besten mit Hilfe einer Situationshierarchie, die für jedes Kind individuell erstellt werden sollte. Zentrale Prinzipien sind nachfolgend dargestellt.

Steigerung des Schwierigkeitsgrades einer Übung

- vom Laut zum Wort zum Satz (steigende Komplexität und Dauer der Äußerung)
- vom Monolog zum Dialog zur Gruppe
- von der Fremdwahrnehmung zur Eigenwahrnehmung
- von neutralen Situationen zu emotional fordernden Situationen
- von der Übung zu In-vivo-Training zum Alltag
- von der gelenkten Rede zur Spontansprache
- von der vertrauten zur neuen Situation (Generalisierung)

Ziel: Transfer einer ökonomischen Ruftechnik

Situationshierarchie

- Wahrnehmung der eigen Ruftechnik bei Lautstärke
- Anbahnung des Atemwurfes (Fernau-Horn 1954) in Silben, Wörtern, kurzen Ausrufen
- Einsatz des Atemwurfes (jeweils auf den Ebenen: Monolog, Dialog, gelenkte Rede), im Rollenspiel mit der Therapeutin, im Rollenspiel mit anderen Kindern/der Mutter/dem Vater, in vivo „auf der Strasse" (mit der Therapeutin), in wiederkehrenden Situationen im Alltag (z. B. Fußballspiel, Pausenhof), in neuen Situationen im Alltag.

Bei Schulkindern hat sich auch das Führen eines **Stimmtagebuches** bewährt, in dem Geschehnisse notiert werden, die einen positiven oder negativen Einfluss auf den Stimmklang haben könnten. Ziel dabei ist es, eine Verbindung zwischen alltäglichen Situationen und dem daraus hervorgehenden Stimmgebrauch zu schaffen.

Zusammenfassung

Allgemeine Prinzipien, die bei der Auswahl und Gestaltung stimmtherapeutischer Übungen mit Kindern berücksichtigt werden müssen, sind
- die Auswahl der therapeutischen Arbeitsweise und der Übungsart,
- die Möglichkeiten des Transfers der Übungsinhalte,
- die Abstufung des Schwierigkeitsgrades einer Übung,
- die Alters- und Interessenbezogenheit einer Übung.

Die **Ziele** der stimmtherapeutischen Übungen sollten unter **Aspekten der Motivation** mit dem Kind gemeinsam festgelegt werden.

7.2 Bausteine stimmtherapeutischer Übungen

Die einzelnen Bausteine des Bereiches stimmtherapeutischer Übungen werden vorgestellt und Beispiele der kindgerechten Umsetzung in der Praxis vermittelt.

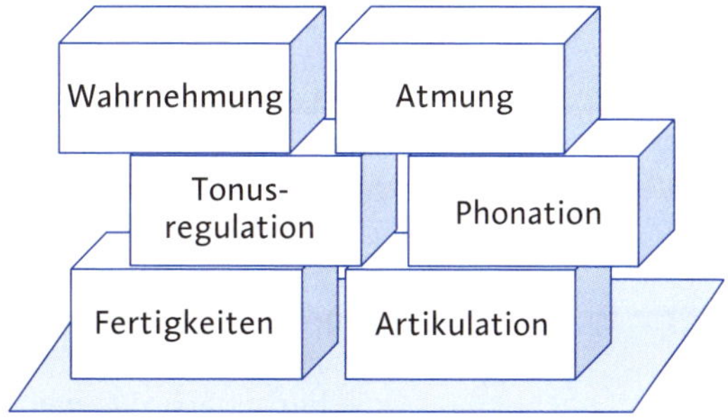

Abb. 9: Bausteine stimmtherapeutischer Übungen

Abb. 9 zeigt die einzelnen Bausteine der Stimmtherapie. Diese Trennung in Bausteine ist jedoch eine künstliche und dient nur der besseren Vermittelbarkeit von Stimmtherapie, denn in den meisten Übungen kommen Ziele aus mehreren

Kategorien zum Tragen. Wenn ein Kind ein „o“ phoniert, lässt sich diese Übung – je nach Zielsetzung – den Bausteinen Wahrnehmung, Atmung (Sprechatmung), Phonation oder Artikulation zuordnen. Die einzelnen Bausteine sind gleichwertig und nicht als Hierarchie zu verstehen.

Es gibt nicht die allseits geeignete und bewährte Übung in der Therapie mit stimmgestörten Kindern. So wie es unterschiedliche Therapeutinnen mit unterschiedlichen Vorlieben gibt, so unterschiedlich sind auch stimmgestörte Kinder und ihre Bedürfnisse, und so vielfältig sind auch die Möglichkeiten, Übungen zu gestalten. Die Kunst der Therapie besteht darin, eine Übungsform zu wählen, die sowohl patienten- und störungsspezifisch angepasst ist und dabei möglichst auch den Neigungen der Therapeutin entspricht. Konkrete Übungsbeispiele, wie sie in den einzelnen Bausteinen beschrieben sind, stellen deshalb nur eine mögliche Form aus einer Vielzahl von Möglichkeiten der Umsetzung eines Therapiezieles dar. Die Therapeutin kann nach Belieben ihre Fantasie spielen lassen und immer wieder neue Übungen kreieren. Ein Beispiel aus dem Baustein Phonation soll die Vielzahl möglicher Umsetzungsvarianten eines Therapiezieles verdeutlichen:

Vokaleinsätze

Ziel: physiologische Vokaleinsätze, Lautebene

- z. B. **Intention: Tiefstart:** Das Kind stellt sich einen Sprinter vor, der einen Tiefstart macht und auf das Startzeichen wartet. Das Kind soll sich genau in die Phase „Achtung“ hineinversetzen und den Körper für den Start „einstellen“ („Stell Dir vor, Du läufst gleich los“). Die Übertragung dieser Nutzspannung wird dann auf die Artikulation einzelner Vokale übertragen. Das Kind soll sich nun das Warten auf den „Sprechstart“ vorstellen.
- z. B. **Intention: Überraschung:.** Das Kind phoniert z. B. ein /o/ mit der Vorstellung, ein Geschenk zu bekommen und sich zu freuen. (Vokalwechsel: /a/: Rakete, /u/:Gespenst, /e/: Hühner wegscheuchen, /i/: Ekel)
- z. B. **Luftballon tippen:** Therapeutin und Kind stupsen mit dem Finger einen Luftballon über den Tisch. Dazu können verschiedene Vokale phoniert werden.
- z. B. **Vokale verschenken:** Therapeutin und Kind sitzen sich auf Pezzibällen gegenüber. Sie phonieren abwechselnd einen Vokal auf die flache Hand wie auf ein Tablett und geben pantomimisch den Laut dem anderen in die Hand. Verschenkt werden können jedoch nur solche Laute, die besonders gut „gelungen“ sind. Welchen Grad der Annäherung an den optimalen Klang eines Vokales dabei akzeptiert wird, legen Kind und Therapeutin vorher gemeinsam fest. ▼

Pezzibälle müssen immer entsprechend der Größe des Kindes ausgewählt werden, um eine physiologische Sitzhaltung mit gutem Bodenkontakt zu gewährleisten.

- z.B. **ohne Verstärker:** Die Kategorien „weich" und „hart" werden durch Imitation und Lernen am Modell auf Vokalebene eingeführt. Wenn das Kind die Unterschiede selbst produzieren kann, soll es versuchen, eine mittlere Qualität anzustreben. Im Wechsel wird nun phoniert und gezählt, wie viele Vokale bei den Mitspielern in die mittlere Kategorie passten.
- z.B. **mit Geschichten. Die Therapeutin kann folgende Geschichte vorlesen oder das stimmgestörte Kind selbst lesen lassen:**

Jessika übt. Jessika sitzt am Tisch und sagt ein Gedicht auf. Manche Wörter klingen dabei härter als andere – sie knarren. Jessika steht auf und probiert es im Stehen noch einmal. Sie lässt die Schultern locker hängen und öffnet bei jedem Buchstaben weit den Mund. Das Sprechen ist jetzt weniger anstrengend als zuvor.

Im Anschluss soll das Kind folgende Fragen zur Geschichte beantworten:

- Kannst Du nachmachen, wie Jessikas Stimme klingt, bevor sie etwas ändert?
- Was ändert Jessika?
- Kannst Du das nachmachen?
- Wie klingt das Gedicht, wenn Du Dich beim Sprechen nicht anstrengen musst?

Im nächsten Kapitel wird ein Überblick über die einzelnen Therapiebausteine gegeben, und es werden einige Übungsbeispiele genannt, die als Anregung für die eigene Kreativität dienen sollen.

> Stimmtherapie bei kindlichen Dysphonien kann – je nach Störung und betroffenem Kind – Übungen aus den Bausteinen **Wahrnehmung, Tonusregulation, Atmung, Phonation, Artikulation** und das Training **assoziierter Fertigkeiten** beinhalten. Die Ziele der einzelnen Übungen lassen sich dabei häufig mehreren Bausteinen zuordnen.

Baustein Wahrnehmung

Viele Kinder haben häufig Erkältungen und Mittelohrentzündungen (Böhme 2003). Oft ist das Hörvermögen durch unbemerkte Paukenhöhlenergüsse für längere Zeit eingeschränkt, ohne dass es den Bezugspersonen unbedingt auffallen müsste. Was sich dadurch für ein Kind ändert, ist die akustische Rückkopplung seiner eigenen Stimme und die Wahrnehmung seiner Umwelt. Die **auditive Wahrnehmung** des Kindes ist beeinträchtigt.

kinästhetische Wahrnehmung

Ein Kind steuert seine Stimme aber nicht nur über die auditive Rückmeldung, sondern auch über sein Körpergefühl, seine **kinästhetische Wahrnehmung**. Die ungestörten Funktionen beider Wahrnehmungskanäle ergänzen einander und ermöglichen eine optimale Stimmgebung. Erst mit entsprechender **Fremd- und Eigenwahrnehmung** kann ein Kind phonatorische Prozesse beeinflussen und regulieren.

Höchstwahrscheinlich wird ein Kind mit einem Kopfhörer, aus dem es laute Musik hört, viel lauter sprechen und singen als ohne. Auch Kinder, deren Hörvermögen eingeschränkt ist, tun dies instinktiv und behalten eventuell diese Angewohnheit, zu laut zu sprechen, bei, auch wenn das Hörvermögen längst wiederhergestellt ist. Solche kurzzeitigen, aber auch längerandauernde Beeinträchtigungen des Hörvermögens spielen bei der Verursachung kindlicher Stimmstörungen eine Rolle (s. Kap. 2.2). Es ist deshalb sehr wichtig, bei entsprechenden Hinweisen in regelmäßigen Abständen einen Hörtest durchführen zu lassen. Manchmal sind Kinder aber einfach unaufmerksam für die Höreindrücke der Umwelt.

Die **Wahrnehmungsschulung** beider Wahrnehmungskanäle lässt sich in verschiedene Phasen unterteilen: Einer Phase der **unspezifischen Bewusstmachung** grundlegender Vorgänge bei Atmung und Phonation folgt die Phase der **spezifischen Wahrnehmung**, in der wichtige Charakteristika der Stimmgebung beschrieben und verschiedene Verhaltensweisen einander gegenübergestellt gestellt werden sollen.

Im Rahmen der spezifischen Wahrnehmung lassen sich anhand von Geschichten, die zur Analyse von Verhaltensweisen geeignet sind, durch gezielte Fragen einzelne Aspekte des stimmlichen Fehlverhaltens zusammen mit dem Kind erarbeiten (Andrews / Summers 2002).

Spezifische kinästhetische Wahrnehmung

Frederik

„Der kleine Frederik liest eine Geschichte vor. Seine Schultern sind hochgezogen und seine Bauchdecke ist ganz hart. Er kann kaum einen Satz beenden, immer geht ihm die Luft aus. Er presst das letzte Wort des Satzes heraus, atmet hastig. Die Schultern heben und senken sich im Rhythmus der Atmung. Seine Zähne sind zusammengebissen, und der Mund öffnet sich kaum beim Sprechen."

Fragen an das Kind:

- Kannst Du mir beschreiben, wie Frederik atmet?
- Wie ist seine Körperhaltung? Wie fühlt sich sein Kiefer an?
- Was muss Frederik machen, um besser lesen zu können?

Grundlegendes Ziel ist die Sensibilisierung des Kindes für Tonus und Raumlage- und Bewegungsvorgänge bei Atmung und Phonation.

Ziele der kinästhetischen Wahrnehmungsübungen

- Tonuswahrnehmung
  z. B. **Körperreise:** Therapeutin und Kind gehen im Geist den gesamten Körper durch. Es gilt, lockere, entspannte Partien von muskulär angespannten zu unterscheiden. Hilfestellung: Die Therapeutin lenkt die Wahrnehmung des Kindes durch Auflegen ihrer Hand oder eines Luftballons auf die einzelnen Körperteile.
- Raumlagewahrnehmung
  z. B. **Skulpturenstellen:** Das Kind steht mit geschlossenen Augen im Raum, während die Therapeutin die Haltung des Kindes durch Veränderung der Lage der Arme, Beine oder des Kopfes verändert. Das Kind soll anschließend beschreiben, wie es dasteht.
- Bewegungswahrnehmung
  z. B. **Zungenfahrstuhl:** Das Kind steckt kleine Kieselsteinchen oder Nudeln in den Mund und soll sie unter der Zunge oder in den Wangen verstecken. Anschließend soll es beschreiben, wo die Zunge sich jetzt im Mund befindet.
  Die Übung Zungenfahrstuhl lässt sich durch gleichzeitige Phonation von Vokalen zu einer spezifischen auditiven Wahrnehmungsübung umgestalten. Beurteilt werden nun mit dem Kind die Veränderungen der Stimmqualitäten in Verbindung mit Zungenlage.

Spezifische kinästhetische Wahrnehmungsübungen finden sich in Kapitel 7.2 „Baustein Tonusregulation".

Ziele der auditiven Wahrnehmungsübungen

Mit gezielten Übungen können das **genaue Hinhören** und **die Diskriminationsfähigkeit** der Kinder bei Geräuschen, Stimmen, Sprache und Kategorien wie „laut" und „leise", „hoch" und „tief" gefördert werden. Dies ist die Voraussetzung für die Wahrnehmung von Stimmeigenschaften wie Tonhöhe und Lautstärke. Die Fähigkeit eines Kindes, Klänge und Geräusche wahrzunehmen und zu unterscheiden, kann mit folgenden Spielen, die auch in der Gruppe viel Spaß machen, gezielt gefördert werden.

Spiele mit Geräuschen

Geräusche raten: Hinter dem Rücken des Kindes, das rät, werden Geräusche erzeugt: Schereklappern, Papierknistern, Rasseln mit dem Schlüsselbund, Weckerklingeln oder Glöckchenläuten usw. Das Kind soll raten, wodurch das Geräusch entstand.

Memory: Aus Filmdöschen lässt sich ein einfaches Memory basteln. In je zwei gehören die gleichen Gegenstände: Reis, eine Murmel, Sand, Erbsen, Münzen, kleine Nägel u. a. Das Kind soll die Dosen schütteln, um die gleich klingenden Paare herauszufinden.

Lotto: Verschiedene Verlage bieten Geräusche-Lottos und andere „Hörspiele“ zur Zuordnung von Geräuschen an. Geräusche des Alltags soll das Kind dabei entsprechenden Abbildungen zuordnen. Es gibt auch gute Computerprogramme zur auditiven Wahrnehmung.

Derartige Spiele lassen sich auch selbst herstellen, indem **Alltagsgeräusche selbst** aufgenommen werden (z.B. Telefon, Staubsauger, Türklingel, Hundegebell, Wasserkessel, Spieluhr usw.).

„Hörspiele“ zu Sprache und Stimme

Wörter diskriminieren / bzw. identifizieren: Dem Kind werden kurze Geschichten vorgelesen. Bei einem bestimmten Wort, z.B. immer, wenn es das Wort „Auto“ hört, soll es auf den Tisch klopfen oder in die Hände klatschen.

Stimmen differenzieren: Bevor ein Kind seine eigene Stimme gezielt einsetzen kann oder lernt, leiser zu sprechen, muss es die Unterschiede zunächst bei anderen Sprechern erkennen können. Erst dann kann es seine Stimme kontrollieren. Verschiedene Sprecher können aufgenommen werden, und das Kind soll anschließend die Unterschiede in Lautstärke, Tonhöhe und Stimmqualität herausfinden.

Zur Objektivierung eigener Wahrnehmungen haben sich regelmäßige Aufnahmen der gestörten Kinderstimmen bewährt. Aber auch das Kind selbst kann damit seine Wahrnehmung schulen. Wenn mehrere Kinder aufgenommen werden, können die Kinder folgende Fragen beantworten:

- Welches Kind spricht gerade?
- Wer hat eine höhere oder tiefere Stimme?
- Wer spricht laut oder leise?

Literaturtipp für Spielanregungen

Vopel, K. (1996): Hallo Ohren. Spiele für Kinder zwischen 3 und 6 Jahren. Iskopress, Salzhausen

Zusammenfassung

Der Baustein **Wahrnehmung** dient der Förderung der auditiven und kinästhetischen Wahrnehmung und sensibilisiert das Kind für stimmliche Parameter.

Baustein Tonusregulation

Die ganze Bandbreite der Entspannungstechniken für Erwachsene lässt sich kindgerecht abwandeln und – je nach Störungsbild – auch in der Therapie kindlicher Dysphonien einsetzen. So existieren beispielsweise Fantasiereisen auf Basis des Autogenen Trainings oder in Verbindung mit Massagetechniken.

Ziel der Entspannungsübungen

Es geht dabei immer um die **Tonusregulation**, d.h. hypotone Kinder brauchen Aktivierungsübungen zur Steigerung des Tonus, während für „überspannte“ Kinder Entspannungsübungen geeigneter sind. Auch Übungen zur Verbesserung der Sitz- und Stehhaltung gehören zur Tonusregulation. Im Rahmen der Schulung der Körperwahrnehmung sollen dem Kind bestimmte muskuläre Zustände bewusst gemacht werden, um später die Körperspannung selbst beurteilen und regulieren zu können.

Auswahl der Übungen

Atem- und Stimmfehlfunktionen hängen häufig mit Verspannungen und Haltungsfehlern zusammen. Entscheidend für die Wahl eines Entspannungsverfahrens ist die Wirkungsart. Kinder sprechen unterschiedlich auf die spezifischen Entspannungsparameter an. Bei jüngeren Kindern eignen sich erfahrungsgemäß **sensorische Verfahren** sehr gut. Ab dem Schulalter lassen sich auch **imaginative Verfahren** einsetzen oder mit sensorischen Übungen kombinieren. **Aktive Lockerungs- und Bewegungsübungen** können ebenfalls eingesetzt werden. Die Auswahl des geeigneten Verfahrens hängt auch von der Konzentrationsfähigkeit, der Persönlichkeit und den Bedürfnissen des Kindes ab. Manche Kinder kommen mit aktiven bewegungsorientierten Lockerungsübungen in kurzen Einheiten besser zurecht, andere sprechen gut auf längere passive Verfahren, z. B. Autogenes Training im Liegen an.

Die **geeignete Übungsform** lässt sich nur durch **Ausprobieren** erkunden. Durch Beobachtung zeigt sich, bei welcher Übung das Kind motiviert ist und sich Tonusveränderungen einstellen.

Entspannungstechniken

- Eutonie (Kjellrup 2006)
- Progressive Muskelentspannung (Jacobson et al. 2006)
- Autogenes Training (Schultz 2010)
- isotonische und isometrische Übungen (bei **isotonischen** Übungen wird ein Körperteil bewegt, während die Muskelspannung konstant bleibt, bei **isometrischen** Übungen ändert sich der Grad der Muskelspannung, ohne eine Bewegung auszuführen) ▼

- Lockerungs- und Dehnungsübungen
- Massage
- passives Durchbewegen usw.

Entspannungsübungen für Kinder

Nachfolgend werden einige Beispiele für die Kombination und kindgerechte Abwandlung der klassischen Entspannungstechniken genannt, wie sie in der Erwachsenenstimmtherapie angewandt werden.

Schlafender Cowboy: Das Kind liegt auf dem Boden und stellt sich schlafend. Die Therapeutin überprüft durch Anheben der Extremitäten, ob das Kind das Gewicht abgeben kann und schüttelt die Körperteile entsprechend aus.

Wettermassage: Das Kind liegt auf dem Bauch und die Therapeutin massiert den Rücken des Kindes, wobei sie eine Geschichte erzählt: Es regnet, erst kleine Tropfen, dann größere, es hagelt, es blitzt, es schneit ganz sachte bis eine geschlossene Schneedecke entsteht, die Therapeutin rollt den Schnee zu dicken Kugeln, baut einen Schneemann etc. Die Hände simulieren dabei parallel zum Sprechen die Ereignisse durch Abklopfen und Ausstreichen mit Fingerspitzen, Handballen oder der Handfläche.

Wildschwein: Das Kind lehnt sich mit dem Rücken an eine Wand. Zwischen Wand und Rücken befindet sich ein Tennisball. Durch horizontale und vertikale Körperbewegungen bewegt sich der Ball auf und ab und das Kind „massiert“ sich selbst die Rückenpartie.

Videoclip: Ältere Kinder tanzen gerne zu ihren Lieblingsliedern von Musikvideos und CDs. Zu Beginn einer Behandlung oder zur Spannungsabfuhr auch innerhalb einer Therapiestunde lässt sich durch Tanzen eine tonusregulierende Wirkung feststellen.

Ballkampf: Mit Boxhandschuhen versehen können die Kinder gegen einen Pezziball zum Kampf antreten. Die Therapeutin hält dabei den Ball mit beiden Händen vor dem Körper, während das Kind versucht, den Ball zu treffen. Bei dieser Übung lassen sich auch innere „Verspannungen“ gut abreagieren.

Balanceübungen: Trampolin, Balancierkegel, Rundhölzer eignen sich für Balanceübungen und damit zur Tonusregulation.

Progressive Muskelentspannung für Kinder

Die progressive Muskelentspannung basiert auf der abwechselnden Anspannung und Entspannung von Muskelgruppen. Dieses Verfahren wurde in den 1950er Jahren von Jacobson entwickelt. Wenn ein Kind seine Hand zur Faust ballt und dabei alle Muskeln aktiviert, kann es die nachfolgende Entspannung besser spüren und direkt mit der vorangegangenen Anspannung vergleichen.

Es folgt der Text für eine Version der Progressiven Muskelentspannung, die speziell für den Einsatz bei Vorschulkindern entwickelt wurde. Der Text kann dem übenden Kind auf Band gesprochen werden, so dass auch im häuslichen Umfeld trainiert werden kann. Die Pausen, die im Text markiert sind, sollten während der Anspannung zwischen **drei und fünf Sekunden** dauern *(kurze Pause)*. Die Pausen in den Konzentrationsphasen zwischen den einzelnen Muskelgruppen dauern etwa **10–20 Sekunden** *(lange Pause)*.

Progressive Muskelentspannung für Kinder
Anleitung:
„Wir wollen jetzt nacheinander verschiedene Körperteile bewegen und wieder ausruhen lassen. Dazu ist es wichtig, dass Du Dir die Geschichte, die ich Dir erzählen werde, gut vorstellst. Leg Dich auf den Rücken und schließe die Augen.

Stell Dir vor, Du hast in einer Hand einen Schwamm (lange Pause).
Den presst Du jetzt ganz fest aus. Auspressen, fest pressen (kurze Pause) … und wieder lockerlassen. Leg die Hand wieder ab (lange Pause).
Stell Dir vor, Du hast den Schwamm jetzt in der anderen Hand (lange Pause).
Presse ihn fest zusammen. Auspressen, fest pressen (kurze Pause) … und wieder lockerlassen. Leg die Hand wieder ab (lange Pause).
Stell Dir nun vor, Du bist eine Schildkröte und sitzt in der Sonne auf einem Stein. (lange Pause).
Jetzt beginnt es zu regnen und Du ziehst den Kopf in den Panzer. Einziehen, fest einziehen (kurze Pause) … und wieder rausgucken (lange Pause).
Stell Dir vor, eine Fliege sitzt auf Deiner Nase (lange Pause).
Du willst sie verscheuchen: Mach Deine Nase kraus: Anspannen, fest anspannen (kurze Pause) … und wieder lockerlassen (lange Pause).
Stell Dir vor, Du läufst im Matsch und trittst mit einem Fuß ganz fest auf (lange Pause).
Auftreten, fest auftreten (kurze Pause) … und wieder raus aus dem Matsch (lange Pause).
Und nun trittst Du mit dem anderen Fuß ganz fest auf (lange Pause).
Auftreten, fest auftreten (kurze Pause) … und wieder raus aus dem Matsch (lange Pause).
Und dann reckst und streckst Du Dich wieder und machst die Augen wieder auf und gähnst."

Tonusregulierende Maßnahmen finden immer dann in der Therapie kindlicher Stimmstörungen ihren Einsatz, wenn die Therapeutin Hinweise für eine ganzkörperliche oder auch nur in bestimmten Körperregionen auftretende Über- oder Unterspannung findet. Häufig ist dies der Schulter- und Nackenbereich oder die Muskulatur des orofazialen Bereiches. Aber auch muskuläre Über- und Unterspannungen im oberen und unteren Rücken wirken sich auf Parameter der Phonation negativ aus, z. B. auf Atmung und Resonanz.

Literaturtipps zur Tonusregulation bei Kindern

Brinckmann, A., Treess, U. (1999): Bewegungsspiele. Rowohlt, Reinbeck

Friebel, V. (2000): Wie Stille zum Erlebnis wird. Herder, Freiburg

Lendner-Fischer, S. (2004): Bewegte Stille. Kösel, München

Müller, E. (1995a): Auf der Silberlichtstraße des Mondes. Autogenes Training für Kinder. Fischer, Frankfurt

– (1995b): Du spürst unter Deinen Füssen das Gras. Autogenes Training in Fantasie- und Märchenreisen. Fischer, Frankfurt

Vopel, K. (2008): Zauberladen. Phantasiereisen für Kinder von 3-6 Jahren. Iskopress, Salzhausen

– (2004): Zauberhände. Iskopress, Salzhausen

– (1997): Bewegung im Schneckentempo. Iskopress Salzhausen

– (1996): Bewegungsspiele für Kinder zwischen 3 und 6 Jahren. Iskopress, Salzhausen

Windels, S. (1984): Eutonie mit Kindern. Kösel, München

Haltungsschulung

Viele Kinder zeigen Haltungsprobleme, die im Zusammenhang mit kindlichen Stimmstörungen der Korrektur bedürfen. Hier haben sich Übungen aus dem physiotherapeutischen Ansatz der **Rückenschule** bewährt. Die Übungen werden kindgerecht angeboten und sind auch für Kindergruppen geeignet. Auch die interdisziplinäre Zusammenarbeit mit Physiotherapeuten, die gleichzeitig oder abwechselnd bestimmte Schwerpunkte, wie Sitzhaltung etc. mit dem Kind erarbeiten, ist eine ergänzende Möglichkeit.

Michael

Michael sitzt am Tisch und macht Hausaufgaben. Sein Rücken ist rund und seine Schultern hängen nach vorne. Wenn er zu seinem Bruder sehen will, der draußen auf der Terrasse spielt, muss er das Kinn weit nach vorne strecken. Michael denkt nach. Es geht nicht so recht voran mit den Hausaufgaben.

Fragen an das Kind:

- Beschreibe mir, wie Michael sitzt.
- Was müsste Michael tun, um besser zu sitzen?
- Wie fühlt sich das „alte“ und das „neue“ Sitzen an?

Marionettenübung: Im Stehen oder Sitzen ziehen unsichtbare Marionettenfäden nacheinander an einem Körperteil. Das Kind soll mit dem ganzen Körper die Folge des Ziehens nachspielen (Was passiert, wenn der Faden am Ohr, am Rücken, an der Schulter, am Bein usw. zieht?).

Kissen balancieren: Das Kind bekommt ein kleines Kissen oder Reissäckchen auf den Kopf gelegt und soll damit verschiedene Bewegungsformen und Haltungen erproben, ohne dass das Kissen herunterfällt (stehen, laufen, sich hinsetzen, tanzen, hüpfen).

Intention: Das Kind soll verschiedene Haltungen ausprobieren. Welche Körperhaltung nimmt es ein, wenn es etwas brennend interessiert oder zu Tode langweilt?

Literaturtipps zur Haltungsschulung

Kempf, H.-D., Fischer, J. (2004): Rückenschule für Kinder. Rowohlt, Reinbeck

Lehmann, G. (2004): Die Rückenschule für Kinder. Gräfe und Unzer, München

Zusammenfassung

Der Baustein **Tonusregulation** dient dem Abbau von Fehlspannungen und dem Aufbau eines physiologischen Gesamtkörpertonus.

Baustein Atmung

Atmung und Phonation sind untrennbare Vorgänge, denn Sprechen ist hörbare Ausatmung. Kinder mit diagnostizierten Atemfehlfunktionen bedürfen deshalb der sensiblen Anleitung zur Erlangung einer physiologischen Atemvollfunktion und einer atemrhythmisch angepassten Phonation (Fernau-Horn 1954). Andererseits fordern besonders Vorschulkinder die Therapeutin heraus, atemtherapeutische Inhalte kindgerecht anzubieten.

Ziel der Atemübungen

Im Rahmen der Stimmtherapie dienen Atemübungen vor allem dazu, eine isolierte Costal- und Klavikularatmung abzubauen. Allgemeines Ziel ist es, die physiologische Atemvollfunktion schrittweise mit dem betroffenen Kind zu erarbeiten.

Bewusste Atemübungen eignen sich erst für Schulkinder, im Vorschulalter sind indirekte Übungen mit Intention und reflektorischer Atemergänzung wirksamer. Aber auch bei Vorschulkindern ist gegen ein Ausprobieren der Atemvorgänge nichts einzuwenden, auch wenn sie dabei über das Ziel hinausschießen und sich zunächst „vollpumpen" oder kurzzeitig in Klavikularatmung verfallen.

Ein **Blasebalg** und ein **Kehlkopfmodell** leisten anschauliche Dienste für das Verständnis der Respirationsvorgänge.

Schon Vorschulkinder möchten verstehen, was sich da im Körper abspielt. Generell lassen sich wieder Übungen aus der Stimmtherapie bei Erwachsenen alters- und persönlichkeitsgerecht auf das Kind abstimmen.

„Forschungsprojekt" Atmung

Therapeutin und Kind(er) bearbeiten ein Projekt. Sie wollen herausfinden, was die Atmung ist und was dabei im Körper passiert. Dazu beobachten sie zunächst, was sie beim anderen und sich selbst wahrnehmen können (Lernziel: Atemräume, Atembewegung, Ein- und Ausatmung). Dann gehen sie zu Egon. Egon ist ein 1,80 m großer Pappmensch, den man Schicht für Schicht aufklappen kann, so dass die einzelnen Körperstrukturen sichtbar werden (Lernziel: Anatomie Lunge, Zwerchfell, Kehlkopf). Jetzt wollen sie selbst eine Atemmaschine bauen. Auf eine Luftballonpumpe wird ein Luftballon gezogen, um die Atembewegung zu simulieren. Anschließend werden noch aufgepustete Luftballons auf dem eigenen Körper ausprobiert. Wo hebt er sich? Wann senkt er sich? (Lernziel: Eigenwahrnehmung, Steuerung der willkürlichen Atemfunktion)

Die Atmung reagiert auf alle seelischen und körperlichen Empfindungen. Über die Atmung lassen sich aber auch körperlich-seelische Spannungszustände regulieren. Von daher hängen die Bausteine Tonusregulation und Atmung zusammen. Atemübungen stellen häufig zugleich Entspannungsübungen dar.

Atemwahrnehmung

Die Wahrnehmung der beteiligten Atemräume, des Atemrhythmus und der Atemtiefe stellt eine wichtige Voraussetzung für die Anbahnung einer costabdominalen Atmung dar.

Blaseübungen: Ziel: Wahrnehmung des Luftstromes und der Atemräume

- *Dosierungsübungen:* Federn, Windräder, Seifenblasen, brennende Kerzen eignen sich für Blaseübungen mit unterschiedlicher Luftstromdosierung:
- *Windstärke:* Das Kind spielt Wind. Es bläst in verschiedenen Windstärken (Windstille über laues Lüftchen und sanfte Brise bis Gewittersturm)
- *Rollenspiel:* Hecheln wie ein Hund, Atmen wie ein Jogger, ein Baby etc.

Ruheatmung: Ziel: Wahrnehmung der unwillkürlichen Atemfunktion in Abhängigkeit von verschiedenen Körperzuständen.

- *Luftballon:* Ein aufgepusteter Luftballon wird im Liegen auf verschiedene Atemräume aufgelegt und die Atembewegung beobachtet.
- *Intention:* Das Kind stellt sich vor, an einer Blume zu riechen, etwas Unangenehmes zu riechen, sich zu erschrecken, sich zu freuen, etc. Dabei wird die Atemtiefe und -frequenz beobachtet.
- *Schnüffelübung:* Ein Riechmemory mit verschieden Gerüchen (Öle, etc.) wird gemeinsam gespielt und dabei die Atembewegung beobachtet.

Als Übergang zur Sprechatmung kann bei dieser Übung die willkürliche Atemfunktion eingebaut werden. Das Kind soll dann bewusst versuchen, den Luftballon „wegzuatmen" und die Atembewegung zu steuern.

Sprechatmung

Ganz besonders wirksam sind Atemübungen mit stimmhafter Ausatmung. So lässt sich mit stimmhaften Frikativen wie /w/ und /s/ die Ausatmung verlängern. Übungen zur reflektorischen Atemergänzung (Coblenzer / Muhar 1976) bieten viele, auch für kleinere Kinder geeignete Spielvarianten.

Tischtennisspiel: Zwei Spieler stehen sich gegenüber. Ein imaginärer Tischtennisball wandert hin und her. Bei jedem Schlag artikuliert der Spieler ein „sop". Ziel: Reflektorische Atemergänzung.

Rutsche: Auf ein großes Papier wird eine Rutsche gezeichnet. Das Kind deutet mit einem Wachsmalstift auf jede Stufe der Leiter und artikuliert jeweils ein kurzes /w/ dazu. Danach zeichnet es die Rutschbewegung mit dem Stift ein und spricht gleichzeitig ein durchgängiges /w/. Die Ausatmungsphase kann dabei systematisch verlängert werden. Ziel: Verlängerung der Ausatmung.

Ballvibration: Das Kind liegt auf dem Rücken, auf Brust und Bauch befindet sich ein großer Pezziball. Die Therapeutin unterstützt die stimmhafte Ausatmung des Kindes durch rhythmische Bewegungen der Hände auf dem Ball. Dabei können Frikative (/w/, /s/) oder Vokale, je nach intendiertem Schwierigkeitsgrad, eingesetzt werden. Ziel: Verlängerung der Ausatmung, Aktivierung verschiedener Atemräume.

Literaturtipp für Atemübungen

Vopel, K. (2008): Kinder ohne Stress. Band III: Atem. Iskopress, Salzhausen

Zusammenfassung

Der Baustein **Atmung** dient der Verbesserung der kindlichen Wahrnehmung und dem Aufbau einer physiologischen Atemvollfunktion.

Baustein Phonation

Generell ist jede Phonationsübung der Stimmtherapie für Erwachsene bei Kindern anwendbar, sofern sie in einen kindgerechten Kontext gestellt wird. Mit Aussagen wie: „Es kann halt nicht singen, es hat eben so eine raue Stimme" wird die Stimmfunktion eines Kindes häufig als gegeben hingenommen. Letztendlich ist es hier aber wie in vielen anderen Bereichen auch: Da Kinder noch sehr viel besser lernen als Erwachsene, kann durch gezielte Förderung nicht nur eine gestörte Stimmfunktion verbessert, sondern auch Freude am Umgang mit der eigenen Stimme geweckt werden. Kinder haben ein großes Interesse, zu erfahren, wie ihre Stimme funktioniert.

Mit Hilfe eines **aufgepusteten Luftballons** werden die Vorgänge im Kehlkopf anschaulich. Wenn man die Ränder des Mundstückes zwischen Daumen und Zeigefinger beider Hände spannt und die Luft langsam entweichen lässt, entsteht ein Ton. Die Luft im Ballon stellt die Luft in der Lunge dar, der obere Rand des Mundstückes entspricht den Stimmlippen.

Ziele der Phonationsübungen

Im Baustein Phonation soll auf der Grundlage einer verbesserten auditiven und kinästhetischen Wahrnehmung der gestörte Phonationsprozess eines Kindes schrittweise dem **physiologischen Phonationsmuster** angenähert werden.

Resonanzübungen

Allgemeines Ziel der Resonanzübungen ist eine Weitung des Ansatzrohres und die bessere Nutzung der am Phonationsprozess beteiligten Resonanzräume.

Bim-Bam: Therapeutin und Kind(er) spielen Glocke. Zu einer schwingenden Bewegung der Hand wird ein „Bim-Bam" oder „Blim-Blam" artikuliert.

Brummbär: Das Kind summt ein /m/ und soll durch Auflegen seiner Hände im Kopf- und Brustbereich erspüren, wo der Ton im Körper verstärkt wird. Die Wahrnehmung des Kindes lässt sich durch die Therapeutin lenken, indem sie gezielt nachfragt: Wo „wackelt" es? An der Nase? Am Hals? Am Rücken? Auf der Brust? Etwa am Bauch? Wie hört sich die Stimme an, wenn man sich die Ohren zuhält, wie klingt sie im Treppenhaus, im Badezimmer oder wenn man den Kopf in einen großen Pappkarton steckt? Wie klingt die Stimme durch ein Papprohr? Wie leise kann man eigentlich sprechen? Und wie laut? Wie hoch und wie tief? Was passiert, wenn man einen aufgepusteten Luftballon dicht vor das Gesicht hält und ein /m/ hineinsummt?

Kaugummikauen: Kind(er) und Therapeutin imitieren Kaugummikauen mit offenem Mund. Dabei werden einzelne Laute und Wörter mit Nasallauten „durchgekaut".

Übungen zum physiologischen Stimmeinsatz

Allgemeines Ziel dieser Art von Übungen ist die Wahrnehmung und die Spannungsdosierung beim Stimmeinsatz (s. Kap. 7.2 „Bausteine stimmtherapeutischer Übungen").

Eierlaufen: Ein aufgepusteter Luftballon wird auf der flachen Hand balanciert, und während Therapeutin und Kind(er) durch den Raum gehen, wird dazu ein /o/ phoniert.

Stadt-Land-Fluss mit Vokalen: Therapeutin und Kind(er) suchen Städte, Flüsse, Länder mit Vokalanfang. Der jeweilige Vokal wird vorher ausgelost. Bei kleineren Kindern könnten die zu suchenden Kategorien z.B. Spielzeug, Essen, Tiere lauten.

Ottos Mops (Jandl / Junge 2001): Ältere Kinder können auch mit einer von Gernhardt´s Varianten (1997) dieses Gedichtes ihre Stimmeinsätze trainieren.

Robert Gernhardt: Annas Gans

annas gans aast
anna: ab gans ab
annas gans rast
anna: aha

anna sagt: ach
anna sagt: angst
anna klagt
anna: gans gans
anna mahnt

annas gans scharrt
anna: ran gans ran
annas ganz naht
annas gans kackt
anna: hahaha

Übungen zur Dynamik

Rinderherde: Therapeutin und Kind(er) „reiten" auf Pezzibällen. Rhythmikseile, in die eine Schlinge geknotet wird, dienen als Lasso und werden über dem Kopf geschwungen. Dazu wird ein lautes „ho-ho" phoniert. Imaginäre Tiere sollen so eingefangen werden.

Indianerspiel: In Anlehnung an die Akzentmethode (vgl. Thyme 1987) wird ein Kriegstanz einstudiert. Alle Krieger laufen zur rhythmischen Unterstützung einer Trommel durch den Raum und phonieren: „ho-ho" oder „ha-ha".

Übungen zur Modulation

Fahrstuhl: Ein /o/ wird als Gleitton aufsteigend und absteigend phoniert. Mit einer Hand kann dazu die Bewegung in Form eines Halbkreises unterstützt werden, oder Sprechzeichen können in Form einer Rutsche auf ein Papier an der Wand gemalt werden.

Bei **Einsatz der Kopfstimme** sollte die Artikulationsweite im Mundraum beibehalten werden. Hier hilft die Vorstellungshilfe, gähnen zu müssen oder eine Luftblase im Mund zu haben.

Nanu?: Frage- und Antwortdialoge mit Intention verbessern die Modulationsfähigkeit der kindlichen Stimme. Erstaunen, Entsetzen, Freude und Ärger sollen dabei stimmlich ausgedrückt werden:

„Was soll das?" – „Nichts!"
„Gib das sofort her!" – „Nein"
„Oh, ist das toll!" – „Was denn?"
„Ih, wie das stinkt!" – „Igitt!"
usw.

Rufübungen

Wie schon in Kapitel 6 „Therapiebereich Familiengespräche" erwähnt, geht es in der Therapie eines stimmgestörten Kindes darum, die **Ursache** seines überlauten Stimmgebrauchs zu erkunden, und nicht stimmintensive Betätigungen einfach zu verbieten. Bei vielen Kindern ist es deshalb sinnvoll, Übungen zur physiologischen Lautstärke in die Therapie einzubauen. Das Kind soll dabei beispielsweise lernen, ohne Anstrengung und mit einer physiologischen Technik zu rufen.

Eseltreiben: Therapeutin und Kind(er) stehen nebeneinander und treiben einen imaginären Esel mit einer schwingenden Bewegung der Hand an. Dazu wird „hopp", „los", „lauf", „geh", „weg" usw. gerufen.

Nein!-Doch!: Zwei Personen stehen sich gegenüber und gehen abwechselnd je einen Schritt aufeinander zu. Dabei übernimmt einer den Part des „Nein", der andere antwortet jeweils mit „Doch".

Ball-Schwingen: Therapeutin und Kind(er) lehnen sich mit einem Pezziball im Rücken gegen eine Wand. Der Ball befindet sich auf Hüfthöhe. Durch vorsichtiges Vor- und Zurückschwingen entsteht ein federnder Impuls aus dem Ball, der für eine Rufübung genutzt werden kann. Jeweils beim Nach-vorne-Schwingen werden zunächst kurze Ausrufe phoniert (Los, Geh, Platz, Sitz, Komm, Lass, Lauf usw.).

Diese Übung lässt sich auf Satz- und Dialogebene erweitern, indem die Betonungsstruktur der Wörter und Sätze mit je einer Federung unterstützt wird. Der Akzent sollte dabei wechseln, und es sollten verschiedene Betonungen erprobt werden:

„Geh weg!"
„Komm her!"
„Lass das sein!"
„Hör mir zu !"
„Gib das endlich her!"

„Räum das bitte weg!"
„Spiel doch einmal ab!"
„Jetzt ruf' doch bitte an!"
„Jetzt kauf doch einmal ein!"
usw.

Singstimme

Bevor Kinder beim Singen perfekt eine Melodie intonieren können, muss sich zunächst ihr Rhythmusgefühl entwickeln. Als Vorübung zum Singen ist darum der Umgang mit Orffschen Instrumenten zu empfehlen. Die Kinder lernen spielerisch den Umgang mit Tönen und deren Länge. Dies ist auch der Sprachentwicklung förderlich, denn Rhythmus und Melodie sind Grundelemente der Sprache.

Vielen Eltern stimmgestörter Kinder, die im Chor singen, wird empfohlen, das Kind sofort aus dem Chor zu nehmen. Hier sollte eine Therapeutin differenzierter nachfragen:

- Wie singt das Kind?
- Wird und wie wird Stimmbildung im Chor betrieben?

Das Beachten folgender Punkte ist zur **Schonung der empfindlichen Kinderstimme** unerlässlich:
- Singen weder in zu tiefen noch zu hohen Lagen
- kein Aussingen des gesamten Stimmumfanges der Kinder
- Einsingübungen vor jeder Chorstunde
- aufmerksame Kontrolle, ob einzelne Kinder sich überschreien

Die Therapeutin sollte immer das Gespräch mit der Chorleiterin suchen (s. Anhang „Informationen für Chorleiterinnen und Pädagoginnen"). Zunächst sollte die Chorleiterin über die Stimmstörung informiert werden, und es sollte gemeinsam besprochen werden, welche Möglichkeiten es für das Kind gibt, trotz Stimmproblemen im Chor zu bleiben.

Literaturtipps zu Übungssammlungen

Ellmer, S., Mebus, M. (1991): Falldarstellung der Therapie einer juvenilen hyperfunktionellen Dysphonie. Projektarbeit an der Lehranstalt für Logopädie in Aachen

Gaßmann, U., Linder, G. A., Peters, I. (1990): Juvenile Stimmstörungen – Theoretische Grundlagen und Vorschläge zur Therapie. Projektarbeit an der Lehranstalt für Logopädie in Köln

Geipel, A., Hindemith, C. (1995): Diagnostik und Therapie bei kindlicher Stimmstörung. Projektarbeit an der Lehranstalt für Logopädie in Mainz

Hermann-Röttgen, M. (1998): Spiele für die Sprachtherapie, Teil E. Atem und Stimme. Verlag gruppenpädagogischer Literatur, Wehrheim Mohr, A. (2005): Handbuch der Kinderstimmbildung. Schott music distribution, Mainz

Mol, A., Bolz, A. (1980): Therapie der kindlichen hyperfunktionellen Stimmstörung in modifizierter Form der Erwachsenentherapie. Facharbeit der Lehranstalt für Logopädie Hamburg

Schmidt-Gaden, G. (2006): Wege der Stimmbildung für Kinder und Erwachsene. Hieber, München

Zusammenfassung

Der Baustein **Phonation** dient der Wiederherstellung einer atemrhythmisch angepassten, unangestrengten Stimmgebung im Alltag.

Baustein Artikulation

Manche Kinder öffnen beim Sprechen und Singen kaum den Kiefer, sie „nuscheln". Dadurch werden sie schlecht verstanden und brauchen mehr Stimmkraft als Kinder, die den Mund weit öffnen.

Ziele der Artikulationsübungen

Allgemeines Ziel dieser Übungen ist deshalb eine plastische Artikulation. Voraussetzung dafür ist eine lockere, bewegliche Artikulationsmuskulatur. Eine plastische Artikulation verbessert zudem die Resonanz und unterstützt den Vorgang der reflektorischen Atemergänzung (vgl. Coblenzer / Muhar 1976).

Lockerungs- und Weitungsübungen

Gähnen: Das Kind soll mit geschlossenem Mund gähnen und dabei die Weitungsvorgänge und die Zungenlage im Mundraum erspüren.

Kiefer: Das Kind soll mit weit geöffnetem Mund gähnen wie ein Löwe, miauen wie eine Katze, blopp-blopp machen wie ein Fisch.

Lippen: Eine Lockerungsübung für die Lippenmuskulatur ist das sog. Lippenflattern. Die Luft wird dabei durch die locker geschlossenen Lippen gepustet, bis die Lippen zu flattern beginnen und ein Ton wie das Brummen eines Autos entsteht.

Singen: In dem Lied „Drei Japanesen mit dem Contrabass" werden jeweils die Vokale /a/, /e/, /i/, /o/, /u/ ausgetauscht, so dass immer nur ein Vokal pro Vers auftritt: z. B. „Dra Japanasan mat dam Cantrabass" oder „Dri Jipinisin mit dim Cintribiss" usw. Beim Singen wird den Kindern bewusst, wie weit sie bei einzelnen Lauten den Mund öffnen können und dass sich die Lautstärke und die Stimmqualität dadurch ändern. Oft verbessert sich der Stimmklang bei der Strophe auf „a" bereits erheblich.

Tante Erna ist krank: Ein Korken oder der Daumen werden locker mit den Zähnen festgehalten. Jeder Mitspieler darf nun Tante Erna eine neue Erkrankung andichten – sofern er denn alle von den anderen Mitspielern genannten Krankheiten richtig wiederholen kann.

Bei allen Artikulationsübungen besteht die Gefahr eines Zuviels der Bewegungen, was wiederum zu Verkrampfungen führen würde. Übungen mit **visueller Kontrolle** und **Vorstellungshilfen** (z. B. „Dein Kiefer ist ganz müde …") können Abhilfe schaffen.

Zusammenfassung

Der Baustein **Artikulation** beinhaltet die Lockerung und Dehnung der am Artikulationsvorgang beteiligten Muskeln. Dies ist Voraussetzung für eine plastische Artikulation.

Baustein Training einzelner Fertigkeiten

Hierbei steht die Beseitigung assoziierter Störungen (Artikulationsprobleme wie Dyslalien, Sigmatismen oder myofunktionelle Störungen) im Mittelpunkt.

Ziel des Zusatztrainings

Wichtigstes Anliegen ist der Ausgleich unterschiedlich weit entwickelter Bereiche: z. B. einer weniger gut entwickelten Feinmotorik im Vergleich zu guten grobmotorischen Fähigkeiten.

Bereiche der Motorik

Alle Bewegungsvorgänge muss ein Kind im Laufe seiner körperlichen Entwicklung erst erlernen und trainieren, auch wenn die Motivation aus einem inneren Drang, vielleicht einem inneren Entwicklungsprogramm heraus gespeist zu sein scheint. Ohne Trainingsphase, in der sozusagen die Feinabstimmung der Motorik geschieht, geht es nicht. Man kann beobachten, dass einmal ein Bereich der körperlichen Bewegungsmuster weiter entwickelt ist als ein anderer. Dies ist aber immer nur für eine kurze Zeit so und bildet die Übergangsphase zu neu erworbenen Fertigkeiten.

Bei stimmgestörten Kindern lässt sich häufig eine Unausgewogenheit verschiedener Muskelpartien beobachten: zu viel Spannung in einem Bereich, demgegenüber zu wenig Spannung im anderen. Beispielsweise fällt es vielen Kindern leicht, zu klettern, Fahrrad zu fahren, zu laufen und zu springen oder Ball zu spielen. Manche dieser Kinder haben aber Probleme bei feineren Bewegungsmustern wie Zeichnen oder Basteln, ihre Feinmotorik ist also noch nicht altersgemäß entwickelt.

Die **Stimmgebung** gehört zu den feinsten und differenziertesten Muskelaktivitäten.

So verwundert es nicht, dass die Stimmen dieser Kinder häufig gepresst und überanstrengt klingen. Im Mund- und Zungenbereich (Zungen- und Mundmotorik) herrscht dafür dann meist zu wenig Spannung. Einzelne Sprechlaute können noch nicht richtig gebildet werden, ein Sigmatismus tritt auf, oder das Kind atmet durch den Mund und der Mundschluss ist nicht gegeben.

Diese assoziierten Störungen können unterschiedlichster Ätiologie sein, aber im Rahmen kindlicher Dsyphonien eben auch mit der muskulären Spannung im orofazialen Bereich zusammenhängen.

Grobmotorische Spiele

Säckchenspiel (ab zwei Mitspielern): Ein mit Reiskörnern gefülltes Stoffsäckchen wird einem Mitspieler so zugeworfen, dass er es gut fangen kann. Dabei wird bei jedem Wurf laut mitgezählt, wie oft das Säckchen bereits gefangen wurde. Ziel ist es, dass das Säckchen nicht auf den Boden fällt, also möglichst oft gefangen wird. Die Kinder können dabei zeigen, wie gut sie schon zuspielen und fangen können. Spielen mehr als zwei Kinder mit, so wandert das Säckchen im Kreis herum.

1-2-3, fang den Ball (für zwei Spieler): Therapeutin und Kind stehen sich gegenüber, jeder hat einen Ball in der Hand. Nun wird rhythmisch bis drei gezählt und dann gleichzeitig der Ball dem Gegenüber zugeworfen und gefangen. Schwieriger ist es, wenn die Bälle in ihren Größen variiert werden. So kann man z. B. mit einem kleinen und einem großen Ball gleichzeitig spielen.

Luftballon tippen (für beliebig viele Mitspieler): Ein aufgepusteter Luftballon soll den Boden nicht berühren. Dazu wird er abwechselnd von den Mitspielern in die Luft gestupst. Dabei können verschiedene Körperteile benutzt werden: Finger, Handfläche, Kopf, Fuß usw.

Balancieren

Geeignet für Balancierübungen sind Rundhölzer, Springseil, Schiffstau, Pappscheiben etc., die man so auf dem Boden verteilt, dass das Kind darüber balancieren kann, ohne den Boden zu berühren. In Fachgeschäften gibt es Plastikkegel, Schildkröten etc. zum Gleichgewicht halten.

Balancierübungen lassen sich gut mit Phonations -und Wahrnehmungsübungen verbinden, z.B. abwechselnd Vokale auf dem Rundholz phonieren und die Veränderung des Stimmklanges in Abhängigkeit von der Standfestigkeit beurteilen.

Feinmotorische Spiele

Steckspiele: Im Handel gibt es verschiedene Steckspiele, bei denen bunte Plastiksteinchen in eine Unterlage mit Löchern gesteckt werden. Auch Perlen zum Auffädeln und Nähspiele wie „Ausnähen ohne Nadel", bei denen mit einem Schnürsenkel Motive auf einer mit Löchern vorgestanzten Unterlage nachgenäht werden, machen Kindern Spaß.

Geschicklichkeitsspiele: In Spielwarengeschäften gibt es Spiele, die die Auge-Hand-Koordination fördern. Bei **Packesel** oder **Packpferdchen** werden kurze Holzstäbchen auf dem Rücken eines Tieres so zur Traglast aufgetürmt, dass möglichst nichts herunterfällt. Nach diesem Prinzip funktionieren auch andere Spiele (z.B. **Turmbau zu Babel**, **Der Rabe** etc). **Mikado** ist ein Geschicklichkeitsspiel mit Holzstäbchen, die zu Mustern auf den Tisch geworfen werden und dann einzeln abgeräumt werden sollen, ohne dass sich darunter- oder danebenliegende mitbewegen. Dieses Spiel gibt es für kleinere Kinder auch mit extra großen Stäben.

Flohhüpfen: Verschieden große Plastikplättchen müssen in ein Ziel bewegt werden, indem jeder Spieler mit einem Plättchen zwischen Daumen und Zeigefinger seine „Flöhe" so wegschnipst, dass sie voran hüpfen.

Angelspiel: Es gibt fertige Angelspiele mit Magnetangeln und Fischen mit Drahtschlaufen. Die Spieler sollen aus einem Aquarium nun möglichst viele Fische angeln, ohne dabei hineinzusehen.

Mundmotorische Spiele

- Spiele für die Zunge:
  z.B. **Scheibenwischer:** Die Zungenspitze erscheint abwechselnd im linken und rechten Mundwinkel.
  z.B. **Gummibärchen waschen:** Zunge herausstrecken und mit der Zungenspitze einem Gummibärchen, das vor den Mund gehalten oder auf

einen Zahnstocher gesteckt wird, den Bauch, den Kopf, etc. „waschen".
z.B. **Anstreicher:** einen Lutscher mit der Zungenspitze von oben nach unten und wieder nach oben abschlecken.

- Spiele für die Lippen:
  z.B. **Wie macht das Schwein?** Die Lippen zum „Schweinchenrüssel" nach vorne stülpen und grunzen.
  z.B. **ohne Hände:** Gegenstände oder kleingeschnittenes Obst werden, ohne die Hände zu benutzen, nur mit den Lippen von einem Teller aufgenommen.
  z.B. **Lippenwettkampf:** Spaghetti o.ä. um die Wette nur mit den Lippen in den Mund ziehen, ohne die Hände zu Hilfe zu nehmen.

Zusammenfassung

Im Baustein **Zusatztraining** kommen ergänzende Inhalte der Dyslalietherapie und der Therapie myofunktioneller Störungen zum Tragen. Ein wichtiges Ziel ist die Förderung der einzelnen Motorikbereiche des Kindes.

8 Therapiebereich Kommunikationstraining

8.1 Sozial-kommunikative Defizite

Ursachen und Formen sozial-kommunikativer Defizite werden in diesem Kapitel erläutert. Ein **Modell kommunikativer Kompetenzen** soll das Verständnis kindlicher Stimmstörungen erleichtern. Wesentlicher Aspekt dabei ist die **Informationsverarbeitung** von Umweltparametern.

Kommunikative Defizite bei stimmgestörten Kindern

Kommunikationstrainings waren bisher eher ein Randbereich der logopädischen Arbeit. Im Rahmen der Therapie kindlicher Stimmstörungen hat sich gezeigt, dass neben stimmlichen auch kommunikative Defizite bei Kindern mit Stimmstörungen auftreten können. Für diese Kinder wurde das hier besprochene Kommunikationstraining entwickelt und in der Praxis erprobt. Neben der Therapie kindlicher Stimmstörungen kann es auch als ergänzende Maßnahme bei anderen Störungsbildern hilfreich sein (z. B. bei Sprachentwicklungsstörungen, Stottern, Poltern und Wahrnehmungsstörungen). Dabei sollte der Therapiebeginn möglichst frühzeitig gewählt werden, denn je früher sozial-kommunikative Defizite ausgeglichen werden können, umso ungestörter verläuft die soziale Entwicklung eines Kindes. Das hier beschriebene Kommunikationstraining kann dabei sowohl einzeln als auch in Kindergruppen durchgeführt werden.

Wenn von sozial-kommunikativen Defiziten die Rede ist, muss zunächst bestimmt werden, was unter **sozialer Kompetenz** zu verstehen ist. Eine weitgefasste Definition lautet:

Definition

> **Soziale Kompetenz** ist das Wissen um die sozialen Aspekte zwischenmenschlicher Kommunikation.

Welche Fertigkeiten im Einzelnen unter sozial-kommunikativer Kompetenz verstanden werden, variiert je nach Wissenschaft, die man zu Rate zieht. Schaut man im Bereich der **psychologischen Forschung,** so findet sich keine allgemein akzeptierte Definition der einzelnen Teilfertigkeiten sozial-kommunikativer Kompetenz bei Kindern und Jugendlichen. Döpfner (1989) z. B. unterscheidet **kognitive**, **emotionale** und **aktionale** Komponenten sozialer Kompetenz, die sich gegenseitig beeinflussen. Verfügt ein Kind über eine effektive soziale Informationsverarbeitung und eine angemessene Einstellung zur eigenen Person und zur sozialen Umwelt, erfüllt es die Voraussetzungen für die **kognitive soziale Kompetenz. Emotional sozial kompetent** ist ein Kind, wenn es in der Lage ist, situationsangemessene Gefühle zu entwickeln und diese auch auszudrücken. Mit verbalen und nonverbalen Verhaltensfertigkeiten und deren angemessener Kombination wird die **aktionale soziale Kompetenz** eines Kindes umschrieben.

Die Verfügbarkeit und angemessene Anwendung dieser Verhaltensweisen führt dann zur effektiven sozialen Interaktion in einem spezifischen sozialen Kontext. Das sozial-kommunikative Verhalten eines Kindes zeitigt so kurz- und langfristig ein Maximum an positiven und ein Minimum an negativen Konsequenzen und wird von der sozialen Umwelt als akzeptabel bewertet.

Soziale **Inkompetenz** kann sich im Kindesalter entweder als aggressives Verhalten oder in Form von sozialem Rückzug als Hemmung, Ängstlichkeit, Passivität und Kontaktarmut äußern.

Hier ist kritisch anzumerken, dass in dieser Definition vokale, also stimmliche Fertigkeiten nicht berücksichtigt werden.

effektives Sprechverhalten

Die **Sprechwissenschaft** definiert sozial-kommunikative Kompetenz über die **Kriterien effektiven Sprechverhaltens** (Haynes / Marshall 1984) oder als alle die Fähigkeiten, die einen Sprecher **kompetent** erscheinen lassen (wie z. B. Redetechnik, Ideenorganisation etc., Allen 1989; vgl. Hinsch / Pfingsten 2007). Begriffe wie „sprecherische Kompetenz“ und „effektives Redeverhalten“ bleiben dabei allerdings eher vage.

Im sprachtherapeutischen Alltag ist das Sprechverhalten vieler sprech- und sprachgestörter Kinder aber zunächst von **Vermeidungsverhalten** und **Symptomen der Unsicherheit** gekennzeichnet. Ein effektives Sprechverhalten würde also eine Verminderung dieser Symptome und eine Erhöhung der Mitteilungsrate der Kinder bedeuten. Die Steigerung der Selbstsicherheit bzw. Sprechsicherheit steht dabei im Mittelpunkt. Inhaltliche Aspekte, wie exakte Wortwahl, übersichtliche Gliederung der Aussagen etc. spielen zunächst nur eine sekundäre Rolle.

Um für die **Logopädie** eine handlungsorientierte Definition sozial-kommunikativen Verhaltens zu erhalten, muss zunächst der Begriff „Sprechunsicherheit“ näher beleuchtet werden. Zu dieser Fragestellung gibt es in der Tat Studien mit konkreten Kriterien. Folgende sprecherische Verhaltensweisen gelten empirisch belegt bei Kindern allgemein als Zeichen für

Sprechunsicherheit: geringe Lautstärke, monotone Stimmführung, fehlender Blickkontakt, unflüssige Sprache (Versprecher, „Hängenbleiben“), wenig ausgeprägte Gestik und eine verkrampfte Körperhaltung (Rustin 2000; Hinsch / Pfingsten 2007).

Sprechverhalten bei Unsicherheit

- geringe Lautstärke
- monotone Stimmführung
- fehlender Blickkontakt
- unflüssige Sprache (Versprecher, „Hängenbleiben“)
- verkrampfte Körperhaltung
- wenig Gestik und Mimik

Sprechsicherheit

Definiert man diesen Negativkatalog positiv, so kann **sprecherische Kompetenz** als entscheidender Teil sozialer Kompetenz bezeichnet werden als die **Verfügbarkeit und Anwendung von Verhaltensweisen folgender Bereiche: Stimmgebung** (Sprechstimmlage, Atmung, Prosodie), **Flüssigkeit des Sprechens** (Versprecher, Pausen), **Gestik, Blickkontakt** und **Körperhaltung** (vgl. Rossi / Seiler 1990; Starkweather 1987).

Sprecherische Kompetenz

- Stimmgebung (Sprechstimmlage, Prosodie)
- Flüssigkeit des Sprechens (Versprecherrate, Pausen)
- Gestik, Blickkontakt und Körperhaltung

Stimmliche Kompetenz

Vokale Parameter werden in der zwischenmenschlichen Kommunikation durch den **Kontext** bestimmt. Ein Kind muss beispielsweise seine Stimme den konkreten Anforderungen der Situation anpassen können. Der Kontext kann dabei eine physische, eine soziale, eine psychologische und eine zeitliche Dimension (Andrews / Summers 2002) haben. Ein weiterer Faktor, der die Wahl der vokalen Parameter bestimmt, ist die **Effektivität oder Wirkung** der Stimme. Das beinhaltet auch die Interpretation der eigenen Reaktionen auf die paralinguistischen Faktoren in der Rede des Gegenübers (z. B. spontane Sympathie oder Antipathie für einen Sprecher). Schließlich spielt auch die **Erfahrung** eine Rolle. Der Erfolg der Kommunikation korreliert mit dem Maß an Erfahrung, das die Gesprächspartner miteinander teilen.

Unter **Stimmkompetenz** versteht man,
- dass ein Kind ein angemessenes stimmliches Selbstwertgefühl entwickelt,
- dass es die Beziehung zwischen stimmlichem Output und Gefühlen und Bedürfnissen bei sich und anderen wahrnimmt,
- dass es die Wirkung stimmlicher Parameter auf andere versteht und
- dass es ein Bewusstsein für die Unterschiede im stimmlichen Einsatz bei verschiedenen Menschen und in unterschiedlichen Situationen entwickelt.

Weitere Untersuchungen zeigen, dass das kommunikative Verhalten vieler Kinder auch durch ein mangelhaftes Durchsetzungsvermögen in den Bereichen **„Forderungen stellen"** und **„Widersprechen/Nein-sagen"** gekennzeichnet ist (Überblick in Rustin 2000). Wenn man die Studien zum verbalen Kommunikationsverhalten zusammenfasst, ergeben sich fünf Bereiche sprecherischer Kompetenz:

Fünf Dimensionen sprecherischer Kompetenz
- die Fähigkeit, Forderungen zu stellen
- die Fähigkeit, Gespräche zu beginnen, aber auch zu beenden (verbaler Kontakt)
- die Fähigkeit, nein zu sagen
- die Fähigkeit, positive und negative Gefühle zu äußern (z. B. Kritik) und darauf zu reagieren
- verbales sich Durchsetzen/Argumentieren

Neben der sprecherischen oder aktionalen Komponente sozial-kommunikativer Kompetenz spiegeln sich in diesen fünf Dimensionen auch kognitive und emotionale Fertigkeiten wider.

Zusammenfassung

Sprecherische Kompetenz zeigt sich am situationsangepassten Einsatz folgender Parameter:
- Stimmgebung (Sprechstimmlage, Prosodie),
- Flüssigkeit des Sprechens (Versprecherrate, Pausen) und
- Gestik, Blickkontakt und Körperhaltung.

Wichtige Sprechsituationen sind dabei:
- Forderungen stellen
- Gespräche beginnen und beenden
- Nein sagen
- Gefühle äußern
- argumentieren/sich durchsetzen

8.2 Ursachen sozial-kommunikativer Defizite

Erklärungsansätze

Die gebräuchlichste Erklärung für die Entstehung von Defiziten im sozial-kommunikativen Bereich bezieht sich auf die Konzepte von **Verstärkung** und **Bestrafung**. Dieser, aus dem klassischen Konditionierungsparadigma abgeleitete Ansatz, geht davon aus, dass Kinder kommunikative Situationen vermeiden, die einmal negative Konsequenzen für sie zeigten. Solche frühen Erfahrungen werden schließlich im Sinne eines „inneren erhobenen Zeigefingers" verinnerlicht und bei der Einschätzung von Verhalten und Situationen zugrundegelegt. Mangelnde Sprecherfahrung und Vermeidungsverhalten sind dann als Folgen dieser Prozesse zu werten. Gedanken des Selbstzweifels und der eigenen Unfähigkeit können schließlich als verinnerlichte Missbilligung der Umgebung interpretiert werden (Reinecker 2005).

Eine zweite, ebenfalls lerntheoretisch ausgerichtete Erklärung stellt die Rolle von Modellen bei der Entwicklung sozial-kommunikativer Fähigkeiten in den Mittelpunkt. Man geht dabei davon aus, dass Kinder ihre Eltern auch in ihrem Kommunikationsverhalten nachahmen. So kann ein **mangelhaftes Vorbild** oder **soziale Isolierung** zur Verinnerlichung eines defizitären Modells kommunikativer Fertigkeiten führen.

Die dritte Erklärung für mangelnde sprecherische Fähigkeiten basiert auf der Annahme eines **unvollständigen Erwerbs sprecherischer Fähigkeiten** (**Skills-Defizit-Hypothese**). Manche Kinder zeigen eine verlangsamte Entwicklung kommunikativer Fertigkeiten (z. B. im Interaktionsmanagement von Blickkontakt, turn-taking, Gesprächseinstieg und -abschluss, vgl. Rustin 2000).

Alle diese Erklärungsansätze sind für stimm-, sprech- und sprachgestörte Kinder in hohem Maße nachvollziehbar. Der mögliche Zusammenhang von sozial-kommunikativen Defiziten und generellen Sprachauffälligkeiten bei Kindern lässt sich in folgenden Hypothesen formulieren:

Zusammenhang mit kindlichen Sprachstörungen

Hypothesen zum Zusammenhang Sprachstörungen / kommunikative Defizite:

- Eine verzögerte oder abweichende Sprachentwicklung kann mit einer verzögerten oder abweichenden Entwicklung sozial-kommunikativer Fertigkeiten einhergehen.
- Ein Störungsbewusstsein oder Sprechängste bei sprachgestörten Kindern können zu Vermeidungsverhalten und damit zu verminderten sozial-kommunikativen Fähigkeiten führen.
- Die sozial-kommunikative Ausdrucksfähigkeit kann durch die im Vordergrund stehende Stimm-, Sprach- oder Sprechstörung behindert werden. Das Kind hat zwar ausreichende sozial-kommunikative Fertigkeiten erworben, kann sie aber nicht zeigen.

- Bei kindlichen Stimmstörungen findet sich meist eine einseitige Überlastung des vokalen Kanals. Ursache dafür können Defizite im nonverbalen und verbalen Ausdrucksverhalten sein.
- Wahrnehmungsstörungen können zu Defiziten beim Erwerb sozialkommunikativer Fertigkeiten führen.

In letzter Zeit gibt es auch Studien zur sozial-kommunikativen Entwicklung sprachgestörter Kinder (Fujiki 2008; Brinton / Fujiki 2005), die die enge Verknüpfung kommunikativer Fähigkeiten mit der Sprachentwicklung belegen. Folgende Verhaltensweisen konnten beobachtet werden:

- Sprachgestörte Kinder verhalten sich häufig schüchtern: Sie möchten zwar mit anderen Kindern Kontakt aufnehmen, trauen sich aber nicht.
- Sprachgestörte Kinder haben Probleme, in Kontakt mit einer Kindergruppe zu treten.
- Werden sprachgestörte Kinder in eine Arbeits- oder Spielgruppe aufgenommen, so sprechen sie weniger als andere Kinder, sie sind nicht voll in das Spiel oder die Gruppenarbeit integriert und reagieren weniger auf die einzelnen Gruppenmitglieder.
- In Spielsituationen mit zwei sprachlich normal entwickelten Kindern befinden sich sprachgestörte Kinder häufig in der zuschauenden Position. Sie verhalten sich sowohl in den verbalen Anteilen als auch in den nonverbalen Interaktionsmustern passiver.
- Verbal aktive sprachgestörte Kinder zeigen in Gesprächen Abschweifungen vom Thema und berücksichtigen kaum die Bedürfnisse der Zuhörer, wie Klärung des Vorwissens und die Hintergründe des Themas etc.
- Auch im Umgang mit anderen Kindern erscheinen sprachgestörte Kinder weniger sozialisiert: sie zeigen nicht dasselbe positive, kooperative sorgende Verhalten, dass von durchschnittlich entwickelten Kindern gleichen Alters an den Tag gelegt wird.

Teilhabe

„Etwas" fehlt also, um das Kind zur Teilhabe an der Gesellschaft zu befähigen (vgl. Westby 2007). Die Folgen für sprachgestörte Kinder sind häufig negative soziale Folgen: in Form von Ausschluss von Gruppenarbeit und Spiel in der Schule oder im Kindergarten. Sie verbringen viel Zeit mit Rückzug oder Freispiel allein. Sie werden als potenzielle Freunde nicht sehr geschätzt und haben so Probleme, neue Freundschaften zu schließen. Ältere Kinder berichten, dass sie sich einsam in der Schule fühlen und kaum Freunde besitzen. Später entwickelt sich ein negatives Selbstbild: die Kinder haben Misserfolge verinnerlicht und trauen sich nun die Kontaktaufnahme auch nicht mehr zu. Dies setzt einen Teufelskreis in Gang: Denn durch die sozialen Folgen fehlt den Kindern die Möglichkeit zur Verbesserung, zum Training ihrer Defizite – die Probleme verstärken sich somit mit zunehmendem Alter. **Soziale Inkompetenz** kann sich im Kindesalter dann auch entweder in Form von sozialem Rückzug als Hemmung, Ängstlichkeit, Passivität und Kontaktarmut oder sogar als aggressives Verhalten äußern.

8.3 Modell sozial-kommunikativer Kompetenz

Dreidimensionale Kommunikation

Kommunikation ist nie eindimensional, sondern hat mindestens drei Dimensionen. Die eben genannten Untersuchungen lassen sich dementsprechend drei Modalitäten zuordnen: Studien zu **nonverbalen, verbalen und vokalen Aspekten** der Kommunikation. Verbale, nonverbale und vokale Ausdrucksfähigkeit ergänzen einander in der täglichen Kommunikation und sind in der Regel ausbalanciert. Der Inhalt dessen, was wir sagen, unsere Stimme und unsere Körpersprache sind gleichermaßen aussagekräftig. In Abb. 10 stellt der linke Würfel den sprechenden Menschen dar, der rechte die kommunikative Umgebung. Zwischen beiden vermittelt der Prozess der Informationsverarbeitung.

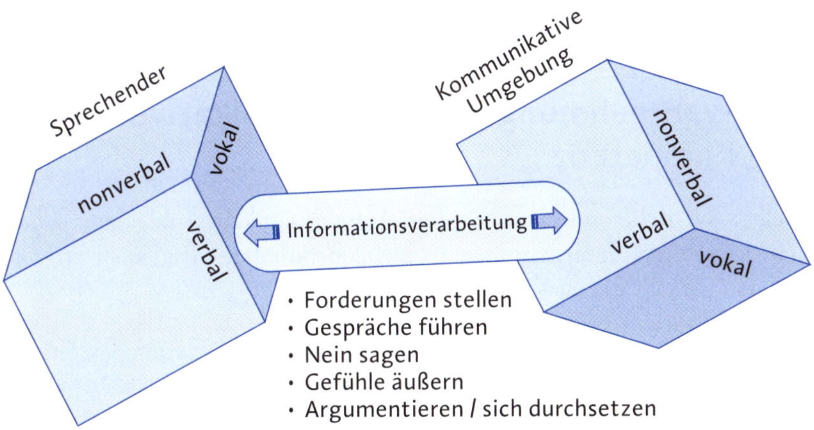

Abb. 10: Kommunikationsmodell

Stimmgestörte Kinder drücken sich hauptsächlich mit Hilfe ihrer Stimme, also z.B. mit Lautstärke aus, während andere Kanäle, wie Gestik, Mimik, Körperhaltung und verbal-argumentative Fähigkeiten, nicht oder kaum eingesetzt werden.

Vokale und **nonverbale Parameter** werden in Kommunikationstrainings bisher selten berücksichtigt. Im Zusammenhang mit Kommunikationsstörungen ist ihre Bedeutung aber elementar.

Je nach Art und Einsatz ihres vokalen und nonverbalen Verhaltens unterscheiden sich stimm-, sprach- und sprechgestörte Kinder sehr stark:

So gibt es Kinder mit sehr lauter, schneller Sprechweise – kleine Verbalakrobaten, die Pausen nicht zulassen und stimmlich mit Fülllauten wie: „äh" überbrücken (erinnert an das Störungsbild des Polterns). Aber es gibt auch Kinder, die gepresst, leise und ausdrucksarm sprechen (wie bei manchen Formen des Stotterns). Dies wirkt, als dürfe nichts hinausdringen, würde jegliches Gefühl zurückgehalten. Die Gestik ist angespannt und verkrampft.

Da Menschen immer zu oder mit jemand sprechen – auch in Selbstgesprächen gibt es ja immer einen fiktiven Adressaten – müssen die Botschaften eines Sprechers auch in diesen drei Modalitäten entschlüsselt werden. Für stimmgestörte Kinder heißt dies, dass ihre Botschaften zunehmend auf der vokalen Ebene entschlüsselt werden. Da eine gestörte Stimmgebung häufig keine feinen Differenzierungen mehr zulässt, kommt es zu Fehleinschätzungen und Missverständnissen durch die zuhörende Umgebung des Kindes.

Ein wichtiger vermittelnder Prozess zwischen einem Sprechenden und seiner kommunikativen Umgebung ist dabei die **Informationsverarbeitung** (Abb. 11).

8.4 Wahrnehmung sozial-kommunikativer Kompetenz

Viele Kinder, besonders solche mit Aufmerksamkeitsproblemen, haben Schwierigkeiten, Informationen in sozialen Situationen adäquat zu verarbeiten. Es fällt diesen Kindern schwer,

- genau hinzuschauen und hinzuhören, was in einer Situation passiert,
- differenzierte Ideen zu entwickeln, was eine Situation bedeuten kann,
- langsamer zu reagieren, bzw. erst zu denken, dann zu handeln und
- ein flexibles Handlungsset zu benutzen, um variabel auf eine Situation reagieren zu können.

soziale Informationsverarbeitung

Dodge und Garber (1991) gehen in ihrem **Modell der sozialen Informationsverarbeitung** davon aus, dass Umwelteindrücke schrittweise verarbeitet werden. Folgende Stufen der Informationsverarbeitung werden dabei durchlaufen: zunächst die Wahrnehmung der sozialen Situation, dann die Interpretation der Situation, schließlich die Suche, Bewertung und Aus-

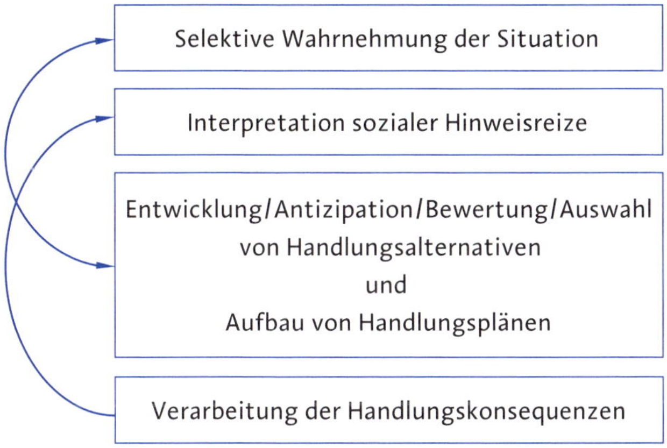

Abb. 11: Modell der Informationsverarbeitung

wahl von Handlungsalternativen, gefolgt vom Aufbau von Handlungsplänen und die Verarbeitung möglicher Handlungskonsequenzen.

In der ersten Phase erfasst das Kind die Situation, indem es verbale, vokale und nonverbale Hinweisreize durchaus selektiv entschlüsselt. Anschließend schreibt es der Situation eine bestimmte Bedeutung zu und interpretiert die Situation. Handlungsvorschläge werden gesucht und bewertet, Handlungskonsequenzen antizipiert. Der gesamte Prozess ist als sequenzieller Rückkopplungsprozess (Abb. 11) zu verstehen, der maßgeblich durch die Verarbeitung der Handlungskonsequenzen gesteuert wird. Verfügt ein Kind über einmal als erfolgreich erlebte Handlungsmuster, können diese als automatisierte Prozesse direkt abgerufen und in konkrete Handlungen umgesetzt werden.

- Kommunikation zwischen einem Sprecher und seiner Umgebung findet auf drei Ebenen statt: der **verbalen**, der **nonverbalen** und der **vokalen Ebene**.
- Zwischen Umgebung und Sprecher vermittelt der **Prozess der Informationsverarbeitung**.

8.5 Training sozial-kommunikativer Kompetenzen

Der Bereich Kommunikationstraining besteht aus drei Bausteinen: der Wahrnehmung kommunikativer Parameter, dem Training kommunikativer Fertigkeiten und der Erprobung alltagsorientierter Bewältigungsstrategien.

Die Grundprinzipien der Bausteine werden erläutert und dann in ihrer praktischen Umsetzung dargestellt. Übungsbeispiele sollen zur eigenen kreativen Spielgestaltung anregen.

Das oberste Prinzip eines Kommunikationstrainings ist eine vertrauensvolle Atmosphäre zwischen Therapeutin und Kind, in der es möglich wird, die anvisierten Therapieziele so umzusetzen, dass die individuellen Bedürfnisse und Vorlieben des Kindes berücksichtigt werden.

Die Bausteine des Kommunikationstrainings (Abb. 12) können – ganz nach Bedarf des betroffenen Kindes – jeweils auf **drei kommunikativen Ebenen**, der **verbal-argumentativen**, der **vokalen** und der **nonverbalen** trainiert werden. Ziel dabei ist ein ausgewogener Einsatz aller drei Ausdrucksebenen durch das Kind.

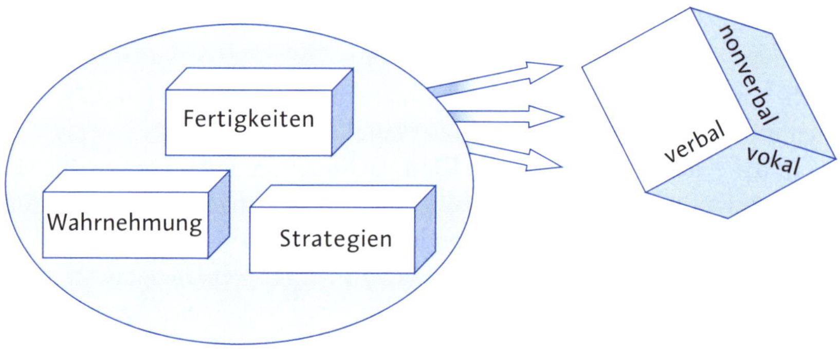

Abb. 12: Bausteine des Kommunikationstrainings

Baustein Wahrnehmung

Vorgeschaltet werden kann bei Bedarf zunächst der Baustein Wahrnehmung, in dem das Kind z. B. die Gefühle anderer wahrzunehmen und zu deuten lernt. Dies ist besonders bei Kindern mit vermuteten Wahrnehmungsstörungen wichtig, bei denen die Verarbeitung kommunikativer Stimuli defizitär sein könnte.

verbal-argumentative Ebene

Die Wahrnehmungsübung: **„Wie fühlen sich andere?"** kann mit Hilfe von Kinderbüchern und Bildvorlagen initiiert werden.

Literaturtipps zu Bilderbüchern für Kinder zwischen drei und zehn Jahren

Aliki (1984): Gefühle sind wie Farben. Beltz und Gelberg, Weinheim

Braun, G., Wolters, D. (1991): Das große und das kleine Nein. Verlag an der Ruhr, Mühlheim

Geisler, D., Frey, J. (1996): Streiten gehört dazu, auch wenn man sich lieb hat. Ravensburger, Ravensburg

Gilles T., Pef (2002): Maxi der Schüchterne. Nord-Süd-Verlag, Hamburg

Hoffmann, L. (2001): Das kleine Buch der Gefühle. Schulz-Kirchner, Idstein

Kalwitzki, S. (2002): Du schaffst das schon! Mutgeschichten. Loewe, Bindlach Kreul, H. (1998): Das kann ich! Von Mut und Selbstvertrauen. Loewe, Bindlach

– (1996): Ich und meine Gefühle. Loewe, Bindlach

Langen, A., Sönnichsen, I. (2000): Die kleine Motzkuh. Coppenrath, Münster

Nöstlinger, C. (1995): Anna und die Wut. Dachs, Wien

Pfister, M. (2001): Der Regenbogenfisch hat keine Angst mehr. Nord-Süd-Verlag, Hamburg

Wensell, P. U. (1997): Hab' keine Angst, kleiner Moritz. Ravensburger, Ravensburg

Um sich in andere Menschen hineinzufühlen, eignen sich **Geschichten** aus dem Alltag der Kinder besonders gut.

Geschichte: Lisa im Kindergarten

Lisa ist neu im Kindergarten. An ihrem ersten Tag betritt sie langsam den großen Raum. Alle anderen Kinder sind schon da und spielen lautstark. Niemand beachtet Lisa. Sie zögert und setzt sich dann in eine Ecke. Die Erzieherin spricht sie an. Lisa wird ganz rot im Gesicht, sie antwortet sehr leise.

Fragen zur Geschichte:

- Wie fühlt sich Lisa?
- Wie zeigt Lisa, wie sie sich fühlt?
- Wie verhältst Du Dich in so einer Situation?

nonverbale Ebene

Auch der nonverbale Bereich wird im Kommunikationstraining berücksichtigt. Die Kinder sollen zunächst lernen, Mimik und Gestik zu interpretieren. Danach werden selbst verschiedene Körperhaltungen oder Gesichtsausdrücke, die zu den einzelnen Stimmungen passen, ausprobiert: Spiegel und Video oder das Spiegeln durch die Therapeutin sind in dieser Phase wichtiges Hilfsmittel.

Stummfilm-Spiel

Videoaufzeichnungen von Gesprächen und Kinderfilmen eignen sich gut als Übungsmaterial. Ohne den Ton zu hören, soll das Kind raten, wie die Menschen sich fühlen, worüber sie wohl gerade sprechen usw.

vokale Ebene

Im vokalen Bereich wird der situationsangepasste Einsatz der Stimme trainiert. Dies erfordert vom Kind vokale Kompetenz. Das Kind muss verschiedene Kontexte vokaler Parameter kennen, z. B. muss es eine **laute und leise Stimmgebung** unterscheiden können und wissen, in welchen Situationen was angemessen ist. Es muss lernen, wie es mit der Stimme überzeugen kann, und dass es Unterschiede im Gebrauch der Stimme bei verschiedenen Gesprächspartnern gibt (z. B. mit der Kindergärtnerin im Vergleich zum kleinen Bruder). Und nicht zuletzt muss es die **Wirkung** der einzelnen stimmlichen Parameter kennen lernen.

All dies kann zunächst am Modell der Therapeutin oder anderer Kinder wahrgenommen und dann im Rollenspiel erprobt werden. Hilfreich ist dabei auch der Einsatz von Tonbandaufnahmen. Fragen, die anhand von Stimmbeispielen erarbeitet werden können, wären z. B.:

- Wie kann ich mich mit der Stimme durchsetzen, gar einschüchtern?
- Wie wirkt die hohe Stimme im Vergleich zur tiefen Stimme?

Dies lässt sich z. B. im **Spiel mit Tierstimmen** erarbeiten:

Tierstimmen

Verschiedene Tiere, die sehr hungrig sind und sprechen können, sitzen vor einem Fressnapf. Jedes Tier darf fressen, wenn seine Stimme **mittel** klingt, d. h. weder zu laut noch zu leise ist. Zunächst probieren alle Tiere aus, wie sie **laut**, **leise** und **mittel** klingen. Danach gehen sie einzeln zum Napf (jedes Kind sucht sich dabei ein Tier aus, für das es spricht) und bitten um Futter, die anderen Tiere entscheiden, ob die Lautstärke **mittel** war und geben dem Tier zu fressen. Im nächsten Durchgang werden die Tierstimmen **hoch**, **tief** und **mittel** eingesetzt. Hier eine Auswahl der möglichen Tierstimmen für Vorschulkinder: Ente / Frosch: quak-quak, Küken / Maus: piep-piep, Katze: miau-miau, Hund: wau-wau, Biene: sum-sum, Schaf: mäh-mäh, Kuh: muh, usw.

Zusammenfassung

Der **Baustein Wahrnehmung** dient der Identifikation verbaler, nonverbaler und vokaler Parameter der Kommunikation.

Baustein Fertigkeiten

verbal-argumentative Fähigkeiten

Im Baustein Fertigkeiten werden kommunikative Fähigkeiten trainiert. Sich mit Worten zu einigen und geduldig so lange Argumente für seine Wünsche zu finden, bis das Gegenüber überzeugt ist, können auch Kinder lernen, die sich bisher nur mit Lautstärke durchgesetzt haben. So lernen die Kinder auf unterschiedliche Arten Nein zu sagen, etwas zu fordern, sich verbal durchzusetzen, zu argumentieren und Gefühle auszudrücken. Dies wird jeweils in Rollenspielen spielerisch und dem kognitiven Stand des Kindes angepasst trainiert, z. B. beim Bazarspiel.

Bazarspiel

Bei diesem Spiel müssen Tauschverträge ausgehandelt werden, die „Wenn-Dann"- Form haben. Jeder Mitspieler sucht sich verschiedene Gegenstände aus dem Therapieraum und baut sie auf seinem Marktstand auf. Danach sucht man sich an den anderen Ständen einen Gegenstand aus, den man gerne haben möchte. Dafür bietet man etwas anderes zum Tausch an. Nun wird so lange verhandelt, bis der Besitzer mit dem Tausch einverstanden ist.

Dabei ist die Therapeutin Kommunikations- und Spielpartnerin, die, je nach Übungssituation aus der Sicht eines **gleichaltrigen** (oder wenig älteren) Kindes, agiert und somit Modellfunktion für geeignete Reaktionsmöglichkeiten anbietet, um ein defizitäres Kommunikationsverhalten systematisch auszuformen.

nonverbale / vokale Ebene

Besonderer Stellenwert kommt dem **Gefühlsausdruck** des Kindes zu: Angst und Wut sollen beispielsweise nicht nur in Worte gefasst werden, sondern sich auch über den Stimmklang mitteilen oder nonverbal ausagiert werden können. Mimik, Gestik, Körperhaltungen und der Ausdruck verschiedener Stimmungen werden deshalb in Rollenspielen erarbeitet und ausprobiert. Bewährt haben sich dabei **Rate- und Pantomimespiele** jeglicher Form. Nicht nur Kinder, auch Erwachsene interpretieren die Körpersprache des Gegenübers meist unbewusst. Umso spannender ist es, einmal bewusst darauf zu achten, mit Hilfe welcher Verhaltensweisen Gefühle ausgedrückt werden. Wie ist die Haltung, der Gang, der Gesichtsausdruck, wenn man sich freut und wie, wenn man deprimiert ist? Pantomimespiele machen aus diesem Grunde auch Erwachsenen häufig viel Spaß und sind in der Stimmtherapie allgemein gut einsetzbar.

nonverbales Ratespiel

Man schreibt auf kleine Zettel **Stimmungen** wie traurig, müde, sich ärgern, überrascht sein, **Berufe** (z. B. Arzt, Kellner, Tänzer, Dirigent), **Tiere** (Storch, Känguru, Frosch etc.) und **Tätigkeiten** (schlafen, malen, schneiden, weinen usw.). Jeder zieht verdeckt eine Karte und stellt seinen Begriff unter Einsatz von Bewegungen, Mimik und Gestik, aber wortlos, dar. Die anderen müssen raten, was auf dem Zettel steht.

Zusammenfassung

Im **Baustein Fertigkeiten** werden kommunikative Fähigkeiten auf nonverbaler, vokaler und verbal-argumentativen Ebene trainiert.

Baustein Bewältigungsstrategien

Danach werden in einem dritten Baustein Bewältigungsstrategien mit dem Kind erarbeitet, die es ihm ermöglichen, in emotional belastenden Situationen verbal handlungsfähig zu bleiben, so dass Konflikte benannt und Lösungen erarbeitet werden können. Fragen wie: „Was wäre, wenn ich wieder nicht mitspielen darf? Was tue ich, wenn mein Bruder mich ärgert? Was hilft, wenn ich schlechte Laune habe?" können dabei mit verschiedenen Handlungsalternativen beantwortet und ihre Wirkung kann in der Kindergruppe ausprobiert werden.

verbal-argumentative Ebene

Bewährt haben sich kleine **Rollenspiele**, um kritische Situationen mit einem stimmgestörten Kind durchzuspielen und neue Verhaltensweisen auszuprobieren. „Pass auf, ich spiele Deine Schwester und ärgere Dich jetzt, was machst Du?". Dieses „Was wäre wenn"-Spiel hilft dem Kind, neue Verhaltensweisen zu erproben. Auch der Umgang mit Niederlagen kann so spielerisch erarbeitet werden. „Was wäre, wenn Du eine Fünf schreibst?" Wie fühlst Du dich dann?" Eine weitere Möglichkeit besteht darin, mit älteren Kindern, die meist Argumenten eher zugänglich sind, **Verträge** auszuhandeln. Sie haben immer eine „Wenn Du x tust, tue ich dafür y"-Form. Wichtig beim Aushandeln der Verträge ist, dass sie in den Alltag des Kindes passen und dem Kind einhaltbar erscheinen.

Vertrag bei Geschwisterrivalität

So ein Vertrag könnte z. B. im Alltag von häufigen lautstarken Konflikten bei Geschwistern so aussehen, dass das ältere Kind ein Schild an der Tür befestigt, wenn es nicht gestört werden möchte und das jüngere Kind für die Beachtung des Schildes sich z. B. ab und zu Spielzeug ausleihen darf.

mein erster Tag im Kindergarten

Therapeutin und Kind(er) gehen zunächst sämtliche Strategien durch, die dem Kind helfen könnten, sich sicher zu fühlen. Dies könnte etwa die Strategie sein, auf ein einzelnes Kind zuzugehen, das gerade nicht in einer Gruppe spielt, ein konkretes Spiel vorzuschlagen, ein bekanntes Kind anzusprechen oder zunächst mit der Erzieherin zu sprechen. Das Rollenspiel lässt sich auch auf das vokale und non-verbale Verhalten ausdehnen. Das Kind soll dann z. B. zusätzlich eine selbstsichere Haltung einnehmen, wenn es auf ein Kind zugeht.

nonverbale/vokale Ebene

Nicht immer ist Sich-Durchsetzen an das verbale Ausdrucksverhalten gebunden. Auch das Auftreten eines Kindes hat entscheidenden Einfluss auf seine Wirkung auf andere. Bei kleineren Kindern müssen manchmal außergewöhnliche Strategien des Sich-Durchsetzens gesucht werden: So fand eine 3-Jährige, die die Kleinste in einer Kindergruppe war und von den anderen häufig umgerannt wurde, heraus, dass sie sich mit einem kräftigen Fußaufstampfen und Hände-in-die-Seiten-Stemmen Respekt verschaffen konnte. Diese Technik hat ihr so lange ihren Stand in der Gruppe erleichtert, bis sie andere Möglichkeiten erlernt hatte, sich durchzusetzen.

der König von Arabu

Das Kind spielt einen König und nimmt seine Haltung, Mimik und Gestik ein. Befehle an seine Untertanen gibt das Kind mit entsprechenden Gesten und Kopfbewegungen weiter, denn als König wird es auch ohne Worte verstanden.

Man kann genauso gut vornüber fallen, wie hintenüber!
Manche Kinder sind wahre Meister im Argumentieren. „Ja, aber …" ist ihre Reaktion auf Verbote und sie finden 1001 gute Gründe, warum dieses Verbot gerade jetzt und heute nicht gelten könnte. Normalerweise freuen wir uns, wenn wir so ein wortgewandtes Kind haben, auch wenn es vielleicht etwas anstrengend ist, die jeweiligen Argumente zu widerlegen. Wenn aber ein Kind seine Stimme durch permanentes Reden überlastet, ist es Zeit für eine Überprüfung des Gesprächsverhaltens. Es gibt eben auch überkommunikative Kinder, denen ein begrenzendes Regelwerk und ein ausgeglichenes Verhältnis von Sprechen und Zuhören fehlt. Diese Kinder müssen lernen, zuzuhören.

Strategie: Feste Zeiten für Schweigen und Sprechen einführen
Jeder Mensch, egal ob Kind oder Erwachsener, hat ein Recht auf Ruhe und Ungestörtsein. Vielredner müssen lernen, das zu respektieren und den Mitmenschen den entsprechenden Raum einzuräumen. Damit ein Kind diese Phasen schätzen und auch bei anderen respektieren lernt, kann man Zeiten der Stille einführen, die in der Therapie zunächst auf bestimmte Tätigkeiten beschränkt sind, später auch im familiären Umfeld als festes Ritual in den Alltag integriert werden können.

Zusammenfassung

Im **Baustein Bewältigungsstrategien** werden mit Hilfe von Rollenspielen und Verträgen alltagsrelevante verbal-argumentative, vokale und nonverbale Verhaltensweisen trainiert.

8.6 Gruppentraining

Für ein Kommunikationstraining in der Gruppe eignen sich besonders **Rollenspiele**. Im Training mit zwei bis vier Kindern können verschiedene **Techniken des Rollenspiels** angewandt werden, und der **Strukturiertheitsgrad** kann variiert werden. Wichtig dabei ist die Einhaltung einzelner **Phasen des Rollenspiels**.

Die Verhaltenstherapie bietet eine Fülle kindgerechter Methoden, die sich individuell variieren lassen (Reinecker 2005; Petermann et al. 2009) und für ein Kommunikationstraining in der Gruppe nutzbar sind. Exemplarisch soll hier eine Methode herausgegriffen werden, die als Medium zur Vermittlung der zu trainierenden Inhalte verwendet werden kann: das **Rollenspiel**. Die Einsatzmöglichkeiten des Rollenspiels reichen von der Einzeltherapie bis zum Gruppentraining, von der Diagnostik über die gezielte Intervention bis hin zur Evaluation therapeutischer Effekte und der Prävention. Das Rollenspiel ist besonders geeignet zum Einüben erwünschten kommunikativen Verhaltens. Die Sensibilisierung für das Problemverhalten des Kindes (z. B. kein Blickkontakt) und die Einübung alternativer Verhaltensweisen erfolgt mittels **Rolleneinnahme**. In der **Rollenübernahme** dagegen beobachtet das Kind sich selbst aus der Rolle eines anderen heraus und kann auf diesem Wege die Konsequenzen seines Verhaltens reflektieren (Specht / Petermann 1999). Beim Rollenspiel ist der Grad der Strukturiertheit wichtig. Man unterscheidet **hochstrukturierte** von **strukturierten** und **nicht strukturierten** Rollenspielen. Bei Vorschulkindern empfiehlt sich der Beginn mit unstrukturierten Rollenspielen, da hierbei nur wenige Vorgaben zum Zielverhalten gemacht werden müssen.

Unterschiedliche Techniken, die bei der Durchführung von Rollenspielen eingesetzt werden können, werden nachfolgend beschrieben.

Verhaltenstherapeutische Verfahren bei Kindern
Medium: Rollenspiel
- Modelllernen
- Coaching / Prompting
- Kognitive Verfahren
- Shaping
- Verhaltensübung in vivo

Modelllernen im Rollenspiel

In der Kinderverhaltenstherapie nimmt das Prinzip des Modelllernens eine zentrale Rolle beim Ausbau sozial-kommunikativer Fertigkeiten ein. Sowohl die Therapeutin als auch die anderen Kinder dienen im Kommunikationstraining als Modelle, die das Problemverhalten und auch das gewünschte Verhalten einander demonstrieren. Im Rollenspiel kann das Kind alternatives selbstsicheres Handeln einüben. Sowohl die Wahrnehmung kompetenten Verhaltens als auch eine reale Sichtweise bezüglich der zu erwartenden Konsequenzen sind mögliche Lernziele.

Wer darf heute bestimmen? Ein selbstbewusstes Kind kann unsicheren Kindern als Modell zum Sich-Durchsetzen dienen. Im Rollenspiel „Wer darf heute bestimmen?" diskutieren die Kinder, wer als erstes ein Spiel aussuchen darf.

Ich trau mich nicht! Die Therapeutin demonstriert ein unsicheres, zögerliches Verhalten im Spiel mit der Gruppe. Die Kinder sollen am Ende des Spiels das Verhalten und seine Folgen für die Therapeutin und die Gruppe beschreiben.

Coaching/ Prompting im Rollenspiel

Durch die Einbeziehung der Therapeutin in das Rollenspiel werden dem Kind modellhaft **Hilfestellungen** bei der Umsetzung des zu erlernenden kommunikativen Verhaltens gegeben. Diese Hilfestellungen können ganz direkt gestaltet sein, indem die Therapeutin für das Kind einspringt und das Verhalten korrekt vorspielt oder eher indirekt, indem sie bei Problemen zum Beispiel hinter das Kind tritt und ihm die einzelnen Schritte zur Bewältigung der therapeutischen Aufgabe souffliert und sich anschließend langsam wieder aus dem Geschehen herauszieht.

Kleinere Kinder haben häufig Probleme, sich zu behaupten und Nein zu sagen, wenn sie etwas nicht möchten. Eine Hilfestellung/Strategie, die dem Kind zunächst hilft, ist ein Spielzeug einfach festzuhalten, wenn es es nicht abgeben möchte. Später souffliert die Therapeutin dann ein „Nein" mit verschiedenen Stimmintensitäten und Betonungen, bis das Kind seinem Wunsch adäquaten Nachdruck verleihen kann.

Kognitive Verfahren im Rollenspiel

Mit jedem Kind werden individuelle Instruktionen erarbeitet, die aus der aktuellen Lebenssituation abgeleitet werden. Das Kind wird von der Therapeutin dazu angehalten, sich im Rollenspiel genau an diese Instruktionen zu halten. Bei jüngeren Kindern, die in der Regel im Spiel die Regeln schnell vergessen, gibt die Therapeutin gezielte Hinweise in Form von Erinnerungshilfen. Wichtig ist, dass die einzelnen Instruktionen mit jedem Kind auf ihre soziale Funktion hin reflektiert werden.

Eine Instruktion für Kinder, die lieber agieren statt zu verbalisieren wäre etwa: „Ich werde das andere Kind fragen, wenn ich sein Spielzeug möchte …".

Bei Kindern mit Lernproblemen hat sich der innere Satz: „Ich mache es so gut wie ich kann" bewährt. Der Satz kann bereits in der Gruppe mit Spielen wie Wörterschlange, Differix etc. eingesetzt werden.

Shaping im Rollenspiel

Innerhalb des Rollenspiels lernen die Kinder soziale Fertigkeiten in einem schrittweisen Verhaltensaufbau (step by step). Mittels einer gezielten Verstärkung ihres neuen Verhaltens wird eine sukzessive Verhaltensformung erreicht. Die Verstärkung beginnt hierbei bei dem einfachsten Verhalten und wird schrittweise komplexer, so dass ein differenziertes Verhaltensmuster sozial-kommunikativer Fertigkeiten mit der Zeit auf- und ausgebaut wird. Die Themen, die die Kinder im Rollenspiel umsetzen sollen, werden von Spiel zu Spiel vielschichtiger und lassen somit eine Vielzahl von Reaktionen zu.

Übungshierarchie

Eine Übungshierarchie („vom Leichten zum Schweren") könnte z. B. so aussehen:

- Wahrnehmung der Gefühle bei anderen
- Verbalisieren der Gefühle bei anderen
- Verbalisieren eigener Gefühle
- Umgang mit Gefühlen in der Gruppe

Step by Step: z. B. Nein sagen im „Krieg ich?"-Spiel. Verschiedene Vorstufen des Verhaltens sind nötig, bevor ein Kind verbal nein zu sagen lernt. Eine davon ist, Blickkontakt zu halten. Im Rollenspiel „Kieg ich?" (Deinen Ball, Dein Auto, Dein Buch usw.) wird also zunächst dieses Verhalten trainiert und systematisch verstärkt. Der nächste Schritt ist die nonverbale Geste des Nein-Sagens, das Kopfschütteln oder den Gegenstand hinter den Rücken zu halten. Gelingt dies, können verschiedene Varianten eines Nein mit verschiedenen Stimmklängen, unterschiedlicher Lautstärke usw. erprobt werden. Die schwierigste Stufe ist die Kombination aller Verhaltensweisen.

Verhaltensübung in-vivo

In-vivo-Erfahrungen zum Einüben neuen Verhaltens bieten dem Kind die Erfahrung, sich selbst in einer sozial kompetenten Position zu erleben. Sie nehmen hierbei sowohl die Rolle des Agierenden als auch die des Beobachters ein. Besonders jüngere Kinder können mit dieser Technik sehr gut umgehen, da sie viele spielerische Elemente beinhaltet. In-vivo-Verhaltensübungen dienen der Vorbereitung des Transfers in Alltagssituationen.

Die Therapiestunde findet auf dem Spielplatz statt. Das Kind übt die verbale Kontaktaufnahme zu anderen spielenden Kindern und beobachtet gleichzeitig andere Kinder oder die Therapeutin in ihrem Kontaktverhalten

Die Kindergruppe geht Eis essen. Die Kinder üben nacheinander, sich in einer Reihe anzustellen, das Eis zu bestellen, wenn man an der Reihe ist, sowie Begrüßungs- und Verabschiedungsformeln einzusetzen.

Zusammenfassung

Techniken, die im Rollenspiel Anwendung finden, sind:
- Modelllernen
- Coaching/Prompting
- Kognitive Verfahren: Selbstinstruktion
- Shaping
- In-vivo-Training

Jede Übungseinheit gliedert sich in vier **Phasen:**

Phasen eines Rollenspiels

1. Kennenlernphase: Warming-up
2. Einführungsphase: Einführen neuen sozialkommunikativen Verhaltens („teach")
3. Übungsphase: Üben dieses Verhaltens im Spiel mit Gleichaltrigen („practice")
4. Reflexionsphase: Feedback über das gezeigte Verhalten („review")

Wie in jeder Gruppe ist es zu Beginn für die Kinder wichtig, ihre Scheu zu verlieren und die einzelnen Gruppenmitglieder kennenzulernen oder nach einer Pause wieder neu in Kontakt zu treten. Dabei helfen **Kennenlern- oder Kooperationsspiele**, bei denen man miteinander und nicht gegeneinander agiert.

Säckchenspiel

Ein mit Reiskörnern gefülltes Stoffsäcken wird einem Mitspieler so zugeworfen, dass er es gut fangen kann. Dabei wird bei jedem Wurf laut mitgezählt, wie oft das Säckchen bereits gefangen wurde. Ziel ist es, dass das Säckchen nicht auf den Boden fällt, also möglichst oft gefangen wird. Spielen mehr als zwei Kinder mit, so wandert das Säckchen im Kreis herum.

Erst nach solch einem „Warming-up" beginnt die Einführungsphase, die die Kinder spielerisch an die gewählte Thematik heranführen soll. Danach beginnt die eigentliche Rollenspielphase mit entsprechenden Lerninhalten. In einer Reflexionsphase wird mit den Kindern bewusst analysiert, was sie beobachtet haben. Die Lernziele werden dabei in kindgerechter Formulierung offengelegt.

Es folgt nun ein konkretes Beispiel aus einer Gruppensitzung aus dem **Baustein Wahrnehmung**. Die Kinder sollen lernen, zuzuhören und andere ausreden zu lassen. Dazu gehört, dass sie zunächst einmal wahrzunehmen lernen, wann andere sprechen und zuhören. Danach erst erfolgt die Wahrnehmung des eigenen Gesprächsverhaltens.

Aufbau einer Gruppenstunde
Baustein: Wahrnehmung
Schwierigkeitsgrad: strukturiertes Rollenspiel
Thema der Stunde: Zuhören und Ausreden lassen

- Kennenlernphase. Kooperationsspiel, z. B. Säckchenspiel
- Einführungsphase. Ziel: Kennlernen des Turn-takings mit einem Gesprächspartner. Einer spricht, der andere hört zu.
- Übungsphase:. Ziel: Turn-taking in der Gruppe. Visualisierung: „Sprechsteine"
- Reflexionsphase. Ziel: Kognitive Verarbeitung des Erlebten

Lerntransfer. Beobachtungsaufgabe. Ziel: Festigung des Erlernten

Folgende Spielmöglichkeiten zum Thema: "Zuhören" und „Ausreden lassen" sind z. B. für weitere Übungseinheiten denkbar. Der Schwierigkeitsgrad entspricht dabei einem strukturierten Rollenspiel:

Turn-taking

Ziel: „Zuhören und Ausreden lassen"

Einführungsphase: „Reporterspiel": Man braucht ein Mikrofon oder bastelt aus einem Kochlöffel, der mit Schaumstoff umwickelt wird, einen Mikrofonersatz. Jemand spielt den Reporter, der mit dem Mikrofon einen Fernsehstar interviewt. Die Fragen an diesen Star sollten zunächst sehr einfach sein: Was isst Du am liebsten? Was sind Deine Hobbys / Lieblingsspiele? Welche Musik magst Du? Was ist Deine Lieblingsfarbe? Mit wem spielst Du am liebsten? Wenn das Kind hier ohne Probleme Antworten findet, ist das Ziel, das Turn-taking des Fragens und Antwortens zu erfassen und einzuhalten.

Übungsphase: „Sprechsteine". Ein Kieselstein oder eine Muschel wird zum Sprechstein. Wer sprechen will, muss zunächst den Stein in die Hand nehmen. Die Redewendung „das Wort ergreifen" wird hier konkret und handgreiflich.

Reflexionsphase: Wie haben die einzelnen Kinder den Stein bekommen, wer hatte ihn am häufigsten?

Um den Transfer des Gelernten über die Gruppensitzungen hinaus zu sichern, werden mit den Kindern **Beobachtungsaufgaben** besprochen, die sie in der Zeit bis zum nächsten Treffen in ihrer kommunikativen Umgebung durchführen können. Im Falle unseres Beispiels wäre es denkbar, die Kinder in ihren Familien reale oder imaginäre Sprechsteine für die Gesprächsanteile verteilen zu lassen (**Lerntransfer**).

Ziel: Kontakt zu einer Gruppe aufnehmen

Kontakt zu einer Gruppe herstellen

Einführungsphase: Sequenzen der Kontaktaufnahme zu einer Gruppe werden mit Bildern visualisiert:

- Geh zu einem Freund rüber
- Sieh den Freund an
- Nimm so ein Spielzeug, wie Dein Freund es gerade benutzt
- Mach eine Bemerkung zum Spielvorgang

Übungsphase: Die Kinder wählen sich selbst einen Spielkameraden aus. Die Therapeutin unterstützt während des Spiels die Kinder mit Hilfestellungen, indem sie auf das entsprechende Bild zeigt oder den Zielsatz vorsagt.

Reflexionsphase: Die Kinder beurteilen gemeinsam den Erfolg (Wirkung) der eingesetzten Strategien zur Kontaktaufnahme.

Beherrschen die Kinder erfolgreiche Strategien der Kontaktaufnahme, kann die Kooperation im gemeinsamen Spiel gefördert werden.

kooperatives Spiel

Ziel: Aufrechterhalten des Spielvorgangs

Einführungsphase: Im Mittelpunkt stehen Statements oder Interaktionsphrasen zur Spielorganisation. Die Therapeutin kann z. B. das Spielthema Kochen einführen. Die Kinder legen die benötigten Gegenstände und Spielrollen fest. Die Therapeutin bietet dabei sprachlich Hilfe an:„Lena, Du könntest den Salat machen und Timo kann den Tisch decken.“ Außerdem ist die Therapeutin Modell für adäquate Statements zur Spielorganisation, z. B. „Sag dem Koch, ich brauche mehr Salz“.

Übungsphase: In der Spielphase unterstützt die Therapeutin die Kinder ebenfalls durch allgemeine Aussagen: „Ich glaube, Paul hat eine Schüssel, die Du benutzen könntest“. Spezielle Äußerungen wie: „Sag Paul, was Du suchst“ und direkte Hilfen wie: „Sag Paul, ich brauche eine Schüssel für die Suppe“, bieten dem Kind geeignete Modellsätze.

Reflexionsphase: Kinder und Therapeutin geben sich gegenseitig Rückmeldung. Die Therapeutin stellt allgemeine und spezifische Fragen: „Womit hast Du gespielt? Was hast Du zum Abendessen gemacht? Was hast Du zu Paul gesagt?“ Die Therapeutin bestärkt dabei das Kind für jedes an die Gruppe gerichtete Statement während des Spiels.

Veröffentlichungen, in denen weitere Spielanregungen zu finden sind, sind z. B.:

Literaturtipps zu Kommunikationsspielen

Portmann, R. (2008a): Spiele, die stark machen. Don Bosco, Ensdorf

– (2008b): Die 50 besten Spiele für mehr Sozialkompetenz. Don Bosco, Ensdorf

– (2008c): Die 50 besten Spiele fürs Selbstbewusstsein. Don Bosco, Ensdorf

– (2004): Spiele zum Umgang mit Aggressionen. Don Bosco, Ensdorf

Rooyackers, P. (1999): Spiele zur Förderung von Kommunikation und Ausdruck. Don Bosco, Ensdorf

Vopel, K. (2010): Emotionales Lernen mit Kindern. Spiele und Experimente. Iskopress, Salzhausen

– (2006): Kinder können kooperieren. Bd. 1–4. Iskopress, Salzhausen

Ziele Rollenspiel

Mögliche weitere Ziele eines Kommunikationstrainings können sein:

- Kontaktaufnahme zu einer Gruppe
- Blickkontakt herstellen
- Turn-taking
- Gestik, Prosodie und Körperhaltung entschlüsseln
- um Unterstützung bitten
- Unterstützung anbieten
- kooperatives Spiel
- Kompromisse aushandeln
- Gefühle äußern/wahrnehmen
- Fragen beantworten
- Kommentare abgeben
- argumentieren

Literaturtipps zu Therapiemanualen

Petermann, F., Natzke, H., Gerken, N. (2006): Verhaltenstraining für Schulanfänger: Ein Programm zur Förderung sozialer und emotionaler Kompetenzen. Hogrefe, Göttingen

Petermann, U., Petermann F., Hautzinger, M. (2009): Training mit sozial unsicheren Kindern: Einzeltraining, Kindergruppen, Elternberatung. Beltz, Weinheim

Zusammenfassung

Ein Kommunikationstraining sollte möglichst früh in die logopädische Arbeit integriert werden.
Das Kommunikationstraining umfasst die drei Bausteine **Wahrnehmung kommunikativer Parameter, kommunikative Fertigkeiten und alltagsorientierte Bewältigungsstrategien.**
Dabei sollten in jedem Baustein sowohl **verbale** als auch **nonverbale** und **vokale** Anteile berücksichtigt werden, denn sie ergänzen sich beim alltäglichen Miteinander-Reden.
Rollenspiele eignen sich, um das Ausdrucksvermögen eines Kindes in den Bereichen Forderungen stellen, Gespräche führen, Nein sagen, Gefühle äußern und Sich-durchsetzen zu erarbeiten.
Gruppentherapie von zwei bis vier Kindern bietet realitätsnahe Lernformen.

9 Fallbeispiel

9.1 Ausgangssituation

Im Folgenden soll beispielhaft ein möglicher Therapieverlauf zur Veranschaulichung der vorangegangenen theoretischen Überlegungen vorgestellt werden. Die Falldarstellung ist frei erfunden. Ähnlichkeiten mit Personen oder Situationen sind rein zufällig.

Sabine (4;4 Jahre) wurde zum ersten Mal im Alter von 4;2 Jahren in einer phoniatrischen Abteilung vorstellig. Die Mutter berichtet, Sabine spreche gepresst und heiser. Die Artikulation, die Grammatik und das Sprachverständnis erschienen ihr aber altersentsprechend. In den letzten Jahren sei Sabine zweimal an einer Mittelohrentzündung erkrankt.

Phoniatrisch-pädaudiologischer Befund

Bei der phoniatrischen Untersuchung zeigen sich Stimmlippenknötchen beidseits mit einer Schlussinsuffizienz im Sinne einer „Sanduhrglottis". Das Schwingungsverhalten und die Randkantenverschiebung können aufgrund der kurzen Beobachtungsphase nicht beurteilt werden. Das Hörvermögen und der HNO-Status ergeben keine weiteren pathologischen Befunde.

Logopädischer Befund

hyperfunktionelle Symptomatik

Die logopädische Untersuchung ergibt nach der RBH-Beurteilung eine hochgradige Rauhigkeit, mittelgradige Behauchtheit und hochgradige Heiserkeit und hochgradige Gepresstheit – R3B2H3-G3. Die Stimmeinsätze sind hart und teilweise aphon. Die mittlere Sprechstimmlage liegt mit d^1 im Normbereich. Das Sprechstimmvolumen ist eingeschränkt, ebenso wie die Dynamik und der Stimmumfang. Das Mädchen spricht sehr laut, das Sprechtempo ist erhöht. Bezüglich der Nasalität liegen keine Auffälligkeiten vor. Begleitet wird die hyperfunktionelle Symptomatik von einer Hochatmung. Mit zunehmender Dauer der Sprechzeit nimmt die Stimmqualität weiter ab. Die Artikulation, die grammatikalischen Fähigkeiten, der Wortschatz sowie das Sprachverständnis sind altersentsprechend.

Bewertung durch die Eltern

Frau B. beschreibt Sabines Stimme als „kratzig, extrem heiser, hauchig und sehr gepresst". Sie bewertet die Gepresstheit mit 4, die Verhauchung mit 3 und die Heiserkeit mit 5:

Einstufung des Schweregrades der Stimmstörung durch die Eltern **vor** der Therapie

Heiserkeit		
unauffällig	0 1 2 3 4 **5**	sehr heiser
Verhauchung		
unauffällig	0 1 2 **3** 4 5	sehr verhaucht
Gepresstheit		
unauffällig	0 1 2 3 **4** 5	sehr gepresst

Bewertung durch Sabine

Nachdem kleinere Kinder ihre stimmlichen Probleme schwer konkretisieren können, erfragt die Behandlerin direkt – auch gestützt durch die Vorinformationen der Eltern – das subjektive Empfinden von Sabine bei Phonation sowie die Auswirkungen der Stimmstörung auf die Teilhabe. Manchmal sei es auch so, dass „die Wörter irgendwie schwierig rausgehen oder manchmal gar nicht rauskommen aus dem Mund und der Hals kratzt auch manchmal ein bisschen. Und wenn das Wort nicht rauskommt, ist das blöd". Sabine sagt, dass ihr das Singen im Kindergarten keinen Spaß mache. Insgesamt sei ihr Reden aber ganz normal wie bei anderen Kindern auch, so Sabine.

Einbezug der ICF-Ebenen

Vor dem Hintergrund der ICF ist Sabine aufgrund ihrer Dysphonie in ihrer Aktivität deutlich eingeschränkt. Ihre Stimmqualität nimmt mit zunehmender Sprechzeit ab, weshalb sie Mühe hat, bei Liedern und Singspielen in der Kindergartengruppe mitzusingen und somit am Gruppengeschehen teilzuhaben. Auch zeigen sich Schwierigkeiten im Hinblick auf ihre verbalen Kommunikationsmöglichkeiten, z. B. in Konfliktsituationen im Kindergarten adäquat verbal kommunikativ zu agieren. Sie greift phasenweise auf unangebrachte nonverbale Kommunikationsformen (z. B. Schlagen) zurück. Aus diesem Grund muss sie zeitweise aus ihrer Kindergartengruppe herausgenommen werden und kann dann nicht am Gruppengeschehen teilhaben.

Im Anamnesegespräch konnte eruiert werden, dass Sabine hinsichtlich der Kontextfaktoren einem hohen Erwartungsdruck ausgesetzt ist. Auf der einen Seite gilt es, den hohen Erwartungen bzgl. ihrer sportlichen und intellektuellen Leistungen gerecht werden zu müssen. Auf der anderen Seite sieht sich Sabine mit der schwerwiegenden Aufgabe konfrontiert, bei elterlichen Meinungsverschiedenheiten Stellung beziehen zu müssen.

9.2 Hypothesen zur Verursachung

Aus Anamnese- und Befunderhebung kann, übertragen auf das Ursachengefüge (Kap. 2.3 „Ursachen im Modell") für die Bereiche **Kind, Familie** und **soziale und umweltbedingte Beeinflussungsfaktoren**, mit den jeweiligen Unterpunkten, die im folgenden zusammengefasste Gefügekonstellation eruiert werden.

Das Kind

Motorik

Die motorische Entwicklung verlief laut Angaben der Mutter unauffällig.

Zum Untersuchungszeitpunkt fällt auf, dass der gesamte Körpertonus des Mädchens erhöht ist. Grob- und feinmotorische Aufgaben erledigt sie unter einem inadäquat hohen Krafteinsatz. Über ein Seil balanciert sie in Sekundenschnelle, und beim Zeichnen drückt sich der Bleistiftstrich auf die Rückseite des Zeichenpapiers durch, was als Zeichen für eine mangelnde Koordination der grob- und feinmotorischen Bewegungsabläufe gedeutet werden kann.

Gemeinsam mit diesen überschießenden Bewegungsabläufen kann eine eher unterspannte Mundmotorik, kombiniert mit einer gepressten Stimmgebung beobachtet werden. Die bestehende Hochatmung fügt sich in das Bild des hypertonen Grundtonus.

Fähigkeiten

Die Sprachentwicklung verlief, so Frau B., insgesamt verlangsamt ab. Differenzierte verbale Äußerungen produzierte Sabine erst ab Ende des 3. Lebensjahres. Als Säugling habe das Mädchen wenig geschrien.

Jetzt zeige Sabine trotz ihres guten Wortschatzes und ihrer korrekten Artikulation nur wenig Freude an Kommunikation. Laut den Angaben von Fr. B. sei Sabine kaum am verbalen Austausch mit ihrer Familie interessiert.

Über Ereignisse im Kindergarten berichte sie nur widerwillig und nach mehrmaligem Nachfragen durch die Mutter.

Sabine verschaffe sich außerdem vornehmlich durch Lautstärke innerhalb der Familie und im Freundeskreis Gehör.

Des Weiteren verhält sich Sabine im Gespräch sehr unsicher: Sie spricht schnell, hastig und hält nur flüchtig Blickkontakt. Der Schwerpunkt von Sabines Kommunikationsstrategie liegt rein auf der vokalen Seite. Mimik und Gestik setzt sie nahezu überhaupt nicht ein. Ebenso wenig nützt sie ihren guten Wortschatz zugunsten einer verbal-argumentativen Kommunikation.

emotionale Entwicklung/ intrapersonelle Konflikte im Persönlichkeitsausdruck

Was das emotionale Verhalten des Mädchens angeht, beschreibt Fr. B., dass Sabine, wenn sie sich unverstanden fühle, häufig aggressiv reagiere. Sie schreie und schlüge um sich. Des Weiteren sei sie ein sehr empfindsames, sensibles Kind, das Kritik schlecht vertrage. Frau B. beschreibt auch, dass Sabine Angst habe, sich an Neues heranzuwagen, da sie vermutlich befürchtet, die Aufgabe nicht meistern zu können. Nach außen versuche sie aber, ihre Ängste zu überspielen (intrapersonelle Konflikte im Persönlichkeitsausdruck). Ein Beispiel aus der Untersuchungssituation kann diese Mutmaßung möglicherweise untermauern: Sabine soll mit einem Ball in einen Eimer treffen. Ihrem Kommentar „... natürlich treffe ich mit dem Ball in den Eimer ...“ verleiht Sabine durch eine besonders raue und tiefe Stimmgebung Nachdruck. Der Nachsatz „... das ist doch babyleicht ...“ kann möglicherweise ein Indiz dafür sein, die Befürchtung, den Eimer nicht zu treffen, überspielen zu wollen.

Weiter sei die Einhaltung eines Zeitplanes für das Mädchen nach Angaben der Mutter von großer Bedeutung. Möglicherweise scheint dem Mädchen die genaue Strukturierung von Abläufen Halt zu bieten.

akustisch-auditive Wahrnehmung

Für diesen Bereich fällt auf, dass Sabines Fähigkeiten, vorgegebene Taktsequenzen nachzuklatschen, nicht altersentsprechend sind. Passend zu den oben beschriebenen „ruppigen“ motorischen Bewegungsabläufen trommelt oder klatscht Sabine sehr statisch und monoton. In gleichem Maße hat das Mädchen Schwierigkeiten in der Diskrimination von „laut“ und „leise“ beziehungsweise „hart“ und „fest“ und „weich“.

habituelle Faktoren

Als habitueller Verursachungsfaktor zeigt sich bei dem Mädchen sehr häufiges Räuspern. Dieses Räuspern, verursacht durch die Missempfindungen im Larynxbereich im Rahmen der hyperfunktionellen Stimmgebung, hatte sich bei dem Mädchen bereits verselbstständigt, so dass er vor nahezu jeder stimmlichen Äußerung auftritt.

Die Familie

Familiensystem

Nach Angaben der Mutter nehme Sabine häufig an elterlichen Auseinandersetzungen teil. Streitigkeiten des Ehepaars würden unter Einbeziehung des Mädchens ausgetragen. So solle das Mädchen zu den Verhaltensweisen ihrer Eltern Stellung beziehen. Dies geschehe, nach Angaben der Mutter, im Beisein, aber auch in Abwesenheit des jeweiligen Partners.

Auf die Frage nach den Leistungsanforderungen berichtet Frau B., der Vater habe dem Kind gegenüber, seine intellektuellen und sportlichen Leistungen betreffend, hohe Ansprüche. Ihm sei wichtig, dass das Mädchen beim wöchentlichen Turngruppenbesuch die gestellten Aufgaben sehr gut meistere. Ebenso sollen die im Kindergarten gestellten Aufgaben ordentlich und gut ausgeführt werden. Das Mädchen versuche diesen Anforderungen gerecht zu werden, da ihr die Anerkennung durch ihren Vater sehr wichtig sei. Damit sei das Mädchen einem hohen Erfolgsdruck ausgesetzt, da die vom Vater erwarteten Leistungen häufig die Möglichkeiten eines 5-jährigen Mädchens überschritten.

Kommunikationsverhalten

Zum Kommunikationsverhalten in der Familie berichtet Frau B., dass die Eltern bei Meinungsverschiedenheiten mittels Lautstärke versuchten, sich durchzusetzen. Auch Sabine verschaffe sich durch Lautstärke innerhalb der Familie Gehör.

Erziehungsstil

Frau B. war aufgrund der finanziellen Situation gezwungen, schon sehr früh ihre Berufstätigkeit wieder aufzunehmen. Sie erzählt dies in bedauerndem Tonfall und berichtet, dass sie lieber bei ihrem Kind geblieben wäre. Die verbleibende gemeinsame Zeit versuche sie sehr intensiv zu gestalten. Sie gebe Sabine eine Auswahl an Beschäftigungsmöglichkeiten oder Unternehmungen vor, unter denen sie wählen solle. Sie suche das Gespräch mit ihr, erkläre und kommentiere viel. Sie lasse das Mädchen viel selbst entscheiden: so dürfe sie ihre Kleidung und ihr Essen täglich selbst auswählen.

Die Erziehung betreffend hätten die Eltern unterschiedliche Vorstellungen. Der Vater befürworte einen eher autoritären Erziehungsstil, die Mutter einen eher demokratischen. Beide sähen dies als sinnvolle Ergänzung an.

Soziales Umfeld

Sabine habe gewisse Fernsehhelden aus diversen Zeichentrickserien zum Vorbild. Wie sie selbst berichtet, seien diese besonders „cool und stark". Diese Eigenschaften werden durch die raue und gepresste Stimmgebung besonders unterstrichen, was sie zur Nachahmung motiviere. Diese **phonatorischen Vorbilder** könnten Einfluss auf die Stimmgebung haben.

9.3 Therapieverlauf

Familiengespräche

Nach einer allgemeinen Aufklärung über das Verursachungsmodell werden mit Fr. B. in der zweiten Therapiesitzung, die ohne Kind stattfindet, die auf ihre Familie und ihr Kind passende, oben aufgeführte, hypothetische Konstellation im Ursachengefüge besprochen. Bereiche, auf die Frau B. eventuell Einfluss nehmen will und kann, werden thematisiert. Frau B. ist in hohem Maße bereit, ihre Familiensituation offenzulegen. Sie muss bei der Diskussion möglicher Ursachen eher gebremst werden, sich nicht die Schuld an der Stimmstörung zuzuschreiben.

Erziehungsstil

Die Information der Therapeutin, dass ein wenig grenzensetzender Erziehungsstil dazu führen könne, dass Kinder zu wenig stimmliche Grenzen erfahren, bewirkt eine Phase des Nachdenkens bei Frau B. Nach einer Zeit der Beispielsuche schlägt sie vor, verschiedene Verhaltensweisen im Alltag durchzuprobieren. Sie wolle auf keinen Fall strenger sein, damit verbinde sie negative Assoziationen. Aber da sie im häuslichen Bereich am meisten Zeit mit ihrer Tochter verbringe, möchte sie zunächst ihren Erziehungsstil leicht modifizieren und testen, wie sie sich dabei fühle und Sabine reagiere.

Zudem geht es darum, dem Kind im Spiel und im Alltag Freiräume zu schaffen, was bedeutet, Sabine die Möglichkeit zu bieten, in Ruhe zu spielen und Spiele nach ihren Vorstellungen weiterzuführen, ohne durch gutgemeinte Ideen seitens der Mutter überladen zu werden. Die Mutter möchte ausprobieren, beim Spiel und im Alltag Sabines Handlungen in einem geringeren Maße zu kommentieren und nicht auf verbalem Austausch zu beharren. Exemplarisch werden anhand mehrerer konkreter Beispiele alternative Verhaltensweisen durchgesprochen.

Das von dem Mädchen abverlangte Treffen von Entscheidungen soll auf einen altersadäquaten Rahmen begrenzt werden. Frau B. möchte z. B. die familiäre Freizeitgestaltung nicht weiter Sabine übertragen, da sie das Kind damit, wenn auch aus guter Absicht, überforderte.

Eine bisher gestellte Frage: „Sabine, möchtest Du lieber schwimmen, auf den Spielplatz oder in den Zoo?“ könnte so z. B. ersetzt werden durch: „Komm, lass uns heute Schwimmen gehen.“

Elterngespräch acht Wochen später

Die hier besprochenen Punkte werden in einem weiteren Gespräch, das ca. acht Wochen nach dem Erstgespräch und diesmal im Beisein beider Elternteile stattfindet, wieder aufgegriffen. Bei dieser Gelegenheit kommt es zu einer Diskussion der Eltern zum Thema Erziehung. Frau B. hat inzwischen verschiedenes ausprobiert und wieder verworfen. Sie war zunächst unsicher, wie Sabine sich dabei fühle, wenn sie ihr verbales Angebot zurückschraube, empfindet ihr alternatives Vorgehen für sich selbst nun aber als entspannter. Erstaunt bemerkt sie, dass Sabine bei Vorschlägen jetzt häufig genauer hinhört und sich klar zu einer gestellten Frage äußert. Frau B. beobachtet, dass Sabine für sich selbst komplexe Rollenspielsituationen ausdenkt und im Bedarfsfalle von sich aus Fragen an die Mutter zu den Spielinhalten stelle oder von sich aus zur Mutter komme, um von Erlebnissen und Ideen zu berichten. Beide Elternteile sind der Ansicht, dass die Kommunikation zwischen Tochter und Mutter insgesamt spannungsfreier abläuft. Sie meinen auch, eine positive Auswirkung auf Sabines Verhalten wahrgenommen zu haben. Sabine wirke ausgeglichener und schreie weniger, was eine bessere Stimmqualität nach sich ziehe.

Die oben beschriebenen differierenden Vorstellungen im Erziehungsstil zwischen Vater und Mutter kommen in dieser Sitzung ebenfalls zur Sprache. Herr B. meint, er müsse mit einem eher autoritären Verhalten den Gegenpol „zu den vielen Fragen und Erklärungen" seiner Frau einnehmen. Im Laufe des Gesprächs kommen die Eheleute zu dem Schluss, dass ihre Vorstellungen von Erziehung eigentlich gar nicht so weit auseinander liegen. Auf dieser Basis entsteht die Bereitschaft, die Vorstellungen und Verhaltensweisen des jeweiligen Partners mehr zu respektieren und im Bedarfsfalle nach konstruktiven Kompromisslösungen zu suchen. Auch hier werden beispielhaft mehrere kritische Situationen genannt und gemeinsam alternative Handlungsstrategien erarbeitet.

Leistungsanforderungen

Herr B. verteidigt vehement seine sportlichen und intellektuellen Leistungsansprüche an Sabine. Er wolle, dass sie später gut in der Schule mitkomme. Mit zirkulären Fragen (Was würde x, y, sagen, wenn Sabine schlecht in der Schule wäre …?) ergibt sich, dass die Großeltern eine wichtige Rolle in der Familie spielen. Hier wird deutlich, dass Herr B. von seinem Vater sehr leistungsorientiert und autoritär erzogen wurde, und Herr B. erinnert sich, als Kind oftmals unter Versagensängsten gelitten zu haben. Im weiteren Gespräch findet eine Aufklärung über altersentsprechende Leistungen und Möglichkeiten innerhalb unterschiedlichster Entwicklungsbereiche (Spielverhalten, motorische Fähigkeiten, Konzentrationsspanne, Sozialverhalten, etc.) statt. Herr B. erhält so einen Überblick über das altersadäquate Leistungsniveau eines Kindergartenkindes in den entsprechenden Bereichen.

Das Thema **Überforderung** bezieht sich auch auf den Bereich Familienstreit. Sabines Einbindung in Auseinandersetzungen der Eltern soll thematisiert werden. Das Bedürfnis der Eltern nach einem „Schiedsrichter" in ihren Kontroversen wird in den Situationsschilderungen deutlich. Die

Therapeutin sieht in dieser Situation das Bild eines Fußballspieles vor sich. Sabine soll quasi die roten und gelben Karten hochhalten und die Trillerpfeife einsetzen – also sagen, welches Elternteil im Recht ist. Während die Therapeutin ihr Bild vom Fußballspiel mit der 4-jährigen Sabine als Schiedsrichterin mit Pfeife und Karten schildert, müssen die Eltern lachen. Sie einigen sich im Verlauf des Gesprächs, das Mädchen nach Möglichkeit nicht in einen Ehestreit mit einzubinden, da ihr Kind möglicherweise verunsichert und überfordert werden könnte.

Nach diesem sehr produktiv verlaufenen Familiengespräch sind bereits ein Großteil der im Bereich Familie zu ändernden Inhalte angesprochen worden.

Die Therapeutin wird in diesem Gespräch außerdem darüber in Kenntnis gesetzt, dass Frau B. ein weiteres Kind erwartet.

weiteres Gespräch mit Frau B.

In der 15. Therapiestunde findet nochmals ein Familiengespräch mit Frau B. statt.

Wieder berichtet sie, dass das Familienleben harmonischer ablaufe und sie mit Sabines Entwicklung, sowohl die Stimmqualität als auch ihr Verhalten betreffend, sehr zufrieden sei. Im Laufe des Gesprächs werden die noch ausstehenden Themenpunkte **Versagensangst, geringes Selbstbewusstsein** und **Zeitplanung** aufgegriffen. Die Mutter berichtet der Therapeutin, dass auch für sie das Einhalten ihres häufig sehr vollgepackten Zeitplanes von großer Wichtigkeit sei, und sie dadurch nicht selten große Unruhe verbreite. Da sie für das Mädchen das Vorbild sei, möchte sie über eine Veränderung ihres eigenen Verhaltens Spannungen abbauen und dem Mädchen dadurch mehr Sicherheit vermitteln. Die Mutter äußert aber auch den Wunsch, Sabine an einer Kindergruppe teilnehmen zu lassen, in der ihr Selbstbewusstsein gefördert würde. Diesen Wunsch befürwortet die Therapeutin sehr, da sie für Sabine externe selbstsichere Rollenvorbilder für sehr wichtig erachtet. Sabine orientiert sich stark an ihrer Mutter und könnte sich auch an deren unsicheren Verhaltensanteilen orientieren.

Nach der **15. Therapieeinheit** wird die Therapie für mehrere Wochen, unter anderem bedingt durch Urlaub der Familie B., unterbrochen. In dieser Zeit kommt auch Sabines Schwester zur Welt.

Durch die Geburt der Schwester treten neue Probleme auf, die in einem kurzfristig vereinbarten Elterngespräch in der **16. Therapiestunde** besprochen werden. Verbunden mit einer neuen Rollenaufteilung innerhalb der Familie drängen sich längst in den Hintergrund getretene Verhaltensweisen wieder in den Vordergrund. Sabines Aggressivität nehme wieder zu, sie schreie mehr und beginne, auch in entspannten Situationen, bei der Stimmgebung wieder vermehrt zu pressen.

Fortsetzung der Therapie

Im Einvernehmen mit den Eltern wird die Therapie in einwöchigem Abstand fortgesetzt, mit dem Ziel, die parallel zu den Familiengesprächen erarbeiteten stimmtherapeutischen Inhalte mit Schwerpunkt auf Spannungsabfuhr und Entspannung zu festigen. Obwohl die Familie bemüht ist, nach Ankunft des neuen Familienmitglieds zu einem normalen Alltag zurückzufinden und Sabine Zeit zu lassen, sich an die Anwesenheit ihres Geschwisterchens zu gewöhnen, gibt es häufig Rückfälle.

In einem weiteren Elterngespräch in der **21. Therapieeinheit** berichten die Eltern, dass Sabine sich nun mit der neuen Situation besser zurechtfinde. Dies spiegelt sich auch in einer physiologischen Stimmgebung wieder.

Die am Anfang der Behandlung festgestellten Problempunkte im familiären Umfeld des Mädchens werden noch einmal aufgegriffen. Es wird deutlich, dass die Eltern ihr Verhalten diesbezüglich graduell verändert hatten. Sabine erhält ausreichend Freiräume – von den Eltern unkommentiert – zu spielen und die Möglichkeit, ihr Spielen in einem gewissen Rahmen nach ihren Vorstellungen zu gestalten. Die Eltern bemühen sich, sie nur Entscheidungen in einem Rahmen treffen zu lassen, deren Tragweite sie auch überblicken kann. Die Beziehung der Ehepartner zueinander verlaufe, auch bedingt durch eine berufliche Beförderung von Herrn B. verbunden mit angenehmeren Arbeitszeiten, harmonischer, wodurch Sabine durch elterliche Meinungsverschiedenheiten nicht mehr belastet werde. Im Bewusstsein ihrer Vorbildfunktion kommunizierten die Eltern ruhiger miteinander und versuchen ein sich gegenseitiges „Überschreien“ zu vermeiden, auch wenn dies nicht immer gelinge. Sie entwickelten Spaß am Ausbau weiterer Kommunikationsstrategien, denn in seiner neuen beruflichen Position ergibt es sich zudem, dass Herr B. an einem Kommunikationsseminar teilnimmt, dessen Inhalte dann zu Hause durchdiskutiert und mit viel Humor, so Fr. B., auf ihre realisierbare Umsetzbarkeit überprüft werden.

Abschluss der Therapie

Angesichts des positiven Verlaufs der Therapie wird beschlossen, die Therapie zunächst zu beenden und die weiteren Sitzungen in größeren Abständen anzusetzen. Familie B. ist, in Anbetracht des auch ihrerseits sehr zufriedenstellenden Verlaufs und einer proportional dazu einsetzenden Therapiemüdigkeit, mit dieser Entscheidung einverstanden.

In der Abschlussstunde, die gemeinsam mit Mutter und Kind stattfindet, übergibt die Therapeutin Fr. B. eine Zusammenfassung von Entspannungsspielen und Übungen zur Unterstützung einer gesunden Stimmgebung, die sie zu Hause bei Gelegenheit einsetzen können, um die Therapieinhalte nicht ganz in Vergessenheit geraten zu lassen. Bei dieser Gelegenheit macht die Therapeutin auf die Möglichkeit eines „Rückfalles“ bei Sabine aufmerksam.

Therapiestunden mit dem Kind

In den Therapiestunden zwischen den Elterneinheiten werden mit Sabine Übungen zu den unterschiedlichen Bausteinen der Stimmtherapie durchgeführt. Die Trennung der Bausteine ist künstlich (Kap. 7), da die im Folgenden exemplarisch vorgestellten Übungen nur schwerpunktmäßig den beschriebenen Baustein beeinflussen, zusätzlich aber andere Bausteine ebenso tangieren.

Übungen und Spiele

Sabines Fähigkeit, unterschiedliche Stimmqualitäten wahrzunehmen, soll geschult und das Taktgefühl verbessert werden (**Baustein Wahrnehmung**, Kap. 7.2). So wird u. a. das Spiel „Geräusche raten“ gespielt: Sabine und die Therapeutin müssen mit verbunden Augen erraten, welches Geräusch die Spielpartnerin, aus einer vorgegebenen Palette, zum Erraten ausgesucht hat. Weiter müssen Unterschiede zwischen „laut und leise“, „hoch und tief“ und „hart und weich“ erraten werden. Entspannung, Abfuhr übermäßiger Kraft und Energie und der Aufbau einer physiologischen Körperspannung (**Baustein Tonusregulation**, Kap. 7.2) sind weitere Therapieinhalte. Zum Spannungsabbau darf Sabine beispielsweise mit einem Ball kräftig gegen die Wand werfen. Im „Marionettenspiel“, bei dem die Therapeutin das Kind an fiktiven Fäden führt, wird Sabine die Möglichkeit gegeben, ihr Gefühl für ihren Körper und die Stellung der Gliedmaßen zueinander positiv zu beeinflussen. Die „Wettermassage“, bei der die Therapeutin das Kind nach der Vorstellungshilfe des Wetters abklopft (z. B. Regen: nur die Fingerspitzen klopfen usw.), an der Sabine besonders Spaß hat, kann diesen Bereich weiter unterstützen. Zur Hinführung auf eine möglichst physiologische Phonation (**Baustein Phonation**, Kap. 7.2) wird u. a. das Spiel „Brummbär“ gespielt. Hierbei werden ohne und mit Hilfsmitteln (z. B. eine leere Papprolle) Stimmklänge ausprobiert und physiologische Phonationsformen verdeutlicht. Über das „Eierlaufen“ (ein Luftballon wird z. B. mit /u/ durchs Zimmer „balanciert“) soll zu weicheren Stimmeinsätzen hingeführt werden. Das Spiel „Eseltreiben“, bei dem der Spieler seinen fiktiven Esel mit „ho ho“ oder mit kurzen Aufforderungen („lauf los“ etc.) durchs Zimmer „treibt“, kann an der Dynamik und / oder an der Rufstimme gearbeitet werden. An der Artikulation (**Baustein Artikulation**, Kap. 7.2) kann z. B. über das Lied „Drei Japanesen mit dem Kontrabass“ gearbeitet werden. Mit „Olympiade“, bei der verschiedene motorische Übungen ausgeführt werden müssen (Seilbalancieren etc.), und Spielen wie „Nähen ohne Faden“ und „Perlenauffädeln“ können Sabines motorische Fähigkeiten trainiert werden (**Baustein Training einzelner Fertigkeit**, Kap. 7.2). Des Weiteren soll die Kommunikationsfähigkeit mit dem Ausbau der nonverbalen und argumentativen

Fähigkeiten trainiert werden (**Bausteine des Kommunikationstrainings**, Kap. 8.3). Beim „Bazarspiel" soll sich Sabine u. a. Argumente einfallen lassen, wie sie ihren Tauschpartner von ihrem Vorhaben überzeugen kann („Wenn ich Deine Uhr bekomme, dann bekommst Du mein Holzauto"). Beim pantomimischen Darstellen von Tieren („Ratespiel": das Kind stellt ein Tier dar, die Therapeutin muss erraten, welches) können nonverbale Fähigkeiten geübt werden. Über Wahrnehmungsübungen und Atemübungen soll Sabines Atemfehlfunktion positiv beeinflusst werden (**Baustein Atmung**, Kap. 7.2). So hat Sabine viel Freude an dem „Schnüffelspiel", einem Geruchsmemory (Duftstoffe in Fläschchen), bei dem die entsprechenden Gerüche einander zugeordnet werden müssen. Beim Luftballonauflegen (hier wird ein Luftballon auf verschiedenen an der Atmung beteiligten Punkten des Körpers aufgelegt) lernt Sabine ihre Atemräume kennen. Beim aktiven „Wegatmen" des Luftballons findet ein Brückenschlag zur Sprechatmung statt.

verbesserter Stimmklang

Der Räusperzwang, beziehungsweise das Nachahmen pathologischer Stimmvorbilder geht von selbst deutlich zurück, nachdem die akustisch auditive Wahrnehmung verbessert und die physiologische Stimmgebung in der Übungssituation aufgebaut werden konnte. Auch initiiert durch die therapeutischen Hausaufgaben setzt Sabine den gebesserten Stimmklang mehr und mehr spontan ein.

Am Ende der Sitzungen erläutert die Therapeutin Mutter oder Vater die Inhalte der jeweiligen Stunde. Für Spiele und Übungen, die auch im häuslichen Rahmen sinnvoll angewendet werden können, werden Anleitungen zur Durchführung gegeben.

Bereits bis zur 15. Stunde macht Sabine große Fortschritte. Ihr stimmmissbräuchliches Verhalten tritt zugunsten einer physiologischeren Stimmgebung in den Hintergrund. Die Stimme klingt wesentlich klarer, die Stimmeinsätze sind weicher und die Tendenz, bei der Stimmgebung zu pressen, ist deutlich rückläufig.

Die Therapie wird nach einer längeren Urlaubspause wieder aufgenommen. Die Therapie erfolgt, vor dem Hintergrund der neu aufgetretenen Probleme nach der Geburt der Schwester, bis zur 21. Therapiestunde (Elternstunde) weiterhin in wöchentlichem Abstand. Die nachfolgenden Therapieeinheiten finden in zwei bis dreiwöchigen Abständen statt. In den Therapiestunden nach der Urlaubspause werden weitestgehend die bisherigen Therapieinhalte wiederholt und stabilisiert.

Die Therapie wird nach 25 Therapieeinheiten in einem Zeitraum von 11 Monaten beendet, womit die wichtigen defizitären Bereiche des Verursachungsmodells aus Sicht der Therapeutin aufgearbeitet werden konnten.

9.4 Befunde nach Abschluss der Behandlung

phoniatrisch-pädaudiologischer Befund

Bei der phoniatrischen Untersuchung zeigen sich keine Knötchen mehr. Die Stimmlippen imponieren insgesamt noch leicht verdickt, ansonsten reizlos. Der Stimmlippenschluss bei der Phonation ist vollständig. Somit ergibt sich eine deutliche Verbesserung zum Vorbefund. Die weitere HNO-ärztliche Untersuchung ergibt bei intaktem Gehör keine pathologischen Auffälligkeiten.

logopädischer Befund

Der Stimmbefund ergibt eine nicht vorhandene Rauigkeit, eine leichtgradige Behauchtheit, eine leichtgradige Heiserkeit und eine leichtgradige Gepresstheit – R0B1H1-G1. Die Stimmeinsätze sind überwiegend weich, die mittlere Sprechstimmlage liegt mit d^1 im Normbereich (unverändert zum Ausgangsbefund). Das Sprechstimmvolumen ist voll, die Dynamik unauffällig, der Stimmumfang altersentsprechend. Die Lautstärke und das Sprechtempo sind etwas erhöht. Angesichts der bei der Untersuchung bestehenden Rhinitis wird eine Rhinophonia clausa festgestellt. Atemfunktion und Belastbarkeit der Stimme ergeben keine pathologischen Befunde. Die Artikulation, die grammatikalischen Fähigkeiten, der Wortschatz sowie das Sprachverständnis sind altersentsprechend.

Die Tendenz zur stimmlichen Hyperfunktion ist noch erkennbar.

Vor Beginn der Therapie ist die Stimmqualität R3B2H3-G3. Somit kann eine deutliche Verbesserung der Stimmqualität festgestellt werden (Abb. 13).

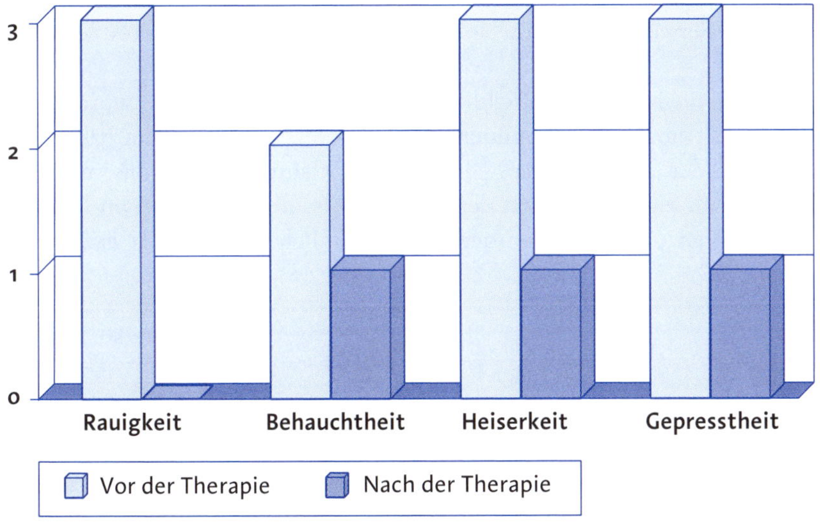

Abb. 13: Bewertung des Stimmklanges im RBH-G-System vor und nach der Therapie

Bewertung durch Frau B.

In der abschließenden Beurteilung durch die Mutter gibt sie an, noch eine geringe Presstendenz in Sabines Stimmqualität zu vernehmen. Verhaucht klinge die Stimme ihrer Meinung nach nicht. Auch die Heiserkeit sei nahezu völlig verschwunden. Sie bewertet die Gepresstheit noch mit 2, die Verhauchung mit 0 und die Heiserkeit mit 1 (s. Kasten).

Einstufung des Schweregrades der Stimmstörung durch die Eltern **nach** der Therapie

Heiserkeit							
unauffällig	0	**1**	2	3	4	5	sehr heiser
Verhauchung							
unauffällig	**0**	1	2	3	4	5	sehr verhaucht
Gepresstheit							
unauffällig	0	1	**2**	3	4	5	sehr gepresst

Dies ist eine deutliche Verbesserung des Stimmklanges in der subjektiven Beurteilung. Hinsichtlich der Argumentationsfähigkeit habe Sabine Fortschritte gemacht. Insgesamt würden Familiendiskussionen nun wesentlich ruhiger verlaufen, und Sabine verschaffe sich kaum noch über Lautstärke Gehör. Im Kindergarten komme es viel seltener dazu, dass Sabine wegen aggressiven Verhaltens aus der Gruppe herausgenommen werden muss. Sie gehe mittlerweile sehr gerne in den Kindergarten und sei dort sehr gut integriert.

Bewertung durch Sabine

Sabine meinte bei der abschließenden Befragung, dass „die Wörter jetzt fast immer normal rauskommen, das ist schön, aber vor allem haben die Spiele in der Therapie Spaß gemacht. Insgesamt hat sich sonst nix verändert, naja eigentlich kratzt der Hals nicht mehr. Das Singen im Kindergarten ist jetzt lustiger geworden, wahrscheinlich weil die neue Erzieherin so nett ist".

Fazit

Das aufgezeigte Fallbeispiel sollte möglichst realitätsnah die Umsetzung des Therapieansatzes verdeutlichen. Der positive Verlauf ist nicht zuletzt auch auf die ausgezeichnete Mitarbeit der Eltern zurückzuführen. Es wird deutlich, was in vielen Fällen in der Praxis erlebbar ist: Die Eltern orientieren sich bezüglich ihrer Therapiemotivation vor allem an ihrem eigenen auditiven Eindruck. Aus phoniatrischer Sicht wäre in dem vorgestellten Fall, da zwar keine Knötchen mehr sichtbar sind, die lupenlaryngoskopische und logopädische Untersuchung aber keinen völligen Normalbefund ergeben, die Fortsetzung der Therapie möglicherweise vertretbar gewesen. Die Eltern ihrerseits sahen aufgrund ihres eigenen Eindruckes der Stimme ihrer Tochter keine Notwendigkeit für eine Fortsetzung der Therapie. Abgebildet auf die Ebenen des ICF-Modells, erfährt Sabine bzgl. ihrer Stimmproblematik in den Bereichen Aktivität und Teilhabe keine wesentlichen Einschränkungen mehr. Sie fühlt sich wohl im Kindergarten und kommt gut in ihrer Gruppe zurecht. Diese Tatsache spiegelt sich in der Meinung der Eltern wider, dass es nur aufgrund des noch bestehenden anatomischen Defizits (Körperstruktur) nicht nötig ist, die Therapie fortzusetzen.

Aus logopädischer Sicht, auch vor dem Hintergrund der Philosophie der ICF, ist es sinnvoll, der Auffassung der Eltern Rechnung zu tragen, indem die Therapie beendet wird, zumal davon auszugehen ist, dass sich der Heilungsprozess weiter fortsetzt (s. oben). Den Eltern wird angeboten, dass sie sich bei Fragen, Unsicherheiten hinsichtlich des Heilungsverlaufs oder bei Auftreten einer Befundverschlechterung auch nach Abschluss der Therapie mit der Therapeutin in Verbindung setzen können.

10 Erfolgskontrollen in der Praxis

10.1 Dokumentationsverfahren und Bewertungskriterien

Qualitätssicherung und Qualitätsmanagement erfordern die Dokumentation und den Nachweis von Therapieeffekten. Eine Reihe von Messmethoden und Beurteilungskriterien, die zur Wirksamkeitsbestimmung der Therapie kindlicher Dysphonien eingesetzt werden können, sollen an dieser Stelle eingeführt werden. Anschließend werden Beurteilungskriterien unter verschiedenen Gesichtspunkten vorgestellt. Zum einen wird die Forschungsrelevanz der Beurteilungskriterien bewertet, zum anderen die Umsetzbarkeit für den logopädischen Alltag.

Wirksamkeitsnachweise in der Logopädie

Jede Therapeutin, die ihr Handeln reflektiert, ist daran interessiert sein, die eigene Arbeit weiter zu verbessern und Veränderungen während der Therapie zu dokumentieren. Durch dieses Vorgehen wird auch für andere Therapeutinnen ableitbar und auf andere Fälle übertragbar, welche Intervention, zu welchem Zeitpunkt und für welchen Patienten am besten geeignet ist. Im Rahmen von qualitätssichernden Maßnahmen haben Logopädinnen die Möglichkeit, ihre qualifizierte Arbeit auch über den Rahmen der Therapie hinaus darzustellen. Nachdem die Grundlagenforschung im Bereich Logopädie und ihren Nachbardisziplinen zunimmt, gewinnen Wirksamkeitsnachweise auch in diesem Zusammenhang immer mehr an Bedeutung. Zukünftig müssen Therapieeffekte und Vergleiche von Therapiekonzepten im Rahmen von Therapiestudien evaluiert werden. Mit Hilfe dieser Untersuchungen können u. a. Aussagen über **Effektivität** und **Effizienz** entsprechender Therapiemaßnahmen getroffen werden. Effektivität bedeutet dabei, ob eine Maßnahme tatsächlich – unter optimalen Bedingungen – die beabsichtigte Wirkung zeigt, Effizienz beschreibt den wirtschaftlichen Aspekt, also den Aufwand, der nötig ist, den entsprechenden Effekt zu erzielen.

Vor diesen Hintergründen wäre es wünschenswert im Sinne einer optimalen Patientenversorgung, dass in den unterschiedlichen sprachtherapeutischen Disziplinen standardisierte und wirksame Therapieansätze in den Vordergrund rücken und unwirksame Ansätze nicht mehr durchgeführt werden. Zur Klärung dieser Fragen können sinnvoll dokumentierte

Befunde und Verläufe bewertet werden. Vergleichende Untersuchungen tragen so dazu bei, entsprechende Therapieansätze herauszufiltern. Die Veränderungen während der Therapie sollten genau dokumentiert und anhand von Beurteilungskriterien im Vergleich zu den Ausgangsbefunden interpretiert werden.

Effektivität der Stimmtherapie bei Kindern

Effekte einer Stimmtherapie bei Kindern können auf sehr unterschiedlichen Wegen evaluiert werden. An dieser Stelle sei auch auf die entsprechende Literatur aus dem Bereich der Biometrie und der Stimmtherapie und Diagnostik bei Erwachsenen hingewiesen (vgl. Fratalli 1998; Stemple 2009; Carding 2005; Shrivastav 2002; Baken / Orlikoff 1999; Schneider / Biegenzahn 2007). Die Ermittlung der Therapieeffekte kann über unterschiedlichste Tests erfolgen. Die Qualität der Tests zur Bestimmung von Therapieeffekten hängt von der Güte der Tests ab. Idealerweise erfüllen die Tests die Testgütekriterien Objektivität, Validität und Reliabilität. Die **Objektivität** bei Messung von Effekten in der Kinderstimmtherapie bedeutet, dass das Ergebnis nicht vom Untersucher beeinflusst wird. Die **Validität** gibt darüber Aufschluss, was ein Testverfahren misst, ob z. B. der Messwert auch tatsächlich für das Kind mit seiner entsprechenden Symptomatik von Belang ist. Die **Reliabilität** eines Verfahrens sagt aus, wie genau ein Test misst, also z. B. inwieweit das Ergebnis bei Messwiederholungen unbeeinflusst bleibt. Die gewählten Tests für den Effektivitätsnachweis der Kinderstimmtherapie werden, in Abhängigkeit von der jeweiligen Fragestellung und der Durchführbarkeit, die einzelnen Testgütekriterien in unterschiedlichem Maße erfüllen. Tests zum Nachweis von Therapieeffekten sollten auch unter diesen Gesichtspunkten beurteilt werden.

Gütekriterien

Zur Effektivitätsbestimmung der Therapie kindlicher Dysphonien können unterschiedliche Parameter herangezogen und interpretiert werden. Abhängig von den erwarteten Effekten muss bereits vor Therapiebeginn festgelegt werden, mit welcher Messmethode Veränderungen sinnvoll bestimmt werden können. Es können sogenannte **objektive** Untersuchungsverfahren von **subjektiven** und **standardisierte** von **informellen** Verfahren unterschieden werden. Die Bewertung des erzielten Therapieeffektes hängt dann von der jeweiligen Interpretation der gemessenen Ergebnisse ab.

Je nachdem, was mit der jeweiligen Messung ausgesagt werden soll, können Schwerpunkte in der Auswahl der Bewertungskriterien oder Tests gesetzt werden. Messungen, die im logopädischen Alltag angewendet werden, sind unter dem Gesichtspunkt der Umsetzbarkeit und Effektivität auszuwählen; Messungen, die wissenschaftlichen Untersuchungen dienen, müssen nach den Kriterien der jeweiligen wissenschaftlichen Fragestellung ausgesucht werden.

Um für den Patienten Therapieverläufe so wirksam wie möglich zu gestalten und zur Dokumentation der eigenen Arbeit, ist es wichtig, Therapieverläufe und Effekte zu dokumentieren und zu bewerten. Sinnvoll dokumentierte und bewertete Befunde tragen weiter dazu bei, standardisierte und wirksame Behandlungsprogramme aufzustellen. Kriterien der **Objektivität, Reliabilität** und **Validität** bestimmen die Güte eines Verfahrens.

Phoniatrischer Befund

Der Kehlkopfbefund wird von HNO-Ärzten und Phoniatern erhoben. Beim phoniatrischen Befund können die Anatomie sowie die Funktion des kindlichen Kehlkopfs beurteilt werden. Zur Beurteilung der mit dem bloßen Auge nicht erkennbaren Stimmlippenschwingungen ist die Stroboskopie die Methode der Wahl, die Befunde können auf Videobändern oder auf digitalen Medien dokumentiert werden. Die raschen Schwingungen der Stimmlippen, die normalerweise nicht sichtbar sind, können durch Verwendung von Impulslicht sichtbar gemacht werden (stroboskopisches Prinzip). Für die Visualisierung einer Stimmlippenschwingung wird eine von der Grundfrequenz geringgradig abweichende Blitzlichtfrequenz verwendet. Auf diese Weise werden verschiedene Phasen aufeinander folgender Schwingungen „beleuchtet"; es entsteht eine für das Auge erfassbare scheinbare Schwingung.

Im Bereich der Stimmlippenschwingungen können der Glottisschluss, die Regularität und Symmetrie der Schwingungen und die Randkantenverschieblichkeit und die Schwingungsweiten (Amplituden) der Stimmlippen beurteilt werden (vgl. ausführlich in Schneider/Biegenzahn 2007). Eine Normalisierung pathologischer Veränderungen oder funktioneller Pathologien kann mit Hilfe des phoniatrischen Befundes dokumentiert werden. Dies bedeutet also, dass bei einem Kind mit hyperfunktioneller Dysphonie vor dem Beginn einer logopädischen Therapie z. B. Knötchen sichtbar sein können, die nach der Therapie rückgebildet oder gar nicht mehr nachweisbar sind. Der kindliche Kehlkopf stellt sich dann – im Idealfall – ohne jeglichen pathologischen Befund dar.

Videolaryngo-Stroboskopie

Die Dokumentation von ärztlicher Seite sollte **vor** Beginn einer Therapie stattfinden. Die videolaryngo-stroboskopische Untersuchung ist für die Kinder oft nicht angenehm, so dass sich viele Kinder möglicherweise nicht zu einer zweiten Untersuchung motivieren lassen. Eine mangelnde Kooperationsbereitschaft der Eltern oder des Kindes, organisatorische Gründe, Kostengründe etc. können in Einzelfällen dazu führen, dass sich ein behandeltes Kind nicht der phoniatrischen Kontrolluntersuchung unterzieht.

Außerdem werden bei der phoniatrischen Untersuchung hautsächlich die sichtbaren organischen Kriterien ihre Bewertung finden. Auditiv wahrnehmbare Parameter, die sich im Verlaufe der Therapie vielleicht verbessern, korrelieren nicht zwangsläufig mit dem phoniatrischen Befund. Aus den genannten Gründen ist der stroboskopische Befund als alleiniger Parameter zum Effektivitätsnachweis einer Therapie nicht ausreichend.

Zusammenfassung

Der phoniatrische Befund kann über die Effektivität einer Stimmtherapie beim Kind Aufschluss geben und ist eine wichtige Säule zur Beschreibung und Bestimmung von Therapieresultaten.
Mit dem stroboskopischen Befund werden jedoch nur sichtbare Effekte dokumentiert, auditive bleiben unberücksichtigt.
Zum Effektivitätsnachweis logopädischer Stimmtherapie beim Kind sollten deshalb immer mehrere Beurteilungsebenen des phoniatrischen, logopädischen oder auch psychotherapeutischen Befundes herangezogen werden.

Logopädischer Befund

Im Rahmen der logopädischen Befunderhebung im Bereich kindlicher Dysphonie kann die Logopädin zu den in der Übersicht aufgeführten und im Kapitel 3.3 „Befunderhebung bei kindlicher Dysphonie" näher erläuterten Merkmalen Aussagen treffen:

Untersuchungsparameter

- Stimmklang
- Mittlere Sprechstimmlage
- Tonhaltedauer
- Vitalkapazität
- Tonumfang
- Stimmeinsätze
- Singstimme (Tonumfang, Brust- und Kopfregister, Dynamik, Tontreffsicherheit)
- Rufstimme
- Nasalität
- Belastbarkeit
- Schwelltonvermögen

An erster Stelle steht hier die Bewertung der klanglichen Parameter durch die Therapeutin.

digitale Aufnahmen

Diese sollte zum einen direkt am Patienten vorgenommen werden (subjektiver Eindruck), zum anderen unbedingt anhand einer Aufnahme auf einem Tonträger, die reproduzierbare subjektive Bewertungsverfahren und reproduzierbare objektive Bewertungsverfahren ermöglicht. Hierfür hat sich die Verwendung eines digitalen Aufnahmegerätes bewährt, da die Aufnahmequalität sehr zufriedenstellend ist. Bei den digitalen Verfahren, die mit Kompression der Daten arbeiten (z. B. Mini-Disc, MP3-Player), ist zu bedenken, das hier bestimmte Parameter des Signals, die normalerweise vom menschlichen Ohr nicht wahrgenommen werden, unberücksichtigt bleiben. Weitestgehend ungeklärt ist dabei noch, ob diese nicht für das geschulte Ohr der Therapeutin wesentliche Informationen enthalten könnten. Erste Studien fanden bisher geringe Unterschiede in einzelnen Frequenzbereichen zwischen den digitalen Aufnahmeverfahren (Winholtz / Titze 1998).

Auswahl des Aufnahmeverfahrens

Kriterium für die Auswahl des jeweiligen Verfahrens ist die beabsichtigte Auswertung der akustischen Parameter. Sehr empfehlenswert ist der Einsatz von geeigneter Software zur Stimmanalyse sein, die zum Teil kostenlos (z. B. die Programme Praat oder Wavesurfer) im Internet zur Verfügung steht (ein Überblick über die Programme findet sich in Scheider / Biegenzahn 2007). Wichtig ist besonders die Auswahl des Zubehörs, wie des geeigneten Mikrofons, da dies entscheidenden Einfluss auf die Klangqualität nimmt. Das Anfertigen dieser Aufnahmen ist gut im logopädischen Alltag durchführbar.

Die Aufnahmen sollten vor, während und nach Abschluss der Behandlung angefertigt und mit dem jeweiligen Aufnahmedatum versehen werden. Aus Gründen der besseren Vergleichbarkeit der Sprechproben sollten die Aufnahmen inhaltlich immer gleich gestaltet sein.
Das Anfertigen von Aufnahmen und die Dokumentation des logopädischen Befundes sind für den Effektivitätsnachweis kindlicher Stimmtherapie sinnvoll. Diese Nachweisform ist im logopädischen Alltag ohne wesentlichen zeitlichen und technischen Mehraufwand möglich.

Inhalte der Aufnahmen

Folgende Inhalte mit einer Gesamtaufnahmedauer von zwei bis drei Minuten bieten sich für die Aufnahme der Kinderstimme an:

- Erzählen einer (immer der gleichen) Bildergeschichte. Ersatzweise: Kurzer Lesetext (falls schon möglich), z. B. ein phonetisch ausbalancierter, wie „Der Nordwind und die Sonne“, vgl. Schneider / Biegenzahn 2007 (Kopiervorlage unter www.reinhardt-verlag.de)
- längeres Phonieren des Vokals /a/ (ca. 5 sec.)
- Phonieren der Vokalreihe /a/, /i/, /e/, /o/, /u/ (Anhand der Phonation des /a/, sowie der gesamten Vokalreihe, lassen sich die Presstendenz, sowie ein harter Stimmeinsatz gut ermitteln.)

- Nachsprechtext z.B.: „Conni hat den Ball geholt und zu mir geworfen. Ich habe ihn gefangen und wieder zurückgeworfen."
- spontansprachlicher Text: Beschreibung eines Spiels oder eines Ereignisses

Aufnahmequalität

Die Aussagekraft und Verwendbarkeit der Aufnahmen ist unter anderem abhängig von der Qualität der Aufnahme. Es empfiehlt sich ein professionelles Kondensatormikrofon zu verwenden. Dieses sollte mit geringem Mundabstand seitlich vor dem Probanden positioniert werden, um aerodynamische Geräuschbeimengungen zu vermeiden. Verfälschende akustische Signale, wie z.B. Hintergrundgeräusche, sollten unter 45 dB liegen. Die Sampling Rate sollte mindestens 20 kHz – besser 48 kHz – betragen. Dies verlangt eine gewisse technische Schulung der aufnehmenden Person. Der Aufwand lohnt aber gerade im Hinblick auf die Reproduzierbarkeit und auch die mögliche objektive Analyse von Sprechproben. Wichtig ist auch darauf zu achten, dass das Aufnahmematerial nicht zu kurz ausfällt, da eine ausreichend lange Sprechprobe einen besseren Gesamteindruck vermittelt, als dies z.B. zwei bis drei Sätze können. Zu empfehlen ist für die Einzelsequenz einer Sprechprobe eine Dauer von ca. zwei bis drei Minuten.

Aufnahmebedingungen

Die Therapeutin sollte darauf achten, dass die Sprechprobe dem tatsächlichen Stimmstatus des Kindes entspricht und nicht eine verfälschte, „künstlerisch modifizierte" Sprechprobe auf Band festgehalten wird. Dies gilt auch für die Wahl des Sprechzeitpunktes: Das Kind sollte einerseits schon einige Sätze vor der Aufnahme gesprochen haben, andererseits jedoch nicht zu lange vorher die Stimme eingesetzt haben, um Einsprech- und Belastungseffekte zu verhindern, bzw. konstant zu halten. Der Abstand zum Mikrofon, sowie der Winkel der Kopfhaltung des Kindes haben ebenfalls Einfluss auf die Klangqualität. Die Kontrolle dieser Störvariablen verlangt einen einfühlsamen Umgang der aufnehmenden Person mit dem Kind. Sinnvoll ist sicher auch die mehrfache Anfertigung von Aufnahmen, um das Kind an einen unbeschwerten Umgang mit der Aufnahmesituation zu gewöhnen.

Zusammenfassung

Regelmäßige Stimmaufnahmen dokumentieren den Therapieverlauf und -erfolg. Entscheidend für die Verwertbarkeit der Aufnahmen ist eine gute Aufnahmequalität. Folgende Grundsätze sind dabei zu beachten:

- Verwendung von gleichbleibenden Sprechaufgaben in der Aufnahmesituation
- ausreichend lange Dauer des Aufnahmetextes (mindestens 2–3 Min.)
- Gewöhnung des Kindes an die Aufnahmesituation, um natürliche Sprechproben zu erhalten ▼

- Kontrolle der Aufnahme möglichst rasch nach der Anfertigung, um bei eventuellen Mängeln eine zeitlich entsprechende Wiederholungsaufnahme anfertigen zu können
- Konstanthaltung der Aufnahmebedingungen (z. B. Zeitpunkt der Aufnahme, Abstand zum Mikrofon)

Perzeptive Stimmanalyse

Zur subjektiven Bewertung der Stimmqualität im Rahmen der logopädischen Befunderhebung, sowohl direkt am Patienten, wie auch vom Band, bietet sich für den Bereich der kindlichen Dysphonie das 1996 von Nawka und Anders veröffentlichte RBH-System zur Beurteilung heiserer Stimmen im Erwachsenenalter an (Nawka / Evans 2006). Dieses Verfahren ist zurzeit das einzige standardisierte Verfahren im deutschsprachigen Raum. Im anglo-amerikanischen und japanischen Sprachraum existieren Beurteilungsskalen zur Analyse des Stimmklanges, die verschiedene Dimensionen evaluieren (GRBAS-Scale, Hirano et al. 1981; Voice assessment protocol for children and adults, Pindzola 1997), aber für den deutschsprachigen Raum noch nicht adaptiert sind. Da kulturelle Unterschiede sich auch in unterschiedlichen Stimmmustern widerspiegeln, dürfen solche Verfahren nicht unbesehen übernommen werden.

RBH-System

GRBAS-Scale

Das RBH-System wird im Folgenden zur Beurteilung kindlicher Dysphonien erweitert. Die Parameter Rauigkeit (R), Behauchtheit (B) und Heiserkeit (H) werden dabei in der von Nawka und Anders vorgesehenen Ausprägungsskala von 0–3 bewertet:

0 = nicht vorhanden,
1 = leicht oder geringgradig,
2 = mittelgradig,
3 = hochgradig.

Nawka und Anders (1996) urteilen selbst, dass dieses System seine Grenzen hat, und viele weitere stimmliche Charakteristika nicht beschrieben werden. Da der Parameter „Gepresstheit" für den Stimmklang der kindlichen hyperfunktionellen Dysphonie eine entscheidende Rolle spielt, wurde er in das Bewertungssystem ergänzend aufgenommen und ebenfalls mit den Ausprägungsgraden 0 bis 3 in der oben beschriebenen Skala bewertet.

Die Dokumentation der Sprechprobe eines Kindes mit hyperfunktioneller Dysphonie, bei dem eine mittelgradige Rauigkeit, eine mittelgradige

Behauchtheit und eine mittelgradige Heiserkeit mit hochgradiger Gepresstheit vorliegt, würde also R2B2H2-G3 lauten.

Mit den vier Kriterien Rauigkeit, Behauchtheit, Heiserkeit und Gepresstheit ist nur ein Teilbereich der logopädischen Befunderhebung abgedeckt. Weitere Stimmkriterien, wie Stimmeinsätze, mittlere Sprechstimmlage, Volumen, Dynamik, Stimmumfang, Nasalität, Atemfunktion und Belastbarkeit der Stimme sind für die Beurteilung der kindlichen Stimmfunktion ebenso wichtig (vgl. Kap. 3.3 „Befunderhebung bei kindlicher Dysphonie") und im RBH-G-System nicht erfasst. Diese sollten **gesondert notiert** werden. Bei diesen Beschreibungskriterien der Stimmfunktion macht eine Gradeinteilung wenig Sinn. Hier gibt die Beschreibung des Einzelkriteriums über die Stimme und deren Veränderung im Laufe einer Therapie besser Aufschluss.

Die Dokumentation des logopädischen Befundes in der hier beschriebenen Form lässt in einem recht umfangreichen Maße und detailliert Aussagen zur Veränderung der Stimmfunktion im Verlauf einer Stimmtherapie zu. Deskriptiv können so Aussagen zum erzielten Therapieeffekt getroffen werden. An dieser Stelle sei darauf verwiesen, dass die Stimmqualität auch mittels anderer Kriterien beurteilt werden kann. So verwendet Nienkerke-Springer (2000) z. B. zur Erfassung klanglicher Parameter der pathologischen Kinderstimme die VAS (Visual-Analog-Scale), die von Wewers et al. (1990) eingeführt wurde. In dieser kommen perzeptuelle Stimmparameter wie Heiserkeit, Behauchtheit, Hyperfunktion, Hypofunktion, Krächzen, Rauigkeit, Instabilität, harte Einsätze, Knarren, Stimmlage hoch und Stimmlage tief zum Ausdruck. Studien von Kreimann und Gernratt (1998) haben jedoch demonstriert, dass Skalen der perzeptuellen Beurteilung von Stimmparametern nur eine geringe Reliabilität aufweisen, besonders in den Bereichen mittlerer Merkmalsausprägung. Das bedeutet, dass bei akustisch sehr schwer oder sehr leicht gestörten Stimmen die Fragebögen gute Ergebnisse zeigen, bei Störungen mittleren Grades die Messgenauigkeit jedoch abnimmt. Zudem wurde die Validität der meisten Skalen nie überprüft.

Die **perzeptive Beurteilung des Stimmklanges** stellt einen wichtigen Teil im Dokumentations- und Klassifikationsprozess einer Stimmstörung dar, der jedoch durch Verfahren anderer Messebenen ergänzt werden sollte.

Zusammenfassung

Zum **Effektivitätsnachweis logopädischer Therapie** ist es nötig, den logopädischen Befund zu dokumentieren und eine Bewertung des Stimmklanges und der Stimmfunktion vorzunehmen. ▼

Über den Vergleich des Ausgangs- mit dem Abschlussbefund können belegbare Aussagen zum Effekt der Therapie getroffen werden.
Der Stimmklang kann nach dem RBH-System (Nawka/Anders 1996; Nawka/Evans 2006) beurteilt werden. Die zusätzliche Einführung des Parameters „Gepresstheit" empfiehlt sich für das Störungsbild der kindlichen Dysphonie.
Auch die Stimmeinsätze, die mittlere Sprechstimmlage, das Volumen, die Dynamik, der Stimmumfang, die Nasalität, die Atemfunktion und die Belastbarkeit der Stimme sollten dokumentiert und bewertet werden.

subjektive Beurteilung des Stimmklangs

Beurteilung durch die Eltern: Neben der Erfassung des Stimmklanges durch die Logopädin sind zum Effektivitätsnachweis auch die **Beurteilung des Stimmklanges und der Qualität der Stimmgebung durch die Eltern** einsetzbar. Mit Hilfe der Elternurteile kann überprüft werden, ob sich die Beurteilung im Verlaufe der Therapie verändert, und es können Rückschlüsse auf einen möglichen Transfer in den Alltag gezogen werden. Diese Einschätzung setzt aber voraus, dass die Eltern darin geschult sind, klangliche Unterschiede zu erkennen.

Viele Eltern stimmauffälliger Kinder beschreiben die Stimme ihres Kindes als **heiser, gepresst** oder **verhaucht**. Aufgrund der guten Allgemein-Verständlichkeit dieser Begriffe können diese Kriterien für die Schweregradeinstufung durch die Eltern verwendet und bei der Anamneseerhebung mit abgefragt werden. Den Eltern wird vor ihrer Urteilsabgabe erklärt, dass mit dem Parameter „Gepresstheit" der Krafteinsatz der Kinder bei Phonation, verbunden mit visuellen Zeichen der Anstrengung, wie z. B. dem Hervortreten der Halsvenen dokumentiert werden sollte. Verhauchung beschreibt die Ausprägung des unphysiologischen Luftaustritts, der die Phonation begleitet. „Heiserkeit" beschreibt einen dünnen Stimmklang mit aphonen Abschnitten und geringer Tragfähigkeit der Stimme. Zur nochmaligen Begriffserläuterung werden den Eltern die oben genannten drei Kriterien vor ihrer jeweiligen Beurteilung erklärt und von der Therapeutin vorgemacht. Damit wird sichergestellt, dass die Begriffe gleich verwendet werden.

Um den **Effekt der zentralen Tendenz** (bezeichnet die Neigung einzelner Probanden, bei Fragebögen mit abgestuften Antwortmöglichkeit einen neutralen mittleren Wert zu wählen, anstatt eine extreme Beurteilung abzugeben; vgl. Wormser 1973) zu vermeiden, wird zur Graduierung der Ausprägung der Störung eine Beurteilungsskala von 0 bis 5 gewählt. Die Übertragung des Stimmbefunds in eine Zahlenskala, ähnlich dem deutschen Schulnotensystem (Ordinalskala), erfolgt, ohne den Zahlenwerten konkrete Begriffe zuzuordnen. In der Arbeit mit den Eltern hat sich diese Schweregradeinteilung als sehr praktikabel erwiesen. So werden die Eltern angeleitet, die Stimmqualität nach den oben beschriebenen Kriterien zu „benoten". Zusätzlich wird den Eltern erklärt, „0" entspreche einer gesunden, klanglich unauffälligen Stimme, „5" entspreche der maximalen Ausprägung des Symptoms.

Die Eltern bewerten den Stimmklang des Kindes vor Aufnahme und nach Abschluss der Therapie. Sie nehmen die Abschlussbewertung nach diesem Stufenschema vor, ohne nochmals ihre Erstbewertung gezeigt zu bekommen.
Die **Elternbeurteilung** ergibt einen weiteren interessanten Aspekt zur Frage der Effektivität der Kinderstimmtherapie und lässt sich gut in den logopädischen Alltag integrieren.

Auditive Beurteilung durch unabhängige Beobachter und Experten: Für den ausführlicheren Effektivitätsnachweis, auch unter wissenschaftlichen Gesichtpunkten, bietet es sich an, die von der Logopädin angefertigten Aufnahmen von einer Gruppe von Experten als unabhängige Beobachter beurteilen zu lassen. Die Bewertung nach dem RBH-System als standardisierte Methode durch eine Expertengruppe ermöglicht eine reproduzierbare Bewertung heiserer Kinderstimmen. Besonders die Beurteilung durch eine fachkompetente Gruppe unabhängiger Beobachter minimiert die Gefahr einer fehlerhaften Einzelbeurteilung und verstärkt die Aussagekraft der erzielten Ergebnisse. Auch Nawka und Anders (1996) verweisen auf die Vorteile der Beurteilung durch eine Gruppe von Experten, nicht zuletzt um auch Grenzbefunde, denen die recht grobe vierstufige Skala nicht gerecht wird, zu erfassen.

> „Wegen der Forderung, keine Zwischenwerte zuzulassen, können die in der Grundgesamtheit auftretenden Grenzbefunde durch einen Beurteiler allein nicht beschrieben werden. Die Mehrheit bzw. der Mittelwert der Einzelurteile dient der Klassifizierung der Heiserkeit im Gruppenurteil" (Nawka/Anders 1996, S. 18–19).

Diese Form der Beurteilung ist allerdings nur anhand der Bewertung von Aufnahmen auf Tonträgern möglich, weshalb die Urteile natürlich auch von der Qualität der Aufnahmen in Bezug auf Geräuschfreiheit und Natürlichkeit der Sprechproben abhängig sind.

Die **Bewertung durch eine Expertengruppe** ist für den logopädischen Alltag zum Effektivitätsnachweis häufig zu aufwendig und nicht praktikabel, liefert aber für wissenschaftliche Fragestellungen aufschlussreiche Informationen.

Aerodynamische Untersuchungen

Maximale Tonhaltedauer: Das Kind soll auf den Vokal /a/ so lange wie möglich phonieren. Der Normwert liegt hier bei 10 Sekunden für Vorschulkinder.

Phonationsquotient

Vitalkapazität: Das Kind soll tief einatmen und die Luft möglichst schnell in ein Spirometer pusten. Hierzu ist ein guter Lippenschluss um das Mundstück notwendig und das Zuhalten der Nase bei der Ausatmung. Aus Tonhaltedauer und Vitalkapazität lässt sich schließlich der **Phonationsquotient** berechnen. Hierunter versteht man die Vitalkapazität in ml gemessen mit einem Spirometer dividiert durch die Tonhaltedauer in Sekunden. Normwerte bei Kindern liegen zwischen 90–100 ml/sec. Bei normaler Vitalkapazität und verkürzter Tonhaltedauer ist eine laryngeale Störung zu vermuten. Bei pathologischer Vitalkapazität und verkürzter Tonhaltedauer kann auch eine Atemfunktionsstörung zugrunde liegen.

s/z-Ratio

Ist kein Spirometer zu Hand, kann eine erste Differenzierung zwischen Atemfunktions- oder Kehlkopferkrankung durch den Vergleich der Phonationslänge eines stimmlosen und eines stimmhaften Lautes ähnlicher Artikulationsstellung erfolgen. Ist die Phonationsdauer des stimmlosen Lautes verkürzt, könnte eine Atemfunktionsstörung vorliegen. Ist die stimmhafte Phonation deutlich kürzer, so ist eine laryngeale Störung anzunehmen. Der Quotient aus stimmloser und stimmhafter Phonation sollte kleiner als 1,4 sein. Höhere Werte lassen eine laryngeale Störung vermuten.

Akustische Stimmanalyse

computergestützte Stimmklanganalysen

Die akustische Analyse des Stimmsignals ist wahrscheinlich das gebräuchlichste zur Dokumentation der Effekte einer Therapie. Die Möglichkeit, schon auf normalen PC's, die mit Soundkarte, Mikrofon und Lautsprecher ausgerüstet sind, solche Programme zu benutzen, macht diese Art der Evaluation auch für den Einsatz in therapeutischen Praxen zunehmend interessant. Zudem existiert Software zu den verschiedensten Stimmparametern zu relativ geringen Preisen oder als Freeware im Internet. Ihr Einsatz erfordert jedoch die Einarbeitung in die den Messungen zugrunde liegenden theoretischen Bezüge und die Berücksichtigung möglicher Faktoren, die die Ergebnisse beeinflussen können.

Die meisten Programme erlauben die Bestimmung von **Tonhöhe** und **Intensität** einer Stimme und die Darstellung von **Veränderungen** dieser Parameter über die Zeit (Shrivastav 2002).

Stimmfeldmessung: Eine Sonderstellung zur Bewertung der Stimmfunktion beim Kind im Rahmen der logopädischen Befunderhebung nimmt die **Stimmfeldmessung** ein. Die Stimmfeldmessung beruht auf einer simultanen Erfassung von Tonhöhen- und Intensitätsumfang der Stimme (Böhme 1997) und spiegelt auch die **Interaktion** dieser Parameter wider. Seit einigen Jahren stehen eine Reihe von computergestützten Softwareprogrammen zur Verfügung, die zeitsparende und anwenderfreundliche Messungen ermöglichen. Natürlich erfordert die Stimmfeldmessung noch immer eine musikalische und musiktheoretische Grundausbildung; die Durchführung ist aber nicht mehr nur gesangsroutinierten und stimmerfahrenen Untersuchern vorbehalten. Die Stimmfeldmessung erfordert die Einhaltung definierter Untersuchungsbedingungen (Patient-Mikrophonabstand 30 cm, einen stehenden Patienten und Umgebungsstörgeräusche < 40 dB). Für die Messung des Singstimmprofils wird der Proband aufgefordert, zunächst so leise wie möglich und anschließend so laut wie möglich auf dem Vokal /a:/ von der Indifferenzlage aus bis zur unteren beziehungsweise bis zur oberen Grenze des Tonhöhenumfanges zu singen. Die jeweiligen Wertepaare von Grundfrequenz (F0) und Schalldruckpegel (SPL) werden in ein xy-Koordinatensystem (x-Achse = F0, y-Achse = SPL) eingetragen. Die Sprechstimmprofilmessung verläuft analog. Zunächst zählt der Proband entspannt und leise (Indifferenzlage) von 21 bis 30. Die mittlere Grundfrequenz und der Schalldruckpegel dieser Phonationsbedingung werden im Koordinatensystem registriert. Danach erfolgt die Messung der Sprechstimme für ansteigende Schalldruckpegel bis hin zur Rufstimme.

Singstimmfeld

Sprechstimmfeld

Interpretation der Daten

Aus den sich ergebenden Kurven beziehungsweise Feldern kann man Rückschlüsse auf die individuelle Stimmlage und die Stimmkonstitution ziehen. Klinische Merkmale wie beispielsweise die **Tonhöhenumfänge** bei leisem und lautem Singen und der **Dynamikumfang** (Differenz zwischen den Schalldruckpegeln der lauten und leisen Singstimme) ergänzen die Informationen über Leistungsreserven und Ansprechbarkeit der Singstimme.

Für die Bewertung der Erwachsenenstimme ist die Stimmfeldmessung unabdingbar. Auch im Kindesalter ist sie zur Dokumentation sicher sinnvoll, aber gerade bei kleinen Patienten häufig nicht durchführbar. Die

Stimmfeldmessung erfordert zum einen eine gewisse Kooperationsbereitschaft, aber auch musikalische Fähigkeiten, die gerade bei Kindern im Vorschulalter nicht unbedingt gegeben sind. Hacki und Heitmüller (1999) setzen in einer Studie mit 180 Kindern die Stimmfeldmessung allerdings schon bei 4-Jährigen ein.

Ist die Durchführung der Stimmfeldmessung im Vorschulalter möglich, kann sie als weitere Säule zur Dokumentation und zum Nachweis eines Effektes der Stimmtherapie herangezogen werden. Als Beurteilungskriterium zum Effektivitätsnachweis der Stimmtherapie im Schulalter sollte die Stimmfeldmessung auf jeden Fall eingesetzt werden.

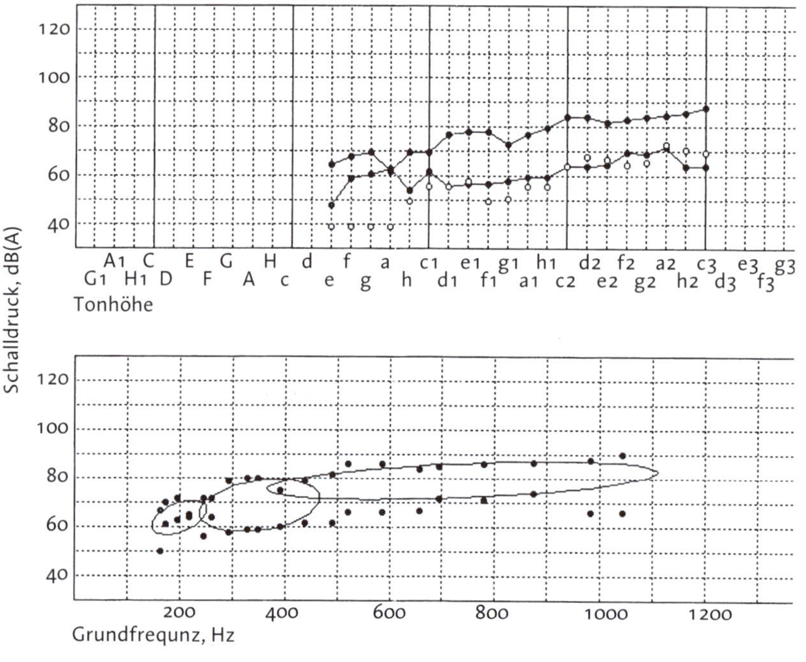

Abb. 14: Stimmfeld eines 4-jährigen Mädchens

Ein Beispiel für ein typisches Stimmfeld bei hyperfunktioneller Dysphonie ist das Stimmfeld bei einem 4-jährigen Mädchen (Abb. 14). Die y-Achse zeigt jeweils den Schalldruckpegel in Dezibel (dB), ist also das Maß für die Lautheit eines Tones, die x-Achse gibt die Grundfrequenz der Töne in Herz wieder mit der entsprechenden Klassifikation der Klaviertastatur in der oberen Abbildung. In der unteren Abbildung werden Bassregister, Bruststimm- und Kopfstimmfunktion voneinander getrennt als Ellipsen oder Kreise dargestellt. Insgesamt ergab die Stimmfeldmessung bei diesem Kind eine Einschränkung der

Dynamik besonders im unteren Bereich (55 bis 90 dB) und eine reduzierte Kopfstimmfunktion. Die mittlere Sprechstimmlage wird hier als der Ton definiert, der fünf Halbtöne über dem tiefsten Ton liegt. Mit dem Ton h ist die mittlere Sprechstimmlage bei einer 4-Jährigen deutlich zu tief. Beispiel für den enormen Stimmumfang (e-c³) eines 5-jährigen Chorknaben ist das Stimmfeld des Jungen (Abb. 15). Gleichzeitig ist die Dynamik stark eingeschränkt (60–85 dB). Die Bruststimmfunktion ist reduziert (Abb. 15: unten).

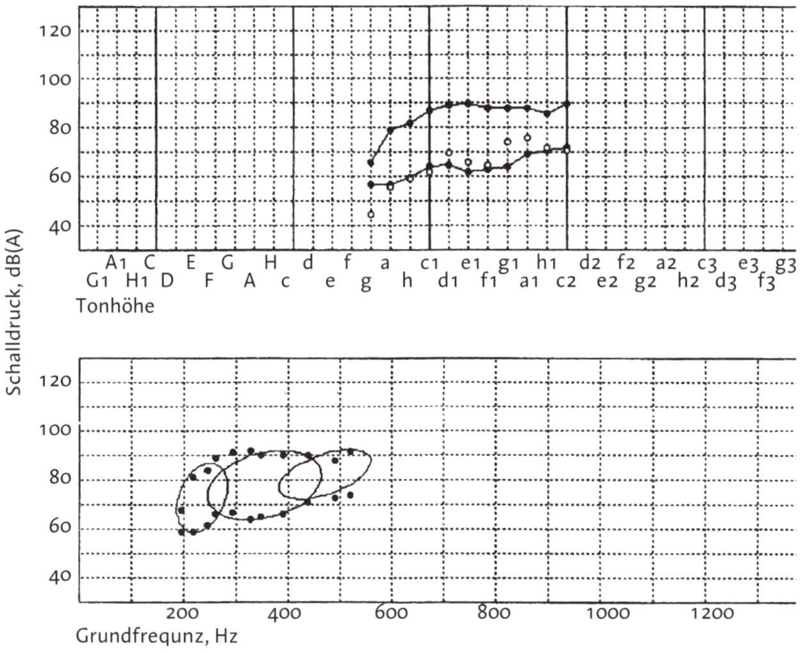

Abb. 15: Stimmfeld eines 5-jährigen Sängerknaben

Zusammenfassung

Falls die Durchführung im Vorschulalter möglich ist, kann die Stimmfeldmessung die logopädische Dokumentation sinnvoll ergänzen.
Im Schulalter sollte auf die Stimmfeldmessung zur Dokumentation von Therapieeffekten nicht verzichtet werden.

Darstellung der Stimmqualität

Spektralanalytische Verfahren: Eine weitere Möglichkeit, den Effekt einer Therapie zu messen, ist die spektralanalytische Auswertung von Sprechproben der Kinder. Mit modernen PC-Programmen kann somit ein akustisches Signal grafisch umgesetzt werden. Im **Spektogramm** findet sich eine zweidimensionale Darstellung des aufgenommenen Sprechaktes. Die Spektralanalysen werden allgemein als Methoden zur Darstellung der **Stimmqualität** (Shrivastav 2002) gesehen. Die Spektralanalyse ermöglicht dabei mit Hilfe mathematischer Berechnungen (Fast Fourier Transformation) die Zerlegung des Stimmschalls in seine Teiltöne und Geräuschkomponenten zur Erstellung von zum Beispiel objektiven Heiserkeitsanalysen. Mit ihrer Hilfe können nicht nur der Grundton und seine Obertöne, sondern auch die Formanten (Energiemaxima im Stimmsignal) bestimmt werden.

Man unterscheidet breitbandgefilterte und schmalbandgefilterte Spektogramme. Erstere sind für die Analyse der Vokalformanten besser geeignet, letztere erlauben die Darstellung der harmonischen Teiltöne.

Heiserkeitsanalyse

Für die Heiserkeitsanalyse sind die **Vokale** der Sprechproben besonders von Interesse. Ein Vokal setzt sich aus Grundton und harmonischen Teiltönen zusammen. Die Frequenzen der Obertöne sind stets ganzzahlige (harmonische) Vielfache der Grundtonfrequenz (Biesalski / Frank 1982). Die Intensität der jeweiligen Obertöne unterscheidet sich von Vokal zu Vokal. Durch den Luftraum im Ansatzrohr wird ein Teil dieser Obertöne hervorgehoben, ein anderer Teil abgeschwächt. Die hervorgehobenen Anteile werden als Formanten bezeichnet. Jeder Vokal hat seine speziellen Formanten, anhand derer er charakterisiert ist (Wendler / Seidner 1987; Biesalski / Frank 1982). So liegen z. B. bei einem /a/, das ein Kind mit einer Grundfrequenz von 256 Hz spricht, die Formanten F1 bei 1030 Hz, F2 bei 1370 Hz und F3 bei 3170 Hz (Baken / Orlikoff 1999). Bei heiseren Stimmen mit verändertem Schwingungsablauf kommt es durch Bildung von Luftturbulenzen auf Glottisebene zur Entstehung zusätzlicher Geräusche. Dadurch nehmen harmonische Klanganteile ab und nichtharmonische zu. Dies kann bis zum Verschwinden der Vokalformanten führen, wodurch die Differenzierung der Vokale erschwert wird (Biesalski / Frank 1982). Arnold und Emanuel (1979) konnten bei der Analyse dysphoner Kinderstimmen einen höheren spektralen Geräuschanteil feststellen als bei gesunden Kinderstimmen. Böhme (1997) weist auf den Nutzen der spektralanalytischen Auswertung von Sprechproben im Kindesalter hin, um (vornehmlich für diagnostischen Zwecke) wichtige Zusatzbefunde zu erhalten.

Frühere Versuche hingegen, eine quantifizierende Messdateninterpretation vorzunehmen und daraus den Heiserkeitsgrad zu bestimmen, sind fallen gelassen worden (Wendler et al. 2005). Dennoch erscheint es sinnvoll, die Reinheit des Klangs über eine grafische Darstellung sichtbar zu machen und zu dokumentieren.

Neben der Betrachtung der „störenden" Geräuschanteile im Rahmen der spektralanalytischen Auswertung können für die objektive Beurteilung von Sprechproben auch der **Grundfrequenzverlauf** und die **Ein-**

schwingzeit betrachtet werden. Personen mit funktionstüchtiger Stimme sind in der Lage, einen Ton über längere Zeit zu halten. Für Personen, die an Stimmstörungen leiden, kann diese Funktion beeinträchtigt sein (Biesalski / Frank 1982). Desgleichen kann der Stimmeinsatz im Sinne der Intonationsfähigkeit als Parameter für eine gesunde Stimmfunktion erachtet werden (Wendler / Seidner 1987). So kann die Zeit, bis es einer Person mit Dysphonie im Vergleich zu einem Stimmgesunden gelingt, den angestrebten Klang aufzubauen, erheblich verlängert sein.

Unter dem Verständnis, dass Heiserkeit in erster Linie durch aperiodische Stimmlippenschwingungen und durch Turbulenzen der Atemluft verursacht wird, kann man zwei wesentliche **Perturbationsparameter** unterscheiden, den Jitter und den Shimmer. Untersucht man das Stimmsignal hinsichtlich minimaler Frequenzschwankungen, erhält man den Jitter-Wert. Hohe Jitter-Werte weisen auf azyklische Stimmlippenschwingungen hin. Ein Jitter-Wert von Null ist für eine menschliche Stimme nicht möglich, da die Harmonischen des menschlichen Stimmklanges aufgrund minimaler Schwankungen keinen Sinusschwingungen entsprechen. Wird ein Stimmsignal hinsichtlich der Schwankungen der Schwingungsamplituden untersucht, erhält man den Shimmer-Wert.

Jitter

Hohe Shimmer-Werte entstehen durch turbulente Strömungen in der Glottis. Shimmer-Werte von Null sind für die menschliche Stimme nicht möglich. Die Berechnung beider Parameter ist nur dann durchführbar, wenn das Stimmsignal noch periodische Anteile besitzt. Bei hochgradigen Heiserkeiten mit überwiegend aperiodischen Stimmanteilen ist die Jitter- und Shimmer-Bestimmung meist fehlerhaft; bei aphonen Stimmen können Jitter und Shimmer nicht berechnet werden.

Shimmer

Multiparametrische Beschreibung von Stimmstörungen (Indexbildungen)

Dysphonia Severity Index (DSI)

Wuyts und Kollegen entwickelten 2000 ein Messmittel zur Beurteilung gestörter Stimmen, den **DSI: Dysphonie-Schweregrad-Index**. Er setzt sich aus aerodynamischen Parametern und Parametern zur Stimmeffizienz und Frequenzpertubation zusammen. All diese Parameter werden in einer Regressionsgleichung mathematisch verknüpft, wobei jede Variable eine eigene Gewichtung erhält. Als Ergebnis ergibt sich ein Wert für die Stimmqualität.

Der DSI findet internationale Verwendung und berücksichtigt die wesentlichen Komponenten der Empfehlungen der European Laryngological Society (mit Ausnahme der Stroboskopie). Die Autoren verwendeten folgende Parameter für die Berechnung des DSI:

- geringste **I**ntensität im Stimmfeld (**I**min in dB)
- höchste **F**requenz im Stimmfeld (**F**max in Hz)
- **m**aximale **P**honationsdauer /a:/ (MPT in sec)
- Jitter-% (Jitter in %)

Die Berechnung des DSI mag auf den ersten Blick etwas kompliziert erscheinen, ist jedoch mit entsprechenden Computerprogrammen schnell und zuverlässig möglich. Der DSI sollte im Bereich zwischen +5 und –5 liegen. Werte um +5 wurden für normale Stimmen (R0 B0 H0) gemessen. Hochgradig heisere Stimmen haben dagegen in der Regel Werte um –5. Allgemein kann man davon ausgehen, dass der DSI umso geringer ausfällt, je schlechter der Stimmklang ist. Es konnten Korrelationen zwischen dem DSI und dem auditiv wahrnehmbaren Grad der Stimmstörung gefunden werden.

Spektralanalytische Auswertungen sind im Wissenschaftsbereich unabdingbar.
Das Spektogramm eignet sich durch die gute Handhabbarkeit vieler Programme zunehmend auch für den Einsatz in der täglichen logopädischen Praxis.

10.2 Therapiestudien

Eine Studie zur Wirksamkeit der Therapie bei kindlichen Stimmstörungen im Vorschulalter wird vorgestellt, die praktische Anwendung der Bewertungskriterien wird demonstriert und der Effekt der Therapie wird bewertet. Schließlich wird ein **Standard zum Wirksamkeitsnachweis** für die alltägliche Praxis vorgeschlagen.

Nach dem hier besprochenen Therapiekonzept wurden in einer Studie im Raum München in phoniatrisch-logopädischer Zusammenarbeit in den Jahren 1995–2001 zirka 100 Kinder im Alter zwischen 3;5 und 12 Jahren therapiert. Nachfolgend werden die qualitativen Ergebnisse einer Einzelfallstudie beschrieben, und anschließend werden einige quantitative Befunde vorgestellt.

qualitative Ergebnisse

In einer explorativen Einzelfallanalyse (Haug 2001) wurden die Effekte der Kinderstimmtherapie nach Anwendung des vorgestellten Therapiekonzeptes anhand mehrerer Kriterien bei drei Kindern (im Alter von 5–6 Jahren) beurteilt, und dabei wurde gleichzeitig die Anwendbarkeit dieser Kriterien geprüft. Mittels fünf verschiedener Beurteilungskriterien, die vor und nach der Therapie dokumentiert wurden, sollte der Effekt der Therapie nachgewiesen werden.

Nach diesem Beurteilungsschema konnte von den drei in der Studie untersuchten Kindern in einem Fall ein deutlich positiver Effekt nachgewiesen werden und in zwei Fällen ein positiver.

Die herangezogenen Messmittel je vor und nach Abschluss der Therapie waren

- der videostoboskopisch-phoniatrische Befund,
- der logopädische Befund,
- perzeptive Beurteilung des Stimmklanges durch 18 Experten,
- perzeptive Beurteilung des Stimmklanges durch die Eltern,
- spektralanalytische Auswertung des Vokals a.

Die Anordnung der Stimmaufnahmen erfolgte auf einem digitalen Tonträger in randomisierter Reihenfolge. Diese Bewertung erfolgte nach dem RBH-System von Nawka und Anders (1996) zur Beurteilung kranker Stimmen. Der spektralanalytischen Auswertung einzelner Sprechproben lagen ebenfalls digitale Aufnahmen zugrunde.

Der **phoniatrische Befund** erwies sich hierbei als richtungsweisendes Beurteilungskriterium. In der angesprochenen Studie zeigte sich, dass in einem subjektiv „erfolgreich" verlaufenen Fall nach der Therapie tatsächlich keine Knötchen mehr nachweisbar waren. Der phoniatrische Befund fand seine Entsprechung auch im logopädischen Befund (s. unten). Der phoniatrische Befund gilt als weitgehend objektiv und reliabel. Die Validität ist jedoch nicht uneingeschränkt gegeben, da im Zusammenhang mit Stimmstörungen die klangliche Komponente ebenso große Bedeutung hat wie der sichtbare Befund.

Die Beurteilung der Stimmqualität durch eine Logopädin erwies sich als sinnvoll, da mittels des **logopädischen Befundes** die klangliche Komponente des Störungsbildes, die im phoniatrischen Befund keine Entsprechung findet, sehr differenziert betrachtet, dokumentiert und bewertet wurde. Im logopädischen Befund konnte in der genannten Untersuchung eine Verbesserung des klanglichen Befundes dokumentiert werden. Die logopädische Befunderhebung gilt als ein valides Messmittel. Die Gütekriterien Objektivität und Reliabilität sind jedoch nicht erfüllt, da es denkbar ist, dass von unterschiedlichen Personen in unterschiedlichen Situationen möglicherweise auch differierende Aussagen getroffen werden können.

Die **perzeptive Beurteilung durch die Eltern** lieferte interessante Resultate. Die Elternurteile bieten wahrscheinlich als **einziges** Beurteilungskriterium mögliche Hinweise auf den **Transfer** der Therapieinhalte. In der hier beschriebenen Arbeit wurde z. B. für den Parameter „Gepresstheit" auf der Skala von 0–5 der Ausprägungsgrad 2 festgehalten, da, nach Angaben der Mutter, das Kind in „Stresssituationen" in eine leicht gepresste Stimmgebung verfalle. Die Aussagekraft der Elternurteile steigt mit Sicherstellung, dass die Eltern auch in der Lage (geschult) sind, entsprechende Urteile abzugeben. Die Eltern dieser explorativen Untersuchung gaben ihre Urteile sehr rasch und zielsicher ab. Daraus kann der vorsichtige Schluss gezogen werden, dass die Einschätzungen der tatsächlichen Meinung der Eltern entsprach, diese mit den gewählten Parametern und Ausprägungsgraden gut zurechtkamen und keine „Verlegenheitsurteile" entstanden. Unter Berücksichtigung der aufgrund der geringen Fallzahl fehlenden Verallgemeinerbarkeit sind die Elternurteile in dieser Form zum Effektivitätsnachweis der Kinderstimmtherapie vertretbar und sinnvoll, wenngleich sie mit Einschränkungen nur das Gütekriterium der Validität erfüllen.

Leoni kommt zur Therapie wegen Phonationsverdickungen. Die Eltern beschreiben ihre Stimme als „extrem heiser und verhaucht und etwas gepresst". In der Einstufung des Schweregrades der einzelnen Parameter sind sie der Meinung, ihre Tochter sei zwar wirklich heiser, aber bestimmt gebe es Kinder, deren Heiserkeit und Verhauchung noch ausgeprägter sei. Ihr Urteil fiel folgendermaßen aus:

Einstufung des Schweregrades der Stimmstörung durch die Eltern **vor** der Therapie

Heiserkeit								
	unauffällig	0	1	2	3	**4**	5	sehr heiser
Verhauchung								
	unauffällig	0	1	2	3	**4**	5	sehr verhaucht
Gepresstheit								
	unauffällig	0	1	2	**3**	4	5	sehr gepresst

Nach Abschluss der Therapie, die sehr gut verlaufen ist, sind die Eltern mit dem Stimmklang ihrer Tochter sehr zufrieden. Nur hin und wieder, wenn Leoni ihren Ausführungen besondere Wichtigkeit verleihen möchte, klinge ihre Stimme zwar nicht heiser, aber recht gepresst. Diese Beschreibung spiegelte sich folgendermaßen in der Schweregradeinstufung wider.

Die **perzeptive Stimmanalyse durch Experten** war eine weitere Säule in der Kriterienreihe. Diese ermöglicht eine reproduzierbare Bewertung heiserer

Gruppenbeurteilung heiserer Kinderstimmen

Einstufung des Schweregrades der Stimmstörung durch die Eltern **nach** der Therapie

Heiserkeit							
unauffällig	**0**	1	2	3	4	5	sehr heiser
Verhauchung							
unauffällig	0	**1**	2	3	4	5	sehr verhaucht
Gepresstheit							
unauffällig	0	1	**2**	3	4	5	sehr gepresst

Kinderstimmen. Die Beurteilung durch eine fachkompetente Gruppe unabhängiger Beobachter minimiert die Gefahr einer fehlerhaften Einzelbeurteilung und verstärkt die Aussagekraft der erzielten Ergebnisse, was die Objektivität erhöht. Zudem finden Grenzbefunde im Gruppenurteil ihre Entsprechung (vgl. oben). In dieser Studie nahmen 21 fachkompetente Hörer (Logopädinnen) die Bewertung vor; nur 18 Urteile konnten verwertet werden, da sich drei Experten nicht an die von Nawka und Anders (1996) angegebenen Regeln zur Erstellung der Urteile hielten. In der explorativen Untersuchung zeigte sich auch, dass die Urteile nicht zwangsläufig übereinstimmten. So wurden die Merkmalsausprägungen häufig von einer Hälfte mit dem noch geringeren Grad (z. B. Grad 2) und von der anderen Hälfte mit dem nächst höheren Grad (z. B. 3) bewertet. Hier wird die Ausführung der Autoren des RBH-Systems deutlich, dass gerade im Grenzbereich einhellige Urteile nicht gewonnen werden können, ihren Ausdruck aber in der Mittelwertberechnung finden (Nawka / Anders 1996). Sicher ist die Bewertung der Stimmen von der Expertengruppe sehr aussagekräftig. Die Streuung der Urteile sollte aber in der Auswertung berücksichtigt werden und dementsprechend eine größere Anzahl von Beobachtern eingesetzt werden.

Es folgt ein Beispiel, das die Bewertung der Stimmparameter in Anwendung an einem konkreten Beispiel demonstriert:

18 Experten bewerteten Rauigkeit, Behauchtheit und Heiserkeit nach Therapieende (Tab. 5).

Tab. 5: Perzeptive Analyse des Stimmklanges durch Experten (n=18)

	Rauigkeit		Behauchtheit		Heiserkeit	
	vorher	nachher	vorher	nachher	vorher	nachher
Grad 0	0x	4x	0x	3x	0x	1x
Grad 1	3x	9x	2x	14x	0x	12x
Grad 2	4x	5x	12x	1x	7x	5x
Grad 3	11x	0x	4x	0x	11x	0x

Aus diesen Ergebnissen resultieren durchschnittlich nach Beendigung der Therapie eine leichtgradige Rauigkeit von 1,1, eine leichtgradige Behauchtheit von 0,9 und eine leichtgradige Heiserkeit von 1,2. Vor Therapiebeginn lagen eine mittelgradige Rauigkeit von 2,4, eine mittelgradige Behauchtheit von 2,1 und eine hochgradige Heiserkeit von 2,6 vor. Auf- bzw. abgerundet ergeben sich vereinfacht dargestellt für das klangliche Ergebnis nach Therapieende R1B1H1. Vor Beginn der Therapie wurde die Stimmqualität mit R2B2H3 beschrieben. Somit besserten sich nach der RBH-Beurteilung durch Experten die Rauigkeit und Behauchtheit um je ein Intervall, die Heiserkeit um zwei Intervalle.

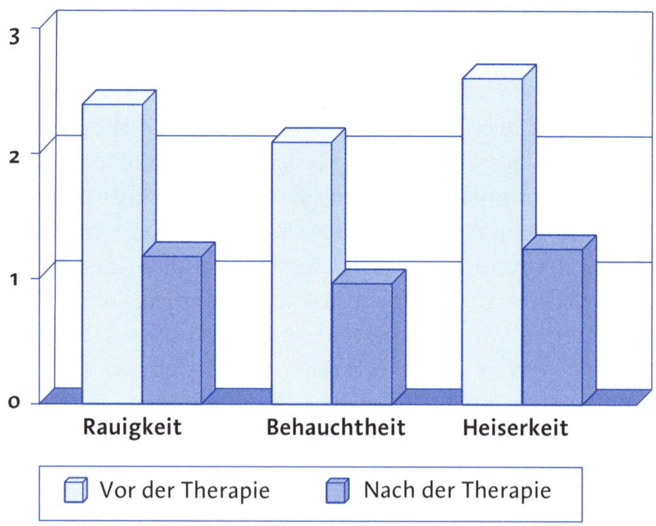

Abb. 16: Vergleich der 18 Expertenurteile vor und nach der Therapie

Die 18 Expertenurteile werden im Vergleich vor und nach der Therapie dargestellt (Abb. 16). Durch die Berechnung der Mittelwerte werden auch Grenzbefunde hin zum besseren oder schlechteren Urteil deutlich.

Ergebnisse der Spektralanalyse

In der genannten Untersuchung wurde eine **spektralanlytische Auswertung** des Vokals /a/ der eigens angefertigten Demobänder vor und nach der Therapie vorgenommen. Es zeigte sich im Vergleich der Aufnahmen z. B. eine Abnahme der interharmonischen Geräuschanteile im Vergleich zu den Darstellungen vor Therapiebeginn. Auch die Grundfrequenzverläufe waren teilweise nach der Therapie schwankungsfreier als vor Therapiebeginn. Die Einschwingzeit, bzw. die Zeit, die bis zum Klangaufbau benötigt wurde, war nach der Therapie im Vergleich zur vorher angefertigten Aufnahme deutlich verkürzt (Abb. 17). Aufgrund der geringen Anzahl der Proben konnten für den Bereich der kindlichen hyperfunktionellen Dysphonie keine verallgemeinerbaren Ergebnisse gewonnen werden, wenngleich die Beobachtungen sehr aufschlussreich waren. Sinnvoll wäre die Auswahl eines, immer desselben, Wortmaterials, das dann spektralanalytisch verglichen werden würde. Durch eine größere Anzahl des zu untersuchenden Materials der zu untersuchenden Proben könnte eine genauere Analyse stattfinden. Unter der Bedingung von ausreichend großen und qualitativ hochwertigen Aufnahmen erfüllt die Spektralanalyse weitgehend die Gütekriterien Objektivität, Validität und Reliabilität. Der Einsatz der spektralanalytischen Auswertung zur objektiven Dokumentation und Erfolgskontrolle der Kinderstimmtherapie kann zukünftig noch interessante Erkenntnisse zu diesem Thema bringen.

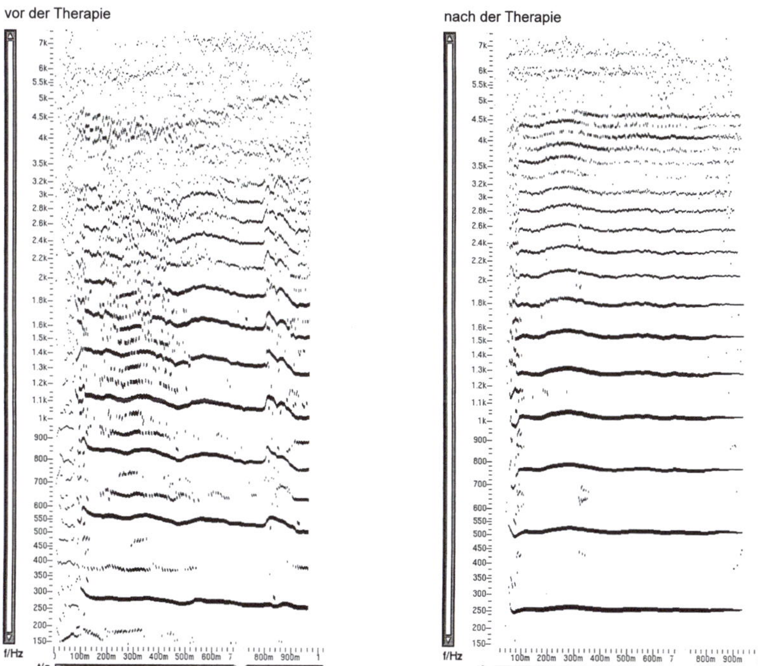

Abb. 17: Spektralanalyse des Vokals /a/ vor und nach der Therapie

Effektivität der Therapien

Im Rahmen der Einzelfalldarstellungen wurden die Befunde **nach** Beendigung der Therapie mit den Befunden vor Beginn der Therapie verglichen. Anhand dieser Ergebnisse wurde der Effekt der Therapie ermittelt. Zur Beurteilung der Effektivität der einzelnen Therapie wurde folgendes deskriptive Schema festgelegt.

Ein **deutlich positiver Effekt** der Therapie lag vor, wenn sich im Vergleich zum Ausgangsbefund eine deutliche Besserung in allen fünf Beurteilungskriterien erkennen ließ. Ein **positiver Effekt** der Therapie lag vor, wenn in mindestens drei der oben genannten Beurteilungskriterien eine Verbesserung ermittelt werden konnte. **Kein Effekt** der Therapie wurde verzeichnet, wenn sich im Vorher- Nachher-Vergleich bei weniger als drei der Beurteilungskriterien Verbesserungen zeigen. Traten in einem oder mehr Beurteilungskriterien Verschlechterungen auf, lag ein **negativer Effekt** der Therapie vor.

Nach diesem Beurteilungsschema konnte von den drei in der Studie untersuchten Kindern in einem Fall ein deutlich positiver Effekt nachgewiesen werden und in zwei Fällen ein positiver.

quantitative Ergebnisse

Aus der quantitativen Auswertung der Daten von 100 therapierten Kindern nach oben beschriebenem Vorgehen sind für die praktisch tätige Therapeutin besonders die Stichprobe von 15 Vorschulkindern im Alter zwischen 3;5 und 6;5 Jahren interessant. Die stimmtherapeutische Betreuung wurde von drei verschiedenen, nach dem hier beschriebenen Therapieverfahren ausgebildeten Logopädinnen übernommen.

Messkriterien waren der logopädische Befund, der phoniatrische Befund, die perzeptive Analyse des Stimmklanges durch 18 Experten und die Eltern, sowie eine Spektralanalyse des Vokals /a/. Alle Werte wurden zu zwei Zeitpunkten erhoben: vor Beginn der Therapie und nach Abschluss der Behandlung. Die Kriterien der Auswertung waren äquivalent zu den zuvor beschriebenen.

Tab. 6: Wirksamkeit der Therapie bei 15 Vorschulkindern

	Alter zu Beginn	Stundenzahl	Eingangsdiagnose	Logopädischer Befund	RBH-System (Experten)	Phoniatrischer Befund	Elternbogen	Spektralanalyse	Gesamtwertung
1	5;2	10	Hyperfunktionelle Dysphonie	++	++	++	++	++	**++**
2	3;5	14	Hyperfunktionelle Dysphonie.	+	++	++	o		**+**
3	4;8	20	Hyperfunktionelle Dysphonie, Stimmlippenknötchen	+	o	+	o	o	**o**

4	5;7	40	Hyperfunktionelle Dysphonie Sigmatismus	+	+	++	+	o	**+**
5	6;2	30	Hyperfunktionelle Dysphonie Dyslalie	++	++	++	++	+	**++**
6	4;2	10	Hyperfunktionelle Dysphonie Stimmlippenpolyp	o	o	+	o	o	**o**
7	5;0	30	Hyperfunktionelle Dysphonie MFS	++	+	++	o	+	**+**
8	6;1	40	Hyperfunktionelle Dysphonie SEV, Dyslalie	++	++	++	++	++	**++**
9	6;0	20	Hyperfunktionelle Dysphonie, Stimmlippen-knötchen, Sigmatismus, MFS	++	+	++	o	+	**+**
10	4;9	10	Hyperfunkt. Dysphonie	+	o	+	o	o	**o**
11	5;1	30	Hyperfunktionelle Dysphonie, MFS, Stimmlippenknötchen	++	+	+	++	++	**++**
12	5;9	20	Hyperfunktionelle Dysphonie Phonations-verdickungen	+	++	o	++	++	**+**
13	4;3	10	Hyperfunktionelle Dysphonie Phonations-verdickungen	+	++	+	+	++	**++**
14	5;8	30	Hyperfunktionelle Dysphonie, Phonations-verdickungen	++	++	++	++	+	**++**
15	3;9	20	Hyperfunktionelle Dysphonie	o	+	+	++	++	**+**
n=15	5;1	22	Durchschnitt						

Zeichenklärung:

++ = deutlich positiver Effekt
\+ = positiver Effekt
o = kein Effekt
– = negativer Effekt

MFS: Myofunktionelle Störung

Im Ergebnis der durchschnittlich 5;1-jährigen Kinder ergab sich in 12 von 15 Fällen ein positiver und deutlich positiver Effekt (positive Veränderungen in drei bis fünf der eingesetzten Messmittel). In sechs Fällen zeigten sich sogar deutlich positive Veränderungen in allen fünf Messmitteln im Vergleich zum Ausgangsbefund. Nur bei drei Kindern zeigten sich keine Effekte, d. h. nur zwei der eingesetzten Messmittel zeigten positive Effekte. In keinem Fall wurde eine Verschlechterung zum Ausgangsbefund verzeichnet (Tab. 6).

Schlussfolgerungen

Zusammenfassend eignen sich die gewählten Kriterien unter den beschriebenen Voraussetzungen zum Wirksamkeitsnachweis. Die Expertenbewertung und mit Einwänden auch die spektralanalytische Auswertung sind sicher nur im wissenschaftlichen Bereich oder an entsprechenden Zentren anwendbar. Das gewählte Beurteilungsschema erwies sich als praktikabel. In verbesserter Form wäre aber eine unterschiedliche Gewichtung der Einzelkriterien sinnvoll. Die drei Kinder der Einzelfallstudie und die 15 der quantitativen Analyse waren Vorschulkinder. Damit kann der Behauptung, hyperfunktionelle Stimmstörungen im Vorschulalter seien nicht therapierbar, natürlich unter Berücksichtigung der geringen Fallzahl, kritisch gegenübergetreten werden. Die Diskussion zum möglichen Therapiebeginn bei kindlicher hyperfunktioneller Dysphonie sollte somit neu aufgegriffen werden.

Im Fall der deutlich positiven Effekte der Therapie war eine optimale Elternmitarbeit gegeben. Die Erfahrungen von Kolleginnen bestätigen, dass die Chancen, die Therapie rasch und erfolgreich durchzuführen, mit der Mitarbeitsbereitschaft der Eltern steigen. Dies gilt auch für die Möglichkeiten der Eltern oder direkten Betreuungspersonen, auf ursächliche Faktoren, die die Stimmstörung bedingen oder aufrechterhalten, Einfluss zu nehmen.

Zusammenfassung

In einer Studie wurden 15 Vorschulkinder nach dem beschriebenen Therapiekonzept behandelt.
Die eingesetzten Messmittel waren: der phoniatrische und logopädische Befund, die perzeptive Beurteilung des Stimmklanges durch Eltern und Experten und eine Spektralanalyse des Vokals /a/.
Die qualitative Auswertung zeigte die sinnvolle Ergänzung von Messmitteln sowohl auf objektiver als auch auf subjektiver Ebene.
Die quantitative Auswertung der Daten zeigte deutliche Verbesserungen in den eingesetzten Messmitteln bei mindestens zwölf der behandelten Kinder.

10.3 Anwendbarkeit in der Praxis

Nachfolgend wird der Einsatz praktikabler Messmethoden zum Wirksamkeitsnachweis im therapeutischen Alltag diskutiert.

Durchführbarkeit im logopädischen Alltag

Übertragen auf die Durchführbarkeit im logopädischen Alltag sollten zum Effektivitätsnachweis der phoniatrische Befund, der logopädische Befund und die Elternbeurteilung herangezogen werden. Mittels dieser drei Kriterien können eindeutige Aussagen zum Effekt der Therapie getroffen werden. Die Erhebung des phoniatrischen Befundes, des logopädischen Befundes und der Elternbeurteilung sind im logopädischen Alltag gut umsetzbar. Auf diese Weise kann ein wichtiger Beitrag zur Qualitätssicherung im Bereich der Therapie kindlicher hyperfunktioneller Dysphonien geleistet werden.

In der sprachtherapeutischen Praxis ist der Vergleich der Ausgangs- und Abschlussbefunde des phoniatrischen und des logopädischen Befundes sowie die Beurteilung durch die Eltern zum Effektivitätsnachweis anwendbar.

RBH-System

Zur Festlegung des Ausmaßes des erzielten Therapieeffektes kann das in der Studie verwendete Bewertungssystem in modifizierter Form angewendet werden. So liegt ein deutlich positiver Effekt der Therapie vor, wenn in allen drei Teilbereichen eindeutige Verbesserungen vorliegen. Hierbei sollte auch die Stufe der Verbesserung miteinbezogen werden. So stellt z. B. nach der RBH-Skala eine Verbesserung im logopädischen Befund von R3B3H3-G3 auf R0B0H0-G0 eine außerordentliche Verbesserung dar. Ein positiver Effekt liegt vor, wenn in zwei Bereichen eine Verbesserung erzielt wurde. Kein Effekt liegt vor, wenn sich in keinem Bereich Verbesserungen nachweisen lassen.

Das vorgestellte Schema ist eine Möglichkeit zum Effektivitätsnachweis im logopädischen Alltag. Es ist als **Basissystem** aufzufassen. Zur exakten Definition und Beurteilung von Therapieeffekten und -verläufen werden zukünftig normierte Bewertungen auf der Grundlage perzeptiver Beurteilungen und akustischer Messungen zum Einsatz kommen.

Die wissenschaftliche Erforschung von Therapieeffekten in der Therapie kindlicher Dysphonien bedarf weiterer Untersuchungen. Bisher veröffentlichte Konzepte basieren meist auf „allgemeinen Erfahrungen“ oder weisen studientechnische Mängel auf, die die Aussagekraft der Ergebnisse anzweifeln lassen. Korrekt durchgeführte Untersuchungen im Sinne randomisierter, prospektiver, kontrollierter Interventionsstudien in Zusammenarbeit mit biometrischen Abteilungen sind von Nöten. So können verlässliche Aussagen zum Störungsbild selber und zum Effekt von Therapien kindlicher Dysphonien erwartet werden.

Zusammenfassung

Zur Bestimmung der Effektivität der kindlichen Stimmtherapie sind der phoniatrische Befund, der logopädische Befund und die Elternbeurteilung im logopädischen Alltag einsetzbar.
Ausgangs- und Endbefund werden miteinander verglichen und interpretiert. Die Resultate können von deutlich positiven Effekten der Therapie bis hin zu negativen Effekten reichen.
Das vorgestellte Bewertungssystem ist als Basissystem zur Dokumentation von Therapieeffekten in der logopädischen Praxis aufzufassen.
Durch die Zusammenschau von quantitativen und qualitativen Studien, denen Bewertungssysteme in dieser Art zugrunde liegen, könnten zukünftig weitere interessante Aussagen zum Störungsbild der kindlichen Dysphonie und zu Therapiemethoden desselben getroffen werden.

Anhang

Elterninformation: Stimme

Stimme – Wie funktioniert das eigentlich?

Die menschliche Stimme ist schon ein faszinierendes Phänomen. Vielfältig sind die Töne und Laute, die wir Menschen produzieren können. Von den tiefen, zweitonigen Kehllauten mancher Volksstämme bis hin zum Falsett und zum Pfeifregister, den höchsten Tönen einer Gesangsstimme, reicht die Bandbreite. Wie kann ein so kleines, unscheinbares Organ wie der Kehlkopf nur so viele verschiedene Töne produzieren? Um dies zu verstehen, sollten Sie sich ein Bild von den Vorgängen und Mechanismen der Stimmgebung machen. Die Leistungsfähigkeit unserer Stimme, aber auch die Entstehung von Stimmstörungen, heisere oder gepresste Stimmklänge, werden dann erklärbar.

Kehlkopf

Die Stimme, genauer der Grundton einer Stimme, entsteht im Kehlkopf, einem knorpeligen, etwa zweieinhalb Zentimeter kleinen Gebilde, das die obere Begrenzung der Luftröhre bildet. Dieser „Aufsatz" war ursprünglich gar nicht zur Lautproduktion gedacht, er hatte zunächst nur eine reine Schutzfunktion für die Luftröhre. Der Kehldeckel, ein durch Muskeln beweglicher Anhang des Kehlkopfes, ermöglicht es uns auch heute noch, beim Schlucken die Luftröhre abzuschließen. So können Speisen und Getränke sicher in die dahinterliegende Speiseröhre gleiten. Wenn wir uns **verschlucken**, hat eben dieser Mechanismus nicht schnell genug oder nicht ausreichend funktioniert. Auch wenn wir etwas Schweres anheben wollen, hilft der Kehlkopf mit seiner **Verschlussfunktion** quasi mit, indem wir durch ihn den nötigen Druck im Körper aufbauen können.

Aber der Kehlkopf bekam im Laufe der menschlichen Entwicklung noch eine zweite Funktion hinzu, die **Stimmfunktion**. Dies wurde möglich, weil sich im Inneren des Kehlkopfes zwei mit Schleimhaut umkleidete Gewebelappen befinden, die sogenannten **Stimmlippen**. Bei der Atmung werden sie weit geöffnet, um die Luft ungehindert durch die Luftröhre in die Lunge ein- und ausströmen zu lassen. Im Zusammenspiel vieler kleiner Muskeln ist es uns aber auch möglich, die Stimmlippen miteinander in Kontakt zu bringen, also die **Stimmritze** zu schließen. Dies geschieht wesentlich durch das Zusammendrücken zweier kleiner Knorpel, den Stellknorpeln, an denen die Stimmlippen im rückwärtigen Teil des Kehlkopfes entspringen. Aber auch in den Stimmlippen selbst verlaufen Muskeln, die uns zur Regulierung der Spannung dienen.

Wie ein aufgepusteter Luftballon, dessen Verschluss mit den Fingern gespannt wird, ein Geräusch produziert, wenn die Luft langsam entweicht, so ähnlich kann man sich die Vorgänge im Kehlkopf beim Sprechen vorstellen: Wir nähern also die Stimmlippen aneinander an. Die Luft unserer Ausatmung entweicht langsam aus der Lunge, und die Muskeln und Gewebeteile im Kehlkopf beginnen so im Luftstrom zu schwingen. Diese Schwingung wird für uns dann als Ton hörbar. Allerdings können wir mit dem Kehlkopf wesentlich differenzierte Laute als ein Luftballon produzieren.

Wissenswertes rund ums Thema Stimme

Durch die feine Regulierbarkeit der inneren Kehlkopfmuskeln lassen sich bei der Stimmgebung die unterschiedlichsten Töne herstellen. Im Wesentlichen können wir die **Lautstärke** und die **Höhe eines Tons**, aber auch die **Qualität des Stimmklanges** verändern.

Tonhöhe

Die Höhe eines Tons ist immer abhängig von der jeweiligen Spannung der Stimmlippen. Mit zunehmender Spannung verändert sich nämlich auch das Schwingungsverhalten des Gewebes. Für die Herstellung der gerade benötigten Spannung der Stimmlippen, z. B. beim Singen, sind drei verschiedene Muskelgruppen verantwortlich: (1) Die Muskeln, die die Stellknorpel zusammendrücken, (2) die Muskeln, die längs in den Stimmlippen verlaufen und (3) die Muskeln, die eine Kippung des Schildknorpels hervorrufen können. Durch diese Kippung werden die in ihrem vorderen Ansatz mit dem Schildknorpel verbundenen Stimmlippen noch zusätzlich gespannt, was uns z. B. beim Singen die höheren Tonlagen ermöglicht.

Die Stimmlippen verändern mit zunehmender Spannung ihre Form und damit verändert sich auch der produzierte Ton: bei tiefen Tönen sind sie kurz und dick, bei hohen Tönen jedoch haben sie eine lange, dünne Form, ähnlich wie die stärker gespannten Seiten einer Gitarre auch die höheren Töne produzieren.

Lautstärke

Sprechen ist hörbare Ausatmung. Je schneller die Luft aus der Lunge entweicht, umso stärker muss auch die Stimmlippenspannung sein. Sonst könnten wir nicht sprechen.

Durch Erhöhung des Luftdruckes bei der Ausatmung und durch Verstärkung der Muskelspannung in den Stimmlippen lässt sich die Lautstärke des Tones erhöhen oder bei nachlassender Spannung und geringem Luftdruck ein leiserer Ton erzeugen.

Sprechstimmlage

Jeder Mensch hat eine individuelle Sprechstimmlage. Das ist der Ton, auf dem wir hauptsächlich sprechen, wenn wir entspannt sind. Einerseits ist dieser Ton abhängig von Größe und Bau des Stimmapparates – also naturgegeben –, andererseits hängt er aber auch von individuellen Angewohnheiten und gesellschaftlichen Vorgaben ab. In alten Filmen aus den 1940er Jahren haben Frauen beispielsweise eine wesentlich höhere Sprechstimmlage als heute. Natürlich sprechen wir nicht nur auf einem Ton, das wäre zu monoton. So geht die Stimme beispielsweise bei Fragesätzen am Ende nach oben. Aber wir kehren immer wieder zu diesem Grundton zurück, z. B. wenn die Stimme zum Satzende hin bei einem Punkt absinkt.

Stimmqualitäten

Je nachdem, wie wir unsere Muskeln im Kehlkopf einsetzen und den Luftdruck aus der Lunge regulieren, klingt unsere Stimme. Bei der **gepressten** Stimmgebung werden die Stimmlippen fest zusammengedrückt, es entsteht ein heiserer Stimmklang. Bei einer anderen Art der Stimmgebung hat ein Sprecher zu wenig Muskelspannung im Kehlkopf. Die Stimmlippen schließen nicht richtig, es bildet sich ein Spalt, durch den zusätzlich Luft beim Sprechen entweicht. Die Stimme klingt dann **behaucht**. Der Sprecher wirkt meist etwas kurzatmig, er zieht schon nach kurzer Sprechphase hörbar Luft ein. Manche Sprecher drücken auch nur die Aryknorpel fest zusammen, so dass ihre Stimme **knarrend** klingt. Mit dieser Technik lässt sich auf eine einzige Einatmung sehr lange sprechen.

vom Laut zur Sprache

Der Grundton, der im Kehlkopf entsteht, wird im Raum oberhalb des Kehlkopfes bis hin zu den Lippen ausgeformt und verstärkt. Ob später nun ein „o“ oder ein „a“ von einem Sprecher zu hören ist, hängt von den Einstellungen dieses oberen Bereiches ab, z. B. von der Zungenstellung oder der Lippenrundung. Durch fließende Bewegungen der Zunge und der Lippen entsteht das, was wir Sprachlaut nennen. Ein kurzer Verschluss und anschließendes Öffnen der Lippen beim Sprechen kann so z. B. die Laute „p“, „b“ oder „m“ hervorbringen. Was dann schließlich zu hören ist, wird durch den Einsatz weiterer Räume und Mechanismen bestimmt: Halte ich die Lippen verschlossen, entweicht zum Beispiel bei „m“ parallel zum Lippenverschluss Luft durch die Nase, und bei „b“ schwingen die Stimmlippen mit, während sie bei „p“ bewegungslos sind. Das sind hochkomplexe Vorgänge, die uns im Alltag selten bewusst werden. So sind bei der Produktion einer einzigen Sprechsilbe mehr als 100 Muskeln beteiligt.

Der Schall, der bei der Stimmgebung produziert wird, breitet sich nach allen Richtungen aus und versetzt das umgebene Gewebe in Schwingungen. Der Körper eines Sprechers wirkt also wie ein Verstärker. Je besser ein Ton verstärkt wird, umso klangvoller und lauter scheint er uns zu sein. Man spricht von **Resonanz** oder **Volumen** einer Stimme. Die beste Resonanz haben Klangkörper aus besonders schwingungsfähigem Material: eine Gitarre aus Holz klingt besser als eine aus Beton. Beim Menschen spricht man von **Durchlässigkeit**. Gemeint ist damit ein Zustand größter Schwingungsfähigkeit des Gewebes, den wir immer dann erreichen, wenn es uns gelingt, alle Muskeln locker zu lassen. Je angespannter wir sind, umso klangarmer ist unsere Stimme. Ausgebildete Sänger können ihre Resonanzräume optimal einsetzen und so mit ihrer Stimme ganze Opernhäuser füllen, ohne ein Mikrofon benutzen zu müssen.

Auch die Weite der Kieferöffnung beim Sprechen spielt für die Lautstärke eine Rolle. Wenn ein Sprecher z. B. die Zahnreihen kaum öffnet, also „nuschelt“, braucht er eine größere Energie (Schalldruck), also letztlich mehr Stimmkraft als ein Sprecher, der den Mund weit öffnet.

was die Stimme ausdrückt

Die menschliche Stimme ist wohl das persönlichste und ausdrucksstärkste Mittel, das uns beim täglichen Miteinander-Reden zur Verfügung steht. Nicht nur *was* wir sagen, ist für die zwischenmenschliche Beziehung von großer Wichtigkeit, sondern auch *wie* wir es sagen. Jeder Mensch reagiert in seiner Einstellung gegenüber seinen Gesprächspartnern spontan, intuitiv und gefühlsmäßig auf deren Stimmeigenschaften. Unsere Stimme gehört somit zum Ausdruck unserer Persönlichkeit. Immer dann, wenn wir zu anderen sprechen, übermitteln wir mit unserer Stimme Botschaften über das wörtlich Gesagte hinaus. Wir teilen unser Befinden und unsere Stimmungen mit. Stress und innere Anspannung bei einem Vortrag übermitteln sich so den Zuhörern durch die Stimme. Ob wir fröhlich sind oder traurig, müde oder euphorisch, hören andere ebenso. Oft entscheiden wir unbewusst auch über Sympathie und Antipathie aufgrund von Stimmeigenschaften. Dies spielt besonders am Telefon eine Rolle, wenn wir hauptsächlich auf diese Art der Information über den Menschen am anderen Ende angewiesen sind. Die Bewertung einer Person auf Grund ihrer Stimme geht bis weit in den Persönlichkeitsbereich hinein. Wir ordnen der Stimme sogar bestimmte Charaktereigenschaften, z. B. Introversion und Extroversion zu.

Ein weiteres stimmliches Phänomen ist die „innere Spiegelung“. Der Spannungszustand im Kehlkopf eines Sprechers wird dabei von den Hörern unbewusst imitiert. Wenn wir einem aufgeregten Sprecher mit hoher, zittriger Stimme – also großer Spannung der Kehlkopfmuskeln – zuhören, überträgt sich so die innere Spannung auf die Zuhörer, sie leiden mit. Und umgekehrt: wenn wir einem guten Redner mit angenehmer Stimme lauschen, bauen sich auch unsere inneren Spannungen ab.

Die Stimmung spiegelt sich in der Stimme und wird auch von anderen, oft jedoch nur intuitiv, wahrgenommen. Schon die Alltagssprache zeigt diesen Zusammenhang: Da verschlägt es uns den Atem oder die Stimme, da klingt eine Stimme wie geriebenes Glas oder jemand hört sich am Telefon müde oder traurig an. Die Wörter „Stimme" und „Stimmung" haben nicht umsonst denselben Ursprung. Schauspieler machen sich die Variabilität der Stimmeigenschaften zu Nutze, um in die verschiedensten Rollen zu schlüpfen und uns die unterschiedlichsten Regungen zu entlocken.

wichtige Informationsquelle

Bei Kindern ist dieser Zusammenhang noch direkter, da sie ihre Gefühle weniger zensieren und verstecken als wir Erwachsenen. Die kindliche Stimme ist neben seinem sonstigen Verhalten also eine wichtige Informationsquelle für uns, wie das Kind sich fühlt, zumal die meisten Kinder Gefühle noch nicht in Worte fassen können. So können wir direkt am Stimmklang ablesen, ob ein Kind sich „groß" fühlt und mit tiefer Stimme stolz verkündet, was es soeben gerade geschafft hat, oder ob es sich verunsichert und entmutigt fühlt, wenn die Stimme beim Spielen plötzlich höher und gepresster klingt.

Auch im Tagesablauf klingt unsere Stimme nicht immer gleich, sondern schwankt in Abhängigkeit von Personen, Situationen und Stimmungen. Ob Ihr Kind müde ist oder wütend, hören Sie dann an seiner Stimme. Morgens nach dem Aufstehen klingt sie anders als abends, und sie verändert sich auch bei verschiedenen Spielen und Spielkameraden.

von der Sprache zur Kommunikation

Miteinander Sprechen heißt auch miteinander in Kontakt treten. Dieser Kontakt drückt sich auf drei Ebenen aus. Eine davon wurde schon erwähnt: Die stimmliche Ebene, auf der wir Botschaften über uns und unser Befinden versenden. Man nennt diese Ebene auch **vokale Ebene**. Daneben existiert auch noch die sogenannte **verbale Ebene**. Das ist der Inhalt dessen, was wir sagen, aber auch unsere Argumentationsfähigkeit und unser Ausdrucksvermögen wird darunter gefasst. Die dritte Ebene vermittelt Informationen mit Hilfe von Gestik, Mimik, Blickkontakt und Körperhaltung. Diese sogenannte **nonverbale Ebene** unterstreicht das Gesagte, liefert aber auch zusätzliche Informationen, z. B. über die Art des Kontaktes zwischen zwei Gesprächspartnern, über die Befindlichkeit des Sprechers und darüber, ob er das, was er sagt, auch meint. Im Idealfall versenden alle drei Ebenen ohne Widersprüche dieselbe Botschaft. Bei einer geglückten, stimmschonenden Kommunikation arbeiten alle drei Ebenen gleich intensiv zusammen, sodass kein Kanal überlastet wird.

Elterninformation: Stimmentwicklung des Kindes

Die Stimmentwicklung des Kindes beginnt mit dem ersten Schrei des Neugeborenen. Zunächst klingt die Stimme noch kraftlos und undifferenziert, aber schon ab der achten Lebenswoche können wir an der Art des Schreiens unterscheiden, ob sich das Kind wohl fühlt oder nicht. Wesentliche Informationen kommen dabei von der Art und Weise des Gebrauchs der Stimmlippen: Je härter und gepresster der Verschluss der Stimmlippen zu Beginn einer Schreiphase ist (man spricht von **harten Stimmeinsätzen**), umso wahrscheinlicher ist es, dass dem Kind etwas nicht passt, es Hunger oder eine nasse Windel hat oder ihm einfach langweilig ist. Wichtig für uns ist zu wissen, dass ein Säugling in der ersten Zeit nach der Geburt zwar schlecht sieht, aber Stimmen und Geräusche schon im Mutterleib hören kann. Obwohl er unsere Worte noch nicht versteht, nimmt er das Auf und Ab der Melodie der Stimme und den Klang und Rhythmus unserer Sprache wahr. Später im Verlauf seiner sprachlichen Entwicklung erprobt dann das Kind seine Stimme, wobei die tieferen Klanganteile zunächst überwiegen. Bereits am Ende des ersten Lebensjahres ahmt das Kind stimmliche Vorbilder aktiv nach.

Sprechstimmlage

Der Grundton der Stimme eines Kindes sinkt bis zum zweiten und dritten Lebensjahr allmählich ab und bleibt dann bei Jungen und Mädchen bis zum achten Lebensjahr weitgehend konstant. Danach wird die Sprechstimmlage allmählich tiefer, bis mit der Pubertät im sogenannten **Stimmwechsel** die Stimme der Jungen die Tiefe einer Männerstimme erreicht hat. Sie ist dann etwa eine Oktave tiefer als die Frauenstimme. Auch bei Mädchen wird in der Pubertät die Stimme tiefer, allerdings nur etwa drei Töne. Die durchschnittliche mittlere Sprechstimmlage beim gesunden Vorschulkind liegt in einem Bereich von a bis d‘ (220–294 Hz), der Stimmumfang beträgt dann etwa eine Oktave (h–h‘/247–494 Hz), der eines Schulkindes bis 14 Jahren knapp zwei Oktaven (durchschnittlich von d–f‘/147–698 Hz).

Stimme als Kommunikationsmittel

Die Stimmentwicklung beginnt, wie gesagt, mit dem ersten Schrei. Das Schreien eines Kindes wirkt dabei als Alarmsignal, um die Umwelt auf sich aufmerksam zu machen. Dies ist für einen Säugling überlebensnotwendig. Zunächst informiert das Schreien, übrigens ein angeborenes Verhalten, nur über den Grad des kindlichen Missbehagens, nicht aber über die genaue Ursache. Weitere Lautäußerungen entstehen als Zufallsprodukt der Ausatmung. Später folgen Phasen **des Spiels mit der Stimme:** Der Säugling quietscht, brummt, kreischt, flüstert, gurrt. Das Potenzial des Stimmapparates wird so ausgelotet. Der Säugling lernt Kontrolle über hohe und tiefe Stimmregister und über die Veränderungsmöglichkeiten in Melodik, Dauer, Intensität und Klangfarbe der Stimme. Dieses Spielen mit der Stimme um des Spielens willen wird von uns Erwachsenen aufgegriffen, weil wir mit dem Kind in Kontakt treten wollen. Für uns hat das gegenseitige Nachahmen also eine zusätzliche **kommunikative Funktion**. Dabei variieren wir unsere Laute in Stimmlage, Rhythmus, Tempo und Lautstärke und dienen so als Modell für einen kreativen Umgang mit der Stimme.

Auch der Stimmumfang wird vom Säugling erprobt. Dabei produziert er auf- und abgleitende melodische Lautfolgen, die zum Teil schon mit einer verlängerten Ausatmungsphase einhergehen. Schon in der zweiten Hälfte des ersten Lebensjahres wird für das Kind der kommunikative Gebrauch seiner Stimme immens wichtig. Es will sich uns mitteilen! Da es noch nicht sprechen kann, drückt es Gefühle, Bedürfnisse und Absichten allein über seine Stimme aus. Erst später, etwa ab dem zehnten Monat, beginnt ein Kind auch Gesten zur Mitteilung zu verwenden, und erst ab dem zwölften Monat folgen dann erste Wörter.

Elterninformation: Stimmstörungen bei Kindern

Die kindliche Stimme ist nicht von Geburt an ausgereift, sondern muss sich erst nach und nach entwickeln. Die dazu nötige Feineinstellung der an der Stimmgebung beteiligten Muskeln und Knorpel im Kehlkopf muss von jedem Kind erst erlernt werden, und dieser Prozess des Lernens ist anfällig für Störungen durch äußere und innere Einflüsse.

Ab wann spricht man von einer Stimmstörung?

Ab wann ist es nun eine Stimmstörung und wann sind es noch normale Schwankungen der Stimme, wie wir sie alle kennen? Kinder entwickeln sich mit unglaublicher Schnelligkeit. Jeden Tag können neue Fertigkeiten beobachtet werden. So ist es auch in der Stimmentwicklung. Es ist klar, dass das Kind eine große Leistung vollbringt, bis alles perfekt funktioniert. Rückschritte und Missklänge sind in der Stimmentwicklung normal, bis die Stimme voll ausgereift ist und differenziert eingesetzt werden kann. Von daher sind Phasen der Rauigkeit, insbesondere im Zusammenhang mit häufigen Erkältungen, die Kinder nun mal haben, nichts Besorgniserregendes. Aufmerken sollten Sie, wenn stimmliche Auffälligkeiten andauern, d. h. bereits über einen längeren Zeitraum bestehen, z. B. mehrere Wochen oder Monate oder gar schon seit Jahren. Diese Zeitangaben sind natürlich willkürlich. Wenn Ihnen an der Stimme Ihres Kindes etwas auffällt, Sie sich Sorgen machen oder das Kind selbst ein Bewusstsein für seine gestörte Stimme entwickelt oder über Missempfindungen im Hals klagt, sollten Sie sich nicht scheuen, sich beraten zu lassen. Auch ständiges Räuspern und Husten sollte medizinisch abgeklärt werden.

Was passiert im Kehlkopf bei einer Stimmstörung?

Durch einen unökonomischen Stimmgebrauch werden die Stimmlippen zu fest miteinander in Kontakt gebracht. Die Muskeln pressen dabei die Stimmlippen regelrecht zusammen. Als Folge kann sich die Schleimhaut im Kehlkopf röten und mehr Schleim produzieren. So kommt es zu Räusperzwang oder ständigem Hustenreiz. Das Kind klagt vielleicht über ein Gefühl der Enge im Hals oder über Halsschmerzen. Die obere Hautschicht der Schleimhaut bildet durch die Reizung mehr Zellen als gewöhnlich. So kommt es schließlich zu Hornablagerungen in Form von örtlich begrenzten kleinen Knötchen oder zu einer ödemartigen Verdickung der gesamten

Stimmlippen. Diese Veränderungen sind Schutzmechanismen gegen den zu starken Druck. Die Verdickungen führen dazu, dass die Stimmlippen in ihren Schwingungen behindert werden. Die Stimmen der Kinder klingen dann rau und gepresst oder zu tief, und die Töne werden beim Singen nicht mehr richtig getroffen.

belastete Stimme

Bei länger andauernder Belastung können die Muskeln jedoch auch ermüden, und ein kompletter Stimmlippenschluss ist dann nicht mehr möglich. Die Stimme klingt verhaucht und kraftlos, die Atmung wird schnappend. Manchmal springen die Verkrampfungen auch auf weiter entfernte Muskelgruppen über, die jetzt für die erschlafften Stimmlippen versuchen, die Arbeit zu übernehmen und dabei ebenfalls überanstrengt werden. So arbeiten z. B. die äußeren Halsmuskeln häufig mit, verdicken sich und treten schließlich beim Sprechen von außen gut sichtbar hervor.

Medizinische Befunde bei Stimmstörungen

Vielleicht fragen Sie sich, ob die Stimmprobleme Ihres Kindes nicht angeboren sein könnten. Viele Eltern berichten bei ansonsten unauffälligen Kindern, sie hätten von Beginn an lauter und schriller geschrien als andere Kinder. Angeborene Stimmstörungen sind jedoch relativ selten und finden sich dann nur im Rahmen von Erkrankungssyndromen. Bei den Syndromen ist die Trisomie 21 sicherlich das bekannteste, das mit einem tiefen, rauen Schreiverhalten einhergeht. Manchmal gibt es auch angeborene Besonderheiten des Kehlkopfaufbaus, Kehlkopfasymmetrien oder Hörstörungen im Sinne einer Innenohrschwerhörigkeit, sowie Lippen-, Kiefer-, und Gaumenspalten, die zur Entstehung einer Stimmstörung führen können. Auch auf Grund von Hormonstörungen oder traumatischen Einwirkungen auf den Kehlkopf, z. B. bei Unfällen, kommt es manchmal zu Stimmproblemen.

hyperfunktionelle Dysphonie

Die häufigste Form der Stimmstörung bei Kindern beruht jedoch auf einem zu kräftigen Gebrauch der Stimmfunktion. Dabei werden die Stimmlippen permanent überlastet. Man spricht dann von einer hyperfunktionellen Dysphonie. Jungen sind davon dreimal häufiger betroffen als Mädchen. Außer einem hörbar auffälligen Stimmklang findet der Arzt meist bereits organische Veränderungen an Kehlkopf und Stimmlippen dieser Kinder, denn die Folge der Überbeanspruchung ist die oben beschriebene Schutzreaktion der Kehlkopfschleimhaut in Form von Verdickungen auf den Stimmlippen. Solche **Stimmlippenknötchen** treten bei 25–57 % aller heiseren Kinder auf. Seltener findet man **Stimmlippenzysten und Polypen**, die in einem kleinen Eingriff abgetragen werden können.

Akute oder chronische Kehlkopfentzündungen (Laryngitiden) spielen ebenfalls eine Rolle bei der Entstehung von Stimmstörungen. Sollten Sie oder Ihr Kind einmal eine solche Kehlkopfentzündung mit starker Heiserkeit haben, sollten Sie während dieser Erkrankung jede stimmliche Beanspruchung vermeiden und Ihre Stimme schonen, da es sonst zu Monate bis Jahre dauernder chronischer Heiserkeit kommen kann.

Welche Folgen hat eine Stimmstörung?

Kinder mit gestörten Stimmen sind in ihrer Kommunikationsfähigkeit beeinträchtigt. Sie können Gefühle und Stimmungen schlechter ausdrücken, haben Probleme, modulationsreich, das heißt mit Betonungen zu sprechen, lesen in der Schule ungern laut vor und können häufig nicht mitsingen, weil sie die Töne nicht richtig treffen, nicht hoch singen können oder permanent „brummen“. Dies alles wirkt sich auf ihr Selbstbild aus, sie fühlen sich benachteiligt gegenüber anderen Kindern, denen Singen und Sprechen so offensichtlich leicht fällt. Stimmgestörte Kinder werden häufig auf ihre Stimme angesprochen und sei es, ob sie erkältet seien. Sie können dadurch im Laufe der Zeit ein Störungsbewusstsein entwickeln, das zu Sprechängsten und Vermeidungsverhalten führen kann. Sie fühlen sich als Person abgelehnt, zumal ein gestörter Stimmklang auf viele Zuhörer unangenehm wirkt. Das liegt daran, dass wir beim Zuhören unbewusst die Spannungszustände im Kehlkopf desjenigen, dem wir zuhören, nachvollziehen. Wenn ein Kind sich also sehr anstrengen muss beim Sprechen, tun wir dies unbewusst auch. Und da uns dies unangenehm ist, hören wir nicht mehr richtig zu. Diese schleichenden Prozesse können zu einem negativen Selbstbild führen (Was ich sage, ist nicht so wichtig! Meine Stimme klingt nicht schön!) und sich bis zur späteren Berufswahl des Kindes auswirken, wenn es einmal verinnerlicht hat, dass es eben nicht so gut sprechen oder singen kann wie andere.

Elterninformation: Motorische Entwicklung

Wenn ein Kind nicht gut malen kann, wird es dies höchstwahrscheinlich auch nicht gerne tun. Wenn uns Kinder also sagen, sie wollen nicht malen oder basteln, sollten wir hellhörig werden. Meist verbirgt sich dahinter ein Nichtkönnen. Leider ist dies ein Kreislauf, der sich selbst verstärkt. Denn wie soll ein Kind etwas gut können, was es nicht häufig trainiert? Sie können jedoch durch die gezielte Auswahl von Spielen der normalen motorischen Entwicklung nachhelfen. Dadurch wecken Sie die Freude an der jeweiligen Bewegungsform und stärken ganz nebenbei das Selbstvertrauen des Kindes. Spielen Sie z. B. häufig Ball mit Ihrem Kind, wenn Sie finden, dass es beim Fangen und Werfen noch sicherer werden könnte. Spielerisch lernt Ihr Kind dabei seine Muskelkraft zielgerichtet und dosiert einzusetzen. Und genau diese Fähigkeit benötigt es auch bei der Stimmgebung, wenn die Kehlkopfmuskeln nicht überlastet werden sollen. Jede Tätigkeit der Hand und der Finger bewirkt auch eine veränderte Spannung in der Mundmuskulatur. Mit der Förderung der Fein- und Grobmotorik Ihres Kindes tun Sie also nebenbei sehr viel für die Stimmfunktion. Sie können Ihr Kind auch in einem Sportverein oder einer Bastelgruppe anmelden oder es ein Instrument lernen lassen, wenn Ihr Kind Spaß daran hat. Auch dies ist einer gesunden motorischen (und damit auch stimmlichen) Entwicklung förderlich.

Elterninformation: Spiele zur motorischen Förderung

grobmotorische Spiele

Säckchenspiel (ab zwei Mitspielern). Ein mit Reiskörnern gefülltes Stoffsäckchen wird einem Mitspieler so zugeworfen, dass er es gut fangen kann. Dabei wird bei jedem Wurf laut mitgezählt, wie oft das Säckchen bereits gefangen wurde. Ziel ist es, dass das Säckchen nicht auf den Boden fällt, also möglichst oft gefangen wird. Die Kinder können dabei zeigen, wie gut sie schon zuspielen und fangen können. Spielen mehr als zwei Kinder mit, so wandert das Säckchen im Kreis herum.

1-2-3, fang den Ball (für zwei Spieler). Sie stehen sich gegenüber, jeder hat einen Ball in der Hand. Nun wird rhythmisch bis drei gezählt und dann gleichzeitig der Ball dem Gegenüber zugeworfen und gefangen. Schwieriger ist es, wenn die Bälle in ihren Größen variiert werden. So kann man z. B. mit einem kleinen und einem großen Ball gleichzeitig spielen.

Luftballon tippen (für beliebig viele Mitspieler). Ein aufgepusteter Luftballon soll den Boden nicht berühren. Dazu wird er abwechselnd von den Mitspielern in die Luft gestupst. Dabei können verschiedene Körperteile benutzt werden: Finger, Handfläche, Kopf, Fuß usw.

Balancieren. Lassen Sie Ihr Kind balancieren. In der Wohnung können Sie einen Parcours aufbauen. Geeignet dafür sind Rundhölzer, Springseil, Schiffstau, Pappscheiben etc., die Sie so auf dem Boden verteilen, dass das Kind darüber balancieren kann, ohne den Boden zu berühren. Im Handel gibt es Plastikkegel zum Gleichgewicht halten und anderes Bewegungsspielzeug.

feinmotorische Spiele

Ausschneiden. Lassen Sie Ihr Kind mit einer abgerundeten Kinderschere Muster und Formen ausschneiden, die es anschließend bemalen und auf Papier kleben kann.

Kneten. Außer der üblichen Knetmasse gibt es noch spezielle Sorten, die man nach dem Formen brennen kann. Auch Ton und Salzteig (zwei Teile Mehl, zwei Teile Salz, ein Teil Wasser anrühren) eignen sich dafür. Auf diese Weise kann Ihr Kind sich auch Spielzeug selber herstellen, z. B. Zubehör für den Kaufladen oder Tiere für den Zoo.

Malen. Malen mit unterschiedlichem Material, z. B. dicke oder dünne Buntstifte, Filzstifte, Wachsmalkreide, Wasserfarben, Fingerfarben etc. fördert die Geschicklichkeit Ihres Kindes.

Ausmalen. Sie können fertige Malbücher verwenden oder selbst Figuren aufmalen. In Spielwarenläden gibt es auch Schablonen, mit denen die Kinder die Umrisse verschiedener Figuren selbst aufzeichnen können. Beim Ausmalen übt Ihr Kind die genaue Beherrschung der Stiftbewegung. Bieten Sie zunächst größere Motive an, die Ihr Kind gut bewältigen kann.

Faltspiele. Der Hut, das Schiffchen oder der Flieger aus Zeitungspapier sind beliebte Faltarbeiten für Kinder. In Buchläden gibt es Bastelbücher, die Ihnen Anleitungen liefern. Beim Falten übt ein Kind exakte Bewegungen und sauberes Arbeiten an den Faltkanten. Das Geschenkeeinpacken ist eine gute Vorübung dazu und lässt den Kindern Raum für eigene Ideen.

Steckspiele. Im Handel gibt es verschiedene Steckspiele, bei denen bunte Plastiksteinchen in eine Unterlage mit Löchern gesteckt werden. Auch Perlen zum Auffädeln und Nähspiele wie „Ausnähen ohne Nadel“, bei denen mit einem Schnürsenkel Motive auf einer mit Löchern vorgestanzten Unterlage nachgenäht werden, machen Kindern Spaß.

Geschicklichkeitsspiele. In Spielwarengeschäften gibt es Spiele, die die Auge-Hand-Koordination fördern. Bei **Packesel** oder **Packpferdchen** werden kurze Holzstäbchen auf dem Rücken eines Tieres so zur Traglast aufgetürmt, dass möglichst nichts herunterfällt. Nach diesem Prinzip funktionieren auch andere Spiele (z. B. **Turmbau zu Babel, Der Rabe** etc). **Mikado** ist ein Geschicklichkeitsspiel mit Holzstäbchen, die zu Mustern auf den Tisch geworfen werden und dann einzeln abgeräumt werden sollen, ohne dass sich darunter oder daneben liegende mitbewegen. Dieses Spiel gibt es für kleinere Kinder auch mit extra großen Stäben.

Hammerspiel. Auf einer Platte aus Kork werden farbige, gelochte Holzteile zu Mustern oder Bildern gelegt und anschließend mit kleinen Metallstiften und einem Hammer festgenagelt.

Puzzle. Für kleinere Kinder eignen sich Puzzle mit wenigen Teilen und große Holzpuzzle mit kleinen Griffen an den einzelnen Formen. Je nach Können des Kindes kann man die Anzahl der Teile steigern.

Flohhüpfen. Verschieden große Plastikplättchen müssen in ein Ziel bewegt werden, indem jeder Spieler mit einem Plättchen zwischen Daumen und Zeigefinger seine „Flöhe“ so wegschnipst, dass sie voranhüpfen.

Angelspiel. Es gibt fertige Angelspiele mit Magnetangeln und Fischen mit Drahtschlaufen. Die Spieler sollen aus einem Aquarium nun möglichst viele Fische angeln, ohne dabei hineinzusehen.

mundmotorische Spiele

Pustespiele. Lassen Sie Ihr Kind Seifenblasen machen. Die in den käuflichen Behältern befindliche Flüssigkeit lässt sich mit Geschirrspülmittel und Wasser selbst wieder herstellen. Windrädchen und Papierschlangen bewegen sich im Luftstrom umso schneller, je stärker gepustet wird. Wattebälle kann man wunderbar um die Wette über den Tisch oder in ein vorher vereinbartes Ziel pusten. Tröten, Pfeifen und andere Blasinstrumente fördern ebenso die Lenkung und Dosierung des Luftstroms, können aber strapaziös für Ihre Ohren werden.

Spiele für die Zunge. Scheibenwischer: Die Zungenspitze erscheint abwechselnd im linken und rechten Mundwinkel. **Gummibärchen waschen:** Zunge herausstrecken und mit der Zungenspitze einem Gummibärchen, das vor den Mund gehalten oder auf einen Zahnstocher gesteckt wird, den Bauch, den Kopf, etc. „waschen“. **Anstreicher:** einen Lutscher mit der Zungenspitze von oben nach unten und wieder nach oben abschlecken.

Spiele für die Lippen. Wie macht das Schwein? Die Lippen zum „Schweinchenrüssel“ nach vorne stülpen und grunzen. **Ohne Hände:** Gegenstände oder kleingeschnittenes Obst werden, ohne die Hände zu benutzen, nur mit den Lippen von einem Teller aufgenommen. **Lippenwettkampf:** Spaghetti o. ä. um die Wette nur mit den Lippen in den Mund ziehen, ohne die Hände zu Hilfe zu nehmen.

Informationen für Chorleiterinnen und Pädagoginnen

Singen ist für Kinder elementarer Bestandteil beim Spielen und Lernen. Schon das Kleinkind „singt", bevor es zu sprechen beginnt. Singen fördert eine vertiefte Atmung, schult das Rhythmusgefühl und verdeutlicht spielerisch die Zusammenhänge der Tonabfolgen. Durch den bewussten Einsatz der Stimme wird sie trainiert und variabel. Singen ist als Ventil für Gefühle und Stimmungen, Spaß und Lebensfreude wichtig für Kinder. Aber: Lassen Sie Kinder nicht zu laut oder zu tief singen. Lassen Sie nie den gesamten Stimmumfang aussingen. In Schulbüchern und Liederbüchern sind die Melodien in der Regel so hoch gesetzt, dass sich Schüler wie Lehrer quälen müssen. Setzen Sie diese Lieder getrost eine Terz tiefer. In einer Studie wurde die optimale Tonlage für Grundschüler berechnet. Die Melodie sollte demnach um e‘ kreisen.

Lehrerinnen, Chorleiterinnen und Erzieherinnen sollten ihr eigenes Stimmverhalten überprüfen und das Nachahmungsbedürfnis der Kinder nicht unterschätzen, deshalb:

- Wenn Sie erkältet sind, singen Sie lieber nicht vor!
- Achten Sie generell auf Ihre eigene Stimme, auch beim Sprechen. Vorsicht Nachahmung!
- Wenn Ihnen ein Kinderlied in der natürlichen, für Kinder geeigneten Lage noch zu hoch erscheint (s. oben), setzen Sie es nicht noch tiefer, sondern lassen Sie ein Kind vorsingen, oder setzen Sie Instrumente und Handzeichen ein.
- Wenn Kinder Konflikte stimmlich austragen, bieten Sie schon im Vorfeld Lösungsmöglichkeiten an.
- Planen Sie immer, egal was Sie unterrichten, Möglichkeiten zum Bewegen, sich Abreagieren und Toben für die Kinder ein. Lassen Sie sitzende Kinder aufstehen oder kleine Bewegungsspiele am Platz machen (Makarena, „Himpelchen und Pimpelchen gehen in den Wald") etc.
- Lassen Sie die Kinder gähnen!
- Schalten Sie Nebengeräusche möglichst aus, oder unterteilen Sie die große Gruppe wo immer möglich in Kleingruppen.
- Suchen Sie stimmschonende Alternativen für heisere Kinder: Lassen Sie sie den Rhythmus klatschen oder mit einem Instrument begleiten. Sie haben dann das Gefühl, mitmachen zu können.
- **Niemals**: Bitte verbieten Sie nie einem Kind mitzusingen, mit der Bemerkung: es brumme, treffe die Töne nicht, könne wohl nicht singen. So ein Urteil und vor allen Kindern bloßgestellt zu werden erzeugt mitunter eine Angst vor dem Singen, die ein Leben lang anhalten kann.

Stimmcheck: Ihre eigene Stimme

- Wird Ihnen ab und zu aus Ihrer Umgebung signalisiert, Sie sprächen zu laut oder zu leise?
- Haben Sie das Gefühl, Sie sprechen zu hoch oder zu tief?
- Flüstern Sie häufiger?
- Räuspern Sie sich öfter?
- Können Sie meistens nicht Stimmschonung und Stimmruhe einhalten, wenn Sie erkältet und heiser sind?
- Rauchen Sie?
- Spüren Sie ab und zu ein Kloßgefühl, ein Brennen oder ein Gefühl der Enge im Hals?
- Machen Ihnen hohe Partien beim Singen in letzter Zeit Schwierigkeiten?

Wenn Sie mehrere dieser Fragen mit „Ja" beantwortet haben, sollten Sie etwas für Ihre eigene Stimme tun. Es folgen einige Tipps, was sich im Alltag positiv auf Ihre Stimme auswirkt. Wenn Sie aber trotz Stimmhygiene andauernde Beschwerden haben, sollten Sie einen Fachmann bzw. eine Fachfrau aufsuchen. Gehen Sie bitte unbedingt zum Arzt, wenn eine Erkältung länger als 14 Tage andauert.

Stimmhygiene

Räuspern vermeiden

Permanentes Räuspern beansprucht die Stimmlippen. Sie reiben sich förmlich aneinander auf beim Räuspervorgang. Etwas schonender ist es, zu husten statt zu räuspern. Manchmal hilft aber auch ein Schluck Wasser, um das lästige Gefühl in der Kehle loszuwerden. Auch einige Male trocken zu schlucken, ist ein alltagstaugliches Mittel.

Luftfeuchtigkeit / Trinken

Unser Sprechapparat ist mit Schleimhaut ausgekleidet. Damit diese nicht austrocknet und es zu Stimmproblemen kommt, müssen Sie viel trinken. Besonders auch dann, wenn die Luftfeuchtigkeit gering ist, z. B. in beheizten Räumen. Luftbefeuchter sind hier eine gute Hilfe. Lutschen Sie etwas für die Stimme: Salbeibonbons, Lakritz-Bonbons und salzhaltige Pastillen (Emser Pastillen, Isler Moos, Ipalat etc.) sind bewährte Mittel für die Stimme. Aber bitte keine zu scharfen Hustenbonbons mit Menthol, Kampfer u. ä. verwenden, denn die trocknen die Schleimhäute nur zusätzlich aus.

Flüstern vermeiden

Viele meinen, Ihrer überlasteten Stimme Gutes zu tun, indem Sie flüstern. Leider ist das Gegenteil der Fall. Beim Flüstern ist die muskuläre Beanspruchung sogar noch größer als beim normalen Sprechen.

Stimmruhe

Bei jeder Erkältung mit Heiserkeit sollten Sie Ihre Stimme schonen. Das bedeutet für Lehrer, keinen Unterricht zu halten, und für Sänger, Konzerte abzusagen. Wenn Sie meinen, dies ginge auf gar keinen Fall, dann bedenken Sie, dass Sie bei Stimmbelastung unter Umständen Wochen bis monatelang andauernde Stimmprobleme riskieren. Die durch die Erkältung angegriffenen Stimmlippen werden durch permanentes Sprechen derart überlastet, dass es zu Ermüdungserscheinungen der Muskeln kommen kann. Die Stimme klingt dann kraftlos und leise, die Kopfstimmfunktion bei Sängern ist eingeschränkt.

Gähnen

Gähnen ist ein wirksames Mittel, die Muskeln oberhalb des Kehlkopfes zu dehnen, und wirkt gegen Enge- und Kloßgefühle in der Kehle. Gähnen Sie deshalb so oft wie möglich. Lautstarkes Gähnen ist zudem eine effektive Stimmübung. Hören Sie einmal, wie voll und resonanzreich Ihre Stimme dabei klingt, wenn Sie „aus vollem Halse" gähnen.

wenn Sie rauchen

Sie sollten wissen, dass beim Sprechen die Schleimhäute in Rachen und Kehlkopf besonders gut durchblutet werden und Schadstoffe so stärker aufgenommen und eingelagert werden können. Das gilt besonders für die Zigarette zwischen zwei Schulstunden oder abends in geselliger Runde. Langfristig kann das zu Veränderungen der oberen Zellschichten führen. Übrigens: Das gilt auch für das Passiv-Rauchen.

Sprechstimmlage einhalten: Übung

Suchen Sie Ihre eigene entspannte Stimmlage, indem Sie

- ein gelangweiltes, aber zustimmendes Geräusch, wie in einem Telefongespräch, machen: „m-m" oder
- beim Kauen eines wohlschmeckenden Essens (oder der Vorstellung davon) einen bequemen, anerkennenden Brummton (mm-mm) erzeugen.

Dieses Geräusch ist der Ton, zu dem Ihre Stimme in entspanntem Zustand immer wieder zurückkehren sollte.

Glossar

Aktivität: ICF-Ebene: Durchführung einer Handlung, hier z. B. Sprechen

Ansatzrohr: Räume oberhalb der Stimmlippenebene (z. B. Rachen, Mundhöhle, Nasennebenhöhlen), die lufthaltig sind und zur Klang-/Lautbildung beitragen

Auditive Wahrnehmung: Zentrale Verarbeitung akustischer Informationen

Dissoziation: Auseinanderweichen einer zusammengehörenden Einheit in Einzelfaktoren

Dysphonie: Beeinträchtigung des Stimmklanges

Formanten: Hervorgehobene Anteile harmonischer Vielfacher einer Grundtonfrequenz

Funktionelle Stimmstörung: Beeinträchtigung der Stimmfunktion ohne primäre Veränderung der Stimmlippenstruktur. Man unterscheidet zwischen zu viel Funktion (hyperfunktionell) oder zu wenig Funktion (hypofunktionell).

Glottis: Stimmritze

Habituell: Gewohnheitsgemäß

Hyperthyreose: Überfunktion der Schilddrüse

Hypothese: Annahme oder Vermutung, die es zu überprüfen gilt

Hypothyreose: Unterfunktion der Schilddrüse

ICF: Abkürzung für: International Classification of Functioning, Disability and Health: Beschreibungssystem von Auswirkungen einer Erkrankung auf unterschiedliche Ebenen (Körperfunktionen und -Strukturen,

Aktivitäten, Partizipation, Umweltfaktoren, personenbezogene Faktoren) menschlicher Existenz

Intubation: Einführen einer Hohlsonde in eine natürliche Körperhöhle zur Beatmung

Konditionierung: Erlernen eines Verhaltens über Reiz-Reaktions-Muster

Körperfunktion: ICF-Ebene: Funktion eines Körpersystems, hier z. B. Stimmgebung

Körperstruktur: ICF-Ebene: Beschreibung einer anatomischen Gegebenheit, hier z. B. Phonationsverdickung

Kostoabdominale Atmung: Atemabhängige Exkursion im Bereich des Brustkorbes (von Kosto: lat. Rippen)

Larnygitis: Entzündung des Kehlkopfs

(Lupen-)Larnygoskopie: Verfahren, um den inneren Kehlkopfbereich unter Zuhilfenahme eines starren Endoskops (Zugang über den Mundraum) mit integrierter Vergrößerungsfunktion (Lupenlaryngoskop) und Winkeloptik einzusehen und zu diagnostizieren

Modulation: (hier) dynamische Veränderung des Stimmklanges bzw. der Lautstärke zur Erzeugung einer Sprechmelodie

Myasthenie: Muskelschwäche im Rahmen unterschiedlicher, meist neurologisch-degenerativer Erkrankungen

Parese: Lähmung

Partizipation: ICF-Ebene: Teilhaben an einer Lebenssituation, hier z. B. Diskutieren beim gemeinsamen Abendessen innerhalb der Familie

Pharynx: Rachenraum

Phonetogramm: Grafische Darstellung von Tonhöhe (x-Achse) und Lautstärke (y-Achse) auf einem Koordinatensystem

Prosodie: Melodische oder rhythmische Eigenschaften des Stimmklanges

Primärklang: Auf Glottisebene entstehender Klang bei Umwandlung von aerodynamischer in akustische Energie ohne Dämpfung/Hervorhebung von Frequenzen durch den Resonanzraum

Randkantenverschiebung: Eigenbewegung der Schleimhaut gegenüber des Stimmmuskels

Reflux: Zurückfließen von Magensäure unter Umständen bis in den Rachenraum

Resonanz: (hier) Mitschwingen schwingungsfähiger Anteile im Ansatzrohr, angeregt durch die Stimmlippenschwingung

Schallleitungsschwerhörigkeit: Schwerhörigkeit, die in der beeinträchtigten Übertragung des Schalls vom Außenohr zum Innenohr begründet ist

Schallempfindungsschwerhörigkeit: Schwerhörigkeit, die in der beeinträchtigten Funktion der Hörschnecke oder Reizweiterleitung im Hörnerv begründet ist

Schwellton: Stetige Lautstärkenzu- und abnahme eines auf einer Tonhöhe phonierten Vokals

Sensorik: Vorgang der Sinneswahrnehmung

Singstimmprofil: Moderner Begriff für die Darstellung von Tonhöhe und Lautstärke im Koordinatensystem (vgl. Phonetogramm)

Stimmdynamik: Abgestufte stimmliche Lautstärkenzunahme oder -abnahme

Stimmvolumen: Stimmfülle

Stroboskopie: Methode, unter Zuhilfenahme der Erzeugung von Blitzlicht in unterschiedlicher Frequenz, um Stimmlippenschwingung für den Untersucher wahrnehmbar zu machen

Tonhaltedauer: Zeitspanne, in der ein Ton auf einer Tonhöhe solange wie möglich ausgehalten werden kann

Tonus: (hier) muskulärer Spannungszustand

(Video-)Pharyngolaryngoskopie: Verfahren, um den Rachen- und inneren Kehlkopfbereich unter Zuhilfenahme eines flexiblen Endoskops (Zugang über den Nasenraum) einzusehen und zu diagnostizieren

Vitalkapazität: Luftmenge, die nach maximaler Einatmung aus der Lunge herausgebracht werden kann

Literatur

Achenbach, T. M. (1991): Manual for the Child Behavior Checklist. Deutsch: Elternfragebogen für Kinder. Arbeitsgruppe „Deutsche CBCL". Arbeitsgruppe-KJFD@uk-koeln.de

Aliki (1984): Gefühle sind wie Farben. Beltz und Gelberg, Weinheim

Allen, M. (1989): A Comparison of Self-Report, Observer, and Physiological Assessment of Public Speaking Anxiety Reduction Techniques Using Meta-Analysis. Communication Studies 40, 127–139

Andolfi, M. (1996): Familientherapie. Das systemische Modell und seine Anwendung. Lambertus, Freiburg

Andrews, M. L. (1991): Voice Therapy for Children. The Elementary School Years. Singular Publishing Group, San Diego

– (1986): Voice Therapy for Children. Singular Publishing Group, San Diego

–, Summers A. C. (2002): Voice Therapy for Children and Adolescents. Singular Publishing Group, San Diego

Arnold, K. S., Emanuel F. W. (1979): Spectral Noise Levels and Roughness Severity Ratings for Fowels Produced by Male Children. Journal of Speech and Hearing Research 22, 613–626

Baken, R. J., Orlikoff, R. (1999): Clinical Measurement of Speech and Voice. Singular Publishing Group, London

Bateson, G. (1984): Geist und Natur. Suhrkamp, Frankfurt/Main

– (1981): Ökologie des Geistes. Suhrkamp, Frankfurt/Main

Beushausen, U. (Hrsg.) (2009): Therapeutische Entscheidungsfindung in der Sprachtherapie. München, Elsevier

– (2007): Multimodale Therapie bei kindlichen Dysphonien. In: Schöler, H., Welling, A. (Hrsg.): Handbuch der Sonderpädagogik Bd. 1: Sonderpädagogik der Sprache. Hogrefe, Göttingen, 837–856

– (2001): Ratgeber bei kindlichen Stimmstörungen. Schulz-Kirchner, Idstein

– (1998): Kindliche Dysphonien im Vorschulalter – Ein psycholinguistisches Therapieverfahren. Sprache – Stimme – Gehör 3, 147–152

–, Haug, C. (2003): Kindliche Stimmstörungen. Mehrdimensionale Diagnostik und Therapie. Springer, Berlin/Heidelberg

Biesalski, P., Frank, F. (1982): Phoniatrie und Pädaudiologie. Thieme, Stuttgart

Böhme, G. (2006): Sprach-, Sprech- und Stimmstörungen Band 2. Urban und Fischer, Stuttgart

– (2003): Sprach-, Sprech-, Stimm- und Schluckstörungen. Bd. 1: Klinik. 4. Aufl. Urban & Fischer, München

– (1997): Sprach-, Sprech-, Stimm- und Schluckstörungen. Band 1. Urban und Fischer, Stuttgart

Boseley, M., Cunningham, M., Volk, M., Hartnick, C. (2006): Validation of the Pediatric Voice-Related-Quality-of-Life-Survey. Archives of otolaryngology head & neck surgery 132, 717–720

Braun, G., Wolters, D. (1991): Das große und das kleine Nein. Verlag an der Ruhr, Mühlheim

Brinckmann, A. , Treess, U. (1999): Bewegungsspiele. Rowohlt, Reinbek

Brinton, B., Fujiki, M. (2005): Social Competence in Children with Language Impairment: Making Connections. Seminars in Speech and Language 3, 151–160

Brohammer, C., Kämpfer, A. (2004): Therapie kindlicher Stimmstörungen. Ernst Reinhardt, München/Basel

Cardenas, B. (2004): Diagnostik mit Pfiffigunde. Testzentrale Hogrefe, Göttingen

Carding, P. (2005): Evaluating Voice Therapy. Measuring the Effectiveness of Treatment. Wiley, New York

–, Roulstone, S., Northstone, K. (2006): The Prevalence of Childhood Dysphonia. A Cross Sectional Study. Journal of Voice 20, 623–630

Coblenzer, H., Muhar E. (1976): Atem und Stimme. Österreichischer Bundesverlag, Wien

Connor, N. P., Cohen, S. B., Theis, S. M., Thibeault, S. L., Heatley, D. G., Bless, D. M. (2008): Attitudes of Children With Dysphonia. Journal of Voice 22, 197–209

De Jong, P., Berg, I. (2003): Lösungen (er-)finden. Verlag modernes Lernen, Dortmund

Dejonckere, P. H., Bradley, P., Clemente, P., Cornut, G., Crevier-Buchman, L., Friedrich, G., Van De Heyning, P., Remacle, M., Woisard, V. (2001): A Basic Protocol for Functional Assessment of Voice Pathology, Especially for Investigating the Efficacy of (Phonosurgical) Treatments and Evaluating New Assessment Techniques. Guideline elaborated by the Committee on Phoniatrics of the European Laryngological Society (ELS). European archives of oto-rhino-laryngology 2, 77–82

Dewart, H., Summers, S. (1995): The Pragmatics Profile of Early Communication Skills. NFER-Nelson, Windsor

Dickmann, C., Flossmann, I., Klasen, R., Schrey-Dern, D., Stiller, U., Tockuss, C. (1994): Logopädische Diagnostik von Sprachentwicklungsstörungen. Thieme, Stuttgart

Dodge, K. A., Garber J. (1991): The Development of Emotional Regulation and Dysregulation. Cambridge University Press, New York

Dohmen, A. (2009): Das Pragmatische Profil: Analyse kommunikativer Fähigkeiten von Kindern. Elsevier, München

–, Funke, R., Kamke, C., Pietrek, M., Vogt, S. (2001): Ein organisch-funktionelles Ursachenmodell. Unveröff. Manuskript der Fachhochschule. Hildesheim/Holzminden/Göttingen

Döpfner, M. (1989): Soziale Informationsverarbeitung – ein Beitrag zur Differenzierung sozialer Inkompetenzen. Zeitschrift für Pädagogische Psychologie 3, 329–247

Dörner K., Nebel, C., Redlich, A. (1995): Geschichten für gestresste Kinder. Herder, Freiburg

Eberle, A. (1998): Dysphonien im Kindesalter. Unveröffentlichtes Fortbildungsskript. Berlin

Eggert, D. (1974): Lincoln-Oseretzky-Skala Kurzform. Deutsche Bearbeitung. Testzentrale Hogrefe, Göttingen

Ellmer, S., Mebus, M. (1991): Falldarstellung der Therapie einer juvenilen hyperfunktionellen Dysphonie. Projektarbeit an der Lehranstalt für Logopädie in Aachen

Fernau-Horn, H. (1954): Zur Übungsbehandlung funktioneller Stimmstörungen. Pholia Phoniatrica 6, 239–245
Fischer-Voosholz, M., Spenthof, U. (2002): Orofaziale Muskelfunktionsstörungen. Springer, Heidelberg
Fratalli, C. (1998): Outcomes Measurement in Speech-Language Pathology. Thieme, New York
Friebel, V. (2000): Wie Stille zum Erlebnis wird. Herder, Freiburg
Friedrich, S., Friebel, V. (1994): Nur Mut kleiner Bär. Entspannung für Kinder zur Angstbewältigung. Musikbär, Schriesheim
Fuchs, M. (2008a): Landmarken der physiologischen Entwicklung der Stimme bei Kindern (Teil 1). Laryngo-Rhino-Otologie 87, 10–16
– (2008b): Alters- und entwicklungsentsprechende Diagnostik und Therapie von Stimmstörungen bei Kindern (Teil 2). Laryngo-Rhino-Otolologie 87, 86–91
–, Meuret, S., Stuhrmann, N. C., Schade, C. (2008c): Stimmstörungen bei Kindern und Jugendlichen. Monatszeitschrift für Kinderheilkunde 9, 1–9
Fujiki, M. (2008): Ability of Children with Language Impairment to Understand Emotion Conveyed by Prosody in a Narrative Passage. International Journal of Language and Communication Disorders 43, 330-–345

Gassmann, U., Linder, G. A., Peters, I. (1990): Juvenile Stimmstörungen – Theoretische Grundlagen und Vorschläge zur Therapie. Projektarbeit an der Lehranstalt für Logopädie in Köln
Geipel, A., Hindemith, C. (1995): Diagnostik und Therapie bei kindlicher Stimmstörung. Projektarbeit an der Lehranstalt für Logopädie in Mainz
Geisler, D., Frey, J. (1996): Streiten gehört dazu, auch wenn man sich lieb hat. Ravensburger, Ravensburg
Gernhardt, R. (1997): Lichte Gedichte. Haffmanns, Zürich
Gernratt, B. R. (1998): The Perceptual Structure of Pathologic Voice Quality. Journal of the Acoustical Society of America 100, 1787–1795
Gilles, T., Pef (2002): Maxi der Schüchterne. Nord-Süd-Verlag, Hamburg
Green, G. (1989): Psychobehavioral Characteristics of Children with Vocal Nodules: WPIC Ratings. Journal of Speech and Hearing Disorders 54, 306–312
Greene, M. C. (1972): Disorders of Voice. Bobbs-Merill Co., New York
Grötzbach, H., Iven, C. (2009): ICF in der Sprachtherapie. Schulz-Kirchner, Idstein
Gundermann, H. (1989): Heiserkeit und Stimmschwäche. Fischer, Stuttgart

Habermann, G. (1986): Stimme und Sprache. Thieme, Stuttgart/New York
Hacki, T., Heitmüller, S. (1999): Development of Child`s Voice Permutation, Mutation. International Journal of Pediatric Otorhinolaryngology 49, 141–144
Hammer, S. (2009): Stimmtherapie mit Erwachsenen. Springer, Berlin
Hanson, J., Bartelt, B., Kluge, G., Passolt, W. (1976): Zur Prognose kindlicher Stimmstörungen. HNO Praxis 1, 170–174
Hartnick, C. (2002): Validation of a Pediatric Voice Quality-of-life Instrument: The Pediatric Voice Outcome Survey. Archives of otolaryngology head & neck surgery 128, 912–922
Haug, C. (2001): Ein psycholinguistisches Therapieverfahren als effektive Behandlungsmethode der juvenilen hyperfunktionellen Dysphonie? – Eine explorative Studie. Unveröff. Manuskript

Haynes, B. J., Marshall W. L. (1984): Generalization of Treatment Effects in Training Public Speakers. Behavior Research Therapy 22, 519–533
Hermann-Röttgen, M. (1998): Spiele für die Sprachtherapie, Teil E Atem und Stimme. Verlag gruppenpädagogischer Literatur, Wehrheim
– (1997): Organische und funktionelle Zusammenhänge bei kindlichen Stimmbandknötchen und ihre Behandlungsmöglichkeit. In: Lotzmann, G. (Hrsg.): Die Sprechstimme. Fischer, Stuttgart, 215–228
Hinsch, U., Pfingsten, R. (2007): Gruppentraining sozialer Kompetenzen GSK: Grundlagen, Durchführung, Anwendungsbeispiele. Beltz Psychologische Verlagsunion, Mannheim
Hirano, M., Kurita, S., Nakashima, T. (1981): The Structure of the Vocal Folds. In: Stevens, K. N., Hirano, M.: Vocal Fold Physiology. University of Tokyo Press, Tokio, 115–126
Höck, K., Hess, H., Schwarz, E. (1981): Der Beschwerdefragebogen für Kinder (BFB-K) und Kleinkinder (BFB-KK), Handanweisung. VEB, Berlin
Hoffmann, L. (2001): Das kleine Buch der Gefühle. Schulz-Kirchner, Idstein
Hooper, C. (2004): Treatment of Voice Disorders in Children. Language, Speech, and Hearing Services in Schools 35, 320–326

Jacobson, E., Höfler, R., Wirth, K. (2006): Entspannung als Therapie. Progressive Relaxation in Theorie und Praxis. Pfeiffer, München
Jahn, T. (2000): Phonologische Störungen bei Kindern. Thieme, Stuttgart
Jandl, E., Junge, N. (2001): Ottos Mops. Beltz und Gelberg, Weinheim

Kaiser, T. (2004): Bleib bei mir, wenn ich wütend bin. Christophorus, Freiburg/Brsg.
Kalwitzki, S. (2002): Du schaffst das schon! Mutgeschichten. Loewe, Bindlach
Keilmann, A. (2007a): Kindliche Stimmstörungen. In: Schöler, H., Welling, A. (Hrsg.): Handbuch der Sonderpädagogik Bd.1: Sonderpädagogik der Sprache. Hogrefe, Göttingen, 323–338
– (2007b): Diagnostische Verfahren bei Stimm- und Redegestaltungsstörungen. Stimmstörungen. In: Schöler, H., Welling, A. (Hrsg.): Handbuch der Sonderpädagogik Bd.1: Sonderpädagogik der Sprache. Hogrefe, Göttingen, 607–616
Kempf, H.-D., Fischer, J. (2004): Rückenschule für Kinder. Rowohlt, Reinbek
Kiphard, E. J., Schilling, F. (2007): Körper-Koordinationstest für Kinder (KTK). Testzentrale Hogrefe, Göttingen
Kittel, G. (1989): Phoniatrie und Pädaudiologie. Deutscher Ärzteverlag, Köln
– (1984): Dysphonie im Kindesalter. Laryngologie, Rhinologie, Otologie 63, 208–211
Kjellrup, M. (2006): Eutonie. Haug, Stuttgart
Kollbrunner, J. (2006): Funktionelle Dysphonien bei Kindern. Ein psycho- und Familiendynamischer Ansatz. Schulz-Kirchner, Idstein
Kreul, H. (1998): Das kann ich! Von Mut und Selbstvertrauen. Loewe, Bindlach
– (1996): Ich und meine Gefühle. Loewe, Bindlach

Langen, A., Sönnichsen, I. (2000): Die kleine Motzkuh. Coppenrath, Münster
Lauer, N. (1999): Zentral-auditive Verarbeitungsstörungen im Kindesalter. Thieme, Stuttgart
Lehmann, G. (2004): Die Rückenschule für Kinder. Gräfe und Unzer, München
Lendner-Fischer, S. (2004): Bewegte Stille. Kösel, München

Ma, E. P. M., Yiu, E. M., Abbott, K. V. (2007): Application of the ICF in Voice Disorders. Seminars in Speech and Language 28, 343–350

Mangelsdorf-Büscher, B. (1977): Ein Therapieprogramm zur Behebung von funktionellen Stimmstörungen bei Kindern. Die Sprachheilarbeit 22, 149–154

Mattejat, F., Remschmidt, H. (2006): ILK – Inventar zur Erfassung der Lebensqualität bei Kindern und Jugendlichen. Huber, Bern

Mc Allister, L., Rose, M. (2000): Speech-language Pathology Students: Learning Clinical Reasoning. In: Higgs, J., Jones, M. (Hrsg.): Clinical Reasoning in the Health Professions. Butterworth Heinemann, Oxford

McLeod, S., Threats, T. T. (2008): The ICF-CY and Children With Communication Disabilities. International Journal of Speech-Language Pathology 10, 92–109

Milutinovic, Z. (1994): Social Environment and Incidence of Voice Disturbances in Children. Folia phoniatrica et logopedica 46, 135–138

Mohr, A. (2005): Handbuch der Kinderstimmbildung. Schott music distribution, Mainz

Mol, A., Bolz, A. (1980): Therapie der kindlichen hyperfunktionellen Stimmstörung in modifizierter Form der Erwachsenentherapie. Facharbeit der Lehranstalt für Logopädie Hamburg

Müller, E. (1995a): Auf der Silberlichtstraße des Mondes. Autogenes Training für Kinder. Kösel, München

– (1995b): Du spürst unter Deinen Füßen das Gras. Autogenes Training in Fantasie- und Märchenreisen. Kösel, München

Nawka, T., Evans, R. (2006): RBH – Training und Diagnostik: Auditiv-perzeptive Bewertung der Heiserkeit von Sprechstimmen – multimedial-interaktive CD-ROM. Wevos, Forchheim

–, Anders, L. C. (1996): Die auditive Bewertung heiserer Stimmen nach dem RBH-System. In: Wendler, H., Seidner, W., Eysholdt, U. (2005): Lehrbuch der Phoniatrie und Pädaudiologie. Thieme, Stuttgart/New York

Nienkerke-Springer, A. (2000): Die Kinderstimme. Ein systemischer Förderansatz. Luchterhand, Neuwied

–, McAllister, A., Sundberg, J. (2005): Effects of Family Therapy on Children's Voices. Journal of Voice 1, 103–113

Nolden, J.-S. (2009): Ist die Elektrostimulation in der Therapie von Stimmlippenparesen evidenzbasiert? Eine kritische Betrachtung. Bachelorarbeit an der Fachhochschule Hildesheim/Holzminden/Göttingen

Nöstlinger, C. (1995): Anna und die Wut. Dachs, Wien

Palazzoli, S., Boscolo, M. L., Cecchin, G., Prata, G. (1981): Hypothetisieren-Zirkularität-Neutralität: Drei Richtlinien für den Leiter der Sitzung. Familiendynamik 6, 123–139

Papst-Jürgensen, H. (1977): Sprach- und Stimmstörungen im Vor- und Grundschulalter. Die Sprachheilarbeit, Beiheft 2, 36–38

Pascher, W., Johannsen, H. S. (1975): Audiologie und Phoniatrie. Angewandte Phoniatrie II. Funktionelle Stimmstörungen. HNO 23, 320–327

Petermann, F., Natzke, H., Gerken, N. (2006): Verhaltenstraining für Schulanfänger: Ein Programm zur Förderung sozialer und emotionaler Kompetenzen. Hogrefe, Göttingen

Petermann, U., Petermann F., Hautzinger, M. (2009): Training mit sozial unsicheren Kindern. Beltz, Weinheim
Pfister, M. (2001): Der Regenbogenfisch hat keine Angst mehr. Nord-Süd-Verlag, Hamburg
Pindzola, R. H. (1997): Voice Assessment Protocol for Children and Adults (VAP). Sage, New York
Portmann, R. (2008a): Spiele, die stark machen. Don Bosco, Ensdorf
– (2008b): Die 50 besten Spiele für mehr Sozialkompetenz. Don Bosco, Ensdorf
– (2008c): Die 50 besten Spiele fürs Selbstbewusstsein. Don Bosco, Ensdorf
– (2004): Spiele zum Umgang mit Aggressionen. Don Bosco, Ensdorf
Powell, M., Filter, M., Williams, B. (1989): A Longitudinal Study of Prevalence of Voice Disorders in Children from Rural School Division. Journal of Communication Disorders 22, 375–382

Reinecker, H. (2005): Grundlage der Verhaltenstherapie. Beltz, Weinheim
Ribeiro von Wersch, A. (2009): Kindliche Stimmstörung. In: Beushausen, U. (Hrsg.): Therapeutische Entscheidungsfindung in der Sprachtherapie. Urban & Fischer, München, 313–326
Ribeiro, A. (2006): Funktionelle Stimmstörungen im Kindesalter. Eine psychologische Vergleichsstudie. Schulz-Kirchner, Idstein
Rödgen-Miethe, M. (2002): Wenn die Kinderstimme nicht stimmt …: Ein Ratgeber für Therapeuten und Eltern mit vielen Spielen zur Behandlung kindlicher Stimmstörungen. Verlag gruppenpädagogischer Literatur, Wehrheim
Rohen, J. (1992): Topographische Anatomie. Schattauer, Stuttgart
Rooyackers, P. (1999): Spiele zur Förderung von Kommunikation und Ausdruck. Don Bosco, Ensdorf
Rossi, A. M., Seiler, W. J. (1990): The Comparative Effectiveness of Systematic Desentization and an Integrative Approach in Treating Public Speaking Anxiety. Imagination, Cognition and Personality 9, 49–66
Rustin, L. (2000): Social Skills and the Speech Impaired. Whurr Publishers, London

Sarimski, K. (1987): Ordinalskalen zur sensomotorischen Entwicklung. Testzentrale Hogrefe, Göttingen
Satir, V., Bosch, M., Paula, M. (2003): Familienbehandlung. Lambertus, Freiburg
Schilling, F. (1976): Checkliste motorischer Verhaltensweisen (CMV). Testzentrale Hogrefe, Göttingen
Schleier, E., Siegert, C. (1972): Katamnestische Erhebung bei kindlichen Dysphonien. Ärztliche Jugendkunde 63, 190–194
Schmidt-Gaden, G. (2006): Wege der Stimmbildung für Kinder und Erwachsene. Hieber, München
Schmidt-Traub, S. (2010): Selbsthilfe bei Angst im Kindes- und Jugendalter: Ein Ratgeber für Kinder, Jugendliche, Eltern und Erzieher. Hogrefe, Göttingen
Schneider, B., Biegenzahn, W. (2007): Stimmdiagnostik. Springer, Wien
Schultz, J. H. (2010): Das autogene Training. Trias, Stuttgart
Schultz-Coulon, H. J. (1976): Das heisere Kind. Deutsches Ärzteblatt, 2203–2208
Schulz von Thun, F. (2011): Miteinander reden 1–3. Sonderausgabe. Rowohlt, Reinbek
Schulze, J. (2002): Stimmstörungen im Kindes- und Jugendalter. Schulz-Kirchner, Idstein

– (1994): Dysphonien im Kindesalter. In: Grohnfeldt, M. (Hrsg.): Handbuch der Sprachtherapie, Band 7. Kohlhammer, Stuttgart, 273–293
– (1992): Konzept für eine mehrdimensionale Therapie von Dysphonien im Kindesalter. Die Sprachheilarbeit 37, 160–169
–, Hermann, D. (1992): Neuropsychiatrische Aspekte bei der Entstehung von Dysphonien im Kindesalter. Die Sprachheilarbeit 37, 31–35
–, Schroeder, W. (1991a): Psychologische Aspekte bei der Entstehung von Dysphonien im Kindesalter. Die Sprachheilarbeit 36, 155–162
–, Schroeder, W. (1991b): Zu einigen sozialen und erzieherischen Verursachungsfaktoren von Dysphonien im Kindesalter. Die Sprachheilarbeit 36, 70–77
Schwarz, I., Stengel, I., Strauch, T. (2001): Behandlungsschwerpunkte spezifischer Störungsbilder. In: Böhme, G. (Hrsg.): Sprach-, Sprech- Stimm- und Schluckstörungen, Band 2. Fischer, Stuttgart, 137–141
Sederholm, E., McAllister, A., Dalkvist, J., Sundberg, J. (1995): Aetiologic Factors Associated With Hoarseness in Ten-year-old Children. Folia phoniatrica et logopedica 47, 262–278
Shrivastav, R. (2002): The Analysis of Voice Using Instrumentation. In: Andrews, L. A., Summers, A. C.: Voice Therapy for Children and Adolescents. Singular, San Diego
Siegert, C. (1972): Bemerkungen zum stroboskopischen Bild bei Kindern. HNO 20, 181–184
Simon, F., Simon, C. (2009): Zirkuläres Fragen. Carl-Auer-Systeme, Heidelberg
Sopko, J. (1986): Klinische Laryngologie, Band 1. Huber, Bern
Specht, M. K. I., Petermann, F. (1999): Der Einsatz des Rollenspiels im Training sozial ängstlicher Kinder. Kindheit und Entwicklung 8, 218–225
Spittal, H. (2004): Stimmstörungen im Kindesalter: Ursachen, Diagnose, Therapiemöglichkeiten. Thieme, Stuttgart
Starkweather, C. W. (1987): Fluency and Stuttering. Englewood Cliffs, New York
Stemple, J. C. (2009): Voice Therapy. Clinical Studies. Plural Publishing Group, San Diego
Strauch, T., Wanetschka, V. (2006): Behandlung von Dysphonien aus stimmtherapeutischer Sicht. In: Böhme, G. (Hrsg.): Sprach-, Sprech- Stimm- und Schluckstörungen, Band 2. Fischer, Stuttgart, 137–141

Thomann, C., Schulz von Thun, F., Naumann-Bashayan, C. (2003): Klärungshilfe 1: Handbuch für Therapeuten. Rowohlt, Reinbek
Threats, T. T. (2006): Towards an International Framework for Communication Disorders: Use of the ICF. Journal of Communication Disorders 39, 251–265
Thyme, K. (1987): Die Akzentmethode. In: Gundermann, H. (Hrsg.): Aktuelle Probleme der Stimmtherapie. Fischer, Stuttgart
Tomm, K. (2009): Die Fragen des Beobachters. Carl Auer, Heidelberg
Toohill, R. J. (1975): The Psychosomatic Aspects of Children with Vocal Nodules. Archives of Otolaryngology 101, 591–595

Voigt-Zimmermann, S., Schönweiler, R., Fuchs, M., Beushausen, U., Kollbrunner, J., Ribeiro von Wersch, A., Keilmann, A. (2011): Empfehlungen zur Behandlung von Dysphonien bei Kindern. Sprache, Stimme, Gehör (im Druck)
von Schlippe, A., Schweitzer, J. (2003): Lehrbuch der systemischen Therapie und Beratung. Vandenhoeck und Ruprecht, Göttingen

Vopel, K. (2010): Emotionales Lernen mit Kindern. Spiele und Experimente. Iskopress, Salzhausen
– (2008): Kinder ohne Stress. Band III: Atem. Iskopress, Salzhausen
– (2008): Zauberladen. Phantasiereisen für Kinder von 3–6 Jahren. Iskopress, Salzhausen
– (2006): Kinder können kooperieren. Bd. 1–4. Iskopress, Salzhausen
– (2004): Zauberhände. Iskopress, Salzhausen
– (1997): Bewegung im Schneckentempo. Iskopress, Salzhausen
– (1996): Bewegungsspiele für Kinder zwischen 3 und 6 Jahren. Bd. I–V. Iskopress, Salzhausen
– (1996): Hallo Ohren. Spiele für Kinder zwischen 3 und 6 Jahren. Iskopress, Salzhausen

Walter, J. L., Peller, J. E. (2004): Lösungsorientierte Kurztherapie. Verlag modernes Lernen, Dortmund
Watzlawick, P., Beavin, J. H., Jackson, D. D. (1969): Menschliche Kommunikation. Huber, Bern
Wendler, H., Seidner, W., Eysholdt, U. (2005): Lehrbuch der Phoniatrie und Pädaudiologie. Thieme, Stuttgart/New York
Wendler, J., Seidner, W. (1987): Lehrbuch der Phoniatrie. Thieme, Leipzig
Wensell, P. U. (1997): Hab' keine Angst, kleiner Moritz. Ravensburger, Ravensburg
Westby, C. (2007): Application of the ICF in Children with Language Impairments. Seminars in Speech and Language 28, 265–272
Wewers, M. E., Lowe, N. K. (1990): A Critical Review of Visual Analogue Scales in the Measurement of Clinical Phenomena. Rearch in Nursing Health 13, 227–236
WHO (2008): International Classification for Functioning, Disability and Health, Children and Youth version. In: www.who.int.bookorders, 06.11.2010
– (2005): ICF. In: www.dimdi.de/dynamic/de/klassi/downloadcenter/icf/endfassung, 20.02.2010
Wilson, D. K. (1972): Voice Problems of Children. MD: Wiliams und Wilkens, Baltimore
Windels, S. (1984): Eutonie mit Kindern. Kösel, München
Winholtz, W., Titze, I. (1998): Suitability of Minidisk (MD) Recordings for Voice Perturbation Analysis. Journal of Voice 12, 138–142
Wormser, R. (1973): Experimentelle Psychologie. UTB, München
Wuttke, M. (1988:) Untersuchungen zum Einfluss der Sprechstimmfunktion der Kindergärtnerin auf Stimmgebrauch und Aufmerksamkeit der Kinder. Dissertation A, Halle
Wuyts, F. L., De Bodt, M. S., Molenberghs, G., Remacle, M., Heylen, L., Millet, B., Van Lierde, K., Raes, J. (2000): The Dysphonia Severity Index. An Objective Measure of Vocal Quality Based on a Multiparameter Approach. Journal of Speech, Language, and Hearing Research 43, 796–809

Zimmer, R., Volkamer, M. (1987): Motoriktest für vier- bis sechsjährige Kinder (MOT 4-6). Testzentrale Hogrefe, Göttingen
Zimmermann, S., Hanson, J. (1996): Therapeutische und prophylaktische Einflußnahmen bei kindlichen Dysphonien. In: Gross, M. (Hrsg.): Aktuelle phoniatrisch-pädaudiologische Aspekte Band 3. P Gross-Verlag, Berlin, 110–112
Zur, K. B., Cotton, S., Kelchner, L., Baker, S., Weinrich, B., Lee, L. (2007): Pediatric Voice Handicap Index (pVHI): A New Tool for Evaluating Pediatric Dysphonia. International Journal of pediatric otorhinolanryngology 71, 77–82

Sachregister

Abreagieren 39
Aggression 51
aktionale Kompetenz 154
Aktivität, im Sinne der ICF 46–48, 51, 57, 66, 69
akustisch auditive Wahrnehmung (s. Wahrnehmung) 37, 38, 42, 134, 184,
akustische
–, Reize, mangelnde zentrale Verarbeitung 38
–, Stimmanalyse 198–204
Allergie 81
Allergisch 14
Amplituden 190
Anamnese / Anamneseerhebung 49–58, 196
–, aktuelle Stimmproblematik 50
–, Entwicklungsbereiche 51
–, familiäre Faktoren (s. auch Familie) 54–55
–, soziale Faktoren 55–56
–, sozial-kommunikative Faktoren 56–57
Anamnesebogen zur kindlichen Dysphonie 51, 53, 54, 55, 57
anatomische Grundlagen der Kinderstimme 11
Aphonie / aphone Anteile 14, 19, 21
Arbeitsblätter für Familiengespräche 215–229
Arbeitsweisen in der Stimmtherapie,
–, bewusst machendes Vorgehen 127
–, dichotome 127
–, fantasieorientiert 127
–, kontrastive 127
–, materialorientiert 127
–, rationale Vorgehensweise 127
–, sukzessive 127
–, themenorientiertes Vorgehen 127
–, unbewusst spielerisches Vorgehen 127
–, zielorientiertes 127
Argumentationsverhalten 56
argumentieren 163
Artikulation 11
–, Baustein stimmtherapeutischer Übungen 128, 146
–, Übungsvorschlage 146–147
–, Ziele der Artikulationsübungen 146–147
Aryknorpelluxation 22
assoziierte Störungen 147
Atemfehlfunktionen 29
–, Hochatmung 29
–, Schnappatmung 29
Atemwahrnehmung 140–141
Ätiologie, kindliche hyperfunktionelle Dysphonie 31–42
–, aus medizinischer Sicht 31
–, Prognose 44
–, aus psychologischer und entwicklungsphysiologischer Sicht 32–42
–, Ursachen im Modell 42–44
Atmung / Atemfunktion 140
–, Baustein stimmtherapeutischer Übungen 129, 139–141
–, Ziele der Atemübungen 139
–, Sprechatmung 141
auditiv
–, Aufmerksamkeit, auditive 38
–, Diskriminationsfähigkeit, auditive 38
–, Wahrnehmung, auditive / akustisch 37, 38, 42, 134, 184,
auditive Beurteilung 61
Aufklärung 179
Aufnahmetechnik, digitale 58, 99, 190, 192, 205
Auftragsklärung 83
autogenes Training 125

Bausteine / Bausteinsystem 129–130
–, Kommunikationstraining 151–158
–, Bewältigungsstrategien 159
–, Fertigkeiten 163–164
–, Wahrnehmung 131–134
–, stimmtherapeutischer Übungen 129–151
–, Artikulation 146–147
–, Atmung 139–141
–, Fertigkeiten 147–149
–, Phonation 142–145
–, Tonusregulation 135–139
-, Wahrnehmung 160–162
Bedürfnisse 40
Beeinflussbarkeit 81
Befunderhebung, kindliche Dysphonie (s. auch Diagnostik) 45, 58–69
–, Entwicklungsbereiche / entwicklungsbedingte Faktoren 30, 58, 65–68, 125, 180
–, logopädische 45–60,
–, phoniatrische 16, 27, 45, 46
Begleitsymptome 45
Behauchtheit 61
Belastbarkeit der Stimme 17, 194
Beobachter, unabhängige 103, 197, 207
Beurteilungskriterien 188
Bewältigungsstrategien, Kommunikationstraining 102
–, Baustein Bewältigungsstrategie 164–165
Bewertungskriterien und Dokumentationsverfahren 188–204
Bio-psycho-soziales Ursachenmodell 90

chromosomale Veränderungen, Dysphonie 20
clinical reasoning 87
„coaching" / „promting" im Rollenspiel 167
computergestützte Softwareprogramme 199

Definition, Stimmstörung 12–14
Dehnungs- und Lockerungsübungen 136, 146
Denken, systemisches 106
Diagnostik 13, 15, 16, 22, 43, 45–58
–, Anamneseerhebung 45
–, Befunderhebung, kindliche Dysphonie (s. dort) 26–27, 45, 58–69
–, Laryngoskopie 26
–, logopädische Untersuchung 58
–, perzeptiver Eindruck (s. dort) 59–61
–, phoniatrische Untersuchung 45
–, Screening 59
–, Stimmfeldmessung 28
–, stroboskopische Untersuchung 26
Diagnostikbogen zur kindlichen Dysphonie 58–69
Diaphragma laryngis (Stimmlippensynechien) 16
dichotome Arbeitsweisen in der Stimmtherapie (s. Arbeitsweisen) 127
digitale Aufnahmetechnik 99, 192
Diskriminationsfähigkeit, auditive 38
Dokumentation 58, 100
–, Dokumentationsverfahren und Bewertungskriterien 188–204
Down-Erkrankung 20
Durchbewegen, passives 136
Dynamik, Übungen 143
Dynamikbreite 12
Dysphonie (s. auch Stimmstörungen) 11–30, 44, 49–69
–, Anamnese (s. dort) 49–58
–, Befunderhebung (s. dort) 45, 58–69
–, chromosomale Veränderungen 20
–, Formen (Übersicht) 13–14
–, gastroösopheagaler Reflux 14, 20
–, Häufigkeit (Inzidenzrate) 24
–, hyperfunktionelle Stimmstörungen (s. dort) 20, 22–30, 31–44
–, hypofunktionelle Stimmstörungen 22–23
–, Kennzeichnen der kindlichen Dysphonie 13
–, organische und funktionelle Ursachen 23–24
–, traumatisch bedingt (s. dort) 14, 21

Effekt der zentralen Tendenz 196
Effektivität (s. Wirksamkeit) 188–190
Effizienz (s. Wirksamkeit) 188
Eigenwahrnehmung 125, 128
Einschwingzeit 202

Elterninformationen 215–228
emotionale Entwicklung 36, 51, 102,
Entspannungsübungen / -techniken 74, 135–136
Entwicklungsbereiche / entwicklungsbedingte Faktoren 65–69
entzündliche Veränderungen 14–15
–, akute Laryngitis 14–15
Epithelhyperplasien (s. Stimmlippenknötchen) 26 f
Erfolgskontrollen in der Praxis 188–212
–, Anwendbarkeit in der Praxis 213–214
–, Dokumentationsverfahren und Bewertungskriterien 188–204
–, Therapiestudien 204–212
Erziehungsstil 39–41, 43, 179
–, Grenzen setzender 41
–, „Laisser-faire"-Erziehungsstil 41
Eutonie 125, 135

Fähigkeiten des Kindes 40
Faktoren, personenbezogene, im Sinne der ICF 51
Fallbeispiel 174–187
–, Ausgangssituation 174
–, Befunde nach Abschluss der Behandlung 185–187
–, Hypothesen zur Verursachung 176–178
–, Therapieverlauf 179–184
Familie / familiäre Faktoren 39–42, 54–55, 76
–, Hörstörungen in der Familie 37
–, mehrsprachige Familien 104
–, Musikalität der Eltern 38
–, phonatorische Vorbilder 38, 41, 220
–, Rauchverhalten der Eltern 81
Familiengespräch 106–123
–, Informationsphase 112
–, Kontaktphase 112
–, Nachbereitungsphase 113
–, Schlussphase 113
–, Vorbereitungsphase 112
–, Prinzipien systemisch orientierter Familiengespräche 107, 114–116
–, rekursives System 109
–, systemisches Denken 106
–, Themenbausteine 116–123
–, Informationsaustausch 116–117
–, Ursachenmodell 117–118
–, Wahrnehmungsschulung 118–123
Familiengespräche 74, 90, 97, 98, 99, 102, 104, 106, 107, 112–122
–, kommunikative Voraussetzungen (s. dort) 110–111
–, Literatur 122
– –, für Eltern 122
– –, für Therapeutinnen 122
–, Phasen eines Familiengesprächs 112–114
Familiensystem 39–42
–, Einflüsse 39
Familientherapeutsch-psychondynamischer Ansatz 76
Fertigkeiten 98
–, Baustein 147–150
– –, Kommunikationstraining 163–164
– –, stimmtherapeutischer Übungen 129–150
– –, feinmotorische Spiele 149
– –, grobmotorische Spiele 148
–, Motorikbereiche 147
–, Ziel des Zusatztrainings 147
Flüsterstimme 28
Formanten / Vokalformanten 202
Fragebogen 99
Freizeitaktivitäten 39
Fremdwahrnehmung 125
Frequenzen 202, 203
Frustrationstoleranz 36
Funktionen, im Sinne der ICF 46–48, 51
Funktionsprüfung 58

gastroösophagealer Reflux, Dysphonie 14, 20, 81
Gefühlsausdruck, Kommunikationstraining 98
Gepresstheit 61
Geräuschanteil 202
Geschlechterverteilung 26
Geschwister / Geschwisterreihe 40
Gesprächsführung 106
–, indirekte 113
Gesprächsverhalten 57
Gestik 35

Granulome 22
Grundfrequenzverlauf 209
Grundton 201
Gruppentraining, Kommunikation 166–173
–, Coaching / Promting im Rollenspiel 167
–, kognitive Verfahren im Rollenspiel 167
–, Modelllernen im Rollenspiel 166 f
–, Phasen eines Rollenspiels 169
–, Shaping im Rollenspiel 168
–, Verhaltensübung in vivo 168

habituelle Faktoren 36
Haltung 62
Haltungsschulung 138
Handlungsvereinbarungsphase, Familiengespräch 112 f
Häufigkeit (Inzidenzrate) 24
Heiserkeit 51
–, Analyse 201
–, Graduierung 202
Hochatmung 29
Hörgeschädigte / Hörstörungen 37
Hörprüfung 48
Hörspiele zu Sprache und Stimme 134
hormonell bedingte Stimmstörungen 14, 21
–, Hypothyreose 21
hyperfunktionelle Stimmstörungen 20, 22–30, 31–44
–, Ätiologie (s. dort) 31–42
–, Erscheinungsbild 26–27
–, logopädische Befunderhebung 27–29
–, multimodaler/mehrdimensionaler Therapieansatz (s. dort) 75 f, 81–85, 97 f
–, phoniatrische Befunderhebung 26
–, Prognose 44
Hypothyreose 21

ICF (International Classification of Functioning, Disability and Health) 46 f, 49
–, Aktivität 46–48, 51, 57, 66, 69
–, Faktoren, personenbezogene 51
–, Funktionen 46–48, 51
–, Körperfunktion 46–48, 51, 60, 66, 69
–, Körperstruktur 46–48
–, Kontextfaktor 47 f, 51
–, personenbezogenen Faktoren 51
–, Partizipation 47 f, 51
–, Teilhabe 46, 57
–, Umweltfaktoren 47 f, 51, 54, 55
ICF-CY (International Classification of Functioning, Disability and Health – Children and Youth) 46 f
ICF-Ebenen, Einbezug der 175 f
imaginative Verfahren 135
Informationsaustausch 114
–, Familiengespräch 116 f
Informationsphase, Familiengespräch 114, 116–117
Informationsverarbeitung 56, 151
–, soziale 157 f
Inkompetenz, soziale 152
Intention 139
intrapersonelle Konflikte im Persönlichkeitsausdruck 177
Intubationsfolgen 21 f
isometrische und isotonische Übungen 135

Jacobson, progressive Muskelentspannung 135, 137 f

Kehlkopf, kindlicher 11
–, Anatomie und Lage 11
–, Asymmetrie 16
–, Besonderheiten 11
–, Unterschiede zum Erwachsenenkehlkopf 11
kinästhetische Wahmehmung 132 f
–, Ziele 133
Körperfunktion, im Sinne der ICF 46–48, 51, 60, 66, 69
Körperhaltung 62
Körperstruktur, im Sinne der ICF 46–48
Körperwahrnehmung 135
Kindergärtner / -in 38
Kindergarten 37, 38
Knötchen (s. Stimmlippenknötchen) 26 f

kognitive
– Kompetenz 152
–, Verfahren im Rollenspiel 167
Kommunikationsstil 41, 42
Kommunikationsstrukturen 41
Kommunikationstherapeutische Ansätze 75
Kommunikationstraining 75, 96, 98, 151–173
–, Bausteine des Kommunikationstrainings (s. dort) 151–165
–, Bewältigungsstrategien 98, 164
–, Gefühlsausdruck 98
–, Gruppentraining (s. dort) 166–173
–, Rollenspiele (s. dort) 98, 166–169
Kommunikationsverhalten 41 f
kommunikative / Kommunikation
–, Entwicklung 35, 59
–, Fähigkeiten, Befunderhebung 66
–, kommunikative Defizite 151–159
–, Kompetenz (s. dort) 151, 157 f
–, Meilensteine als Richtwerte 66–67
–, Modell sozialkommunikativer Kompetenz 157–162
–, nonverbale Aspekte der Kommunikation 157
–, Umgebung 56
–, vokale Komponente, Kommunikation 35, 157
–, Voraussetzungen 110–111
–, aktives Zuhören 110 f
–, Gesprächskiller vermeiden 111
Kommunikative Entwicklung 35 f
–, allgemeines kommunikatives Verhalten 51
–, Dysbalance 35
–, Gestik 35
–, Mimik 35
–, nonverbale Komponente 35, 66, 157
–, sozial-kommunikative Faktoren 56 f
–, verbale Komponente 35, 157
–, vokale Komponente 35, 157
–, Wortschatzdefizit 35
Kompetenz
–, aktionale 157
–, kognitive 157
–, kommunikative 157 f
–, soziale 157
–, sozialkommunikative 157–160
–, sprecherische Kompetenz und Stimmkompetenz 153
Konditionierung, operante 73
Konflikte 40, 107, 109
–, chronische 40
–, Indikator 107, 109
konstitutionelle Schwäche 31
Kontaktphase, Familiengespräch 112, 114
Kontextfaktor, im Sinne der ICF 47 f, 51
Kontraste 124, 125
Krafteinsatz 28
Kritik 51

Lärmpegel 37
Laryngitis, akute 14–15
Laryngoskopie 26
Laryngozele 17
Larynxanomalie 15–17
–, Kehlkopfasymmetrie 16
–, Laryngozele 17
–, Larynxhypoplasie 15
–, Stimmlippensynechien (Diaphragma laryngis) 16 f
–, Sulcus glottides 17
Larynxhypoplasie 15
Larynxpapillomatose 14, 17 f
–, Heiserkeit 17
Larynxstenosen, sekundäre 21
Larynxtrauma 21
Lautheit 200
Lautstärke 28, 48
Lehrer 37
Leistungsanspruch, -anforderungen 38, 55, 180 f
Leistungsdruck 38
Leistungsfähigkeit, stimmliche 13
Lieblingsbeschäftigungen 52
Lippenspiele, mundmotorische 149 f
Literaturverzeichnis 236–242
Lockerungs- und Dehnungsübungen 136, 146
Logopädin 13
logopädische Untersuchung 46

Marionettenübung 139
Massage 136
materialorientierte dichotome Arbeitsweisen in der Stimmtherapie 127
medizinische Sichtweisen 31 f, 70–72

mehrsprachige Familien 104
Messmethoden 188–193
–, informelle Verfahren 189
–, objektive Untersuchungsverfahren 189
–, standardisierte Verfahren 189
–, subjektive Untersuchungsverfahren 189
Messmittel 212
Mimik 35
Missempfindungen 13
Modelllernen im Rollenspiel 166 f
Modulation, Übungen 143
Morbus Down 20
Motorik / Motorikbereiche / motorische Auffälligkeiten 34f, 50, 51–53, 66, 147–150
–, Feinmotorik 34 f, 52 f
–, feinmotorische Spiele 149
–, Grobmotorik 34, 52
–, grobmotorische Spiele 148
–, Mundmotorik 34 f
– –, mundmotorische Spiele 149 f
–, Tests 65
multimodaler / mehrdimensionaler Therapieansatz 43, 75 f, 97 f
–, Kriterien 81–85
–, ursachenorientierte Therapieplanung 82–84
Mundmotorik 34
–, mundmotorische Spiele 149 f
– –, für die Lippen 149 f
– –, für die Zunge 149
Musikalität 38
Muskelentspannung, progressive, nach Jacobson 135, 137 f
Myasthenia gravis pseudoparalytica 20
myofunktionelle Störungen 34 f

Nachahmung 38
Nachbereitungsphase, Familiengespräch 113
Nasalität 65
Negativübungen 74
„nein" sagen 66

Obertöne 201
Objektivität 190
ökonomische Stimmgebung 124
operante Konditionierung 73

Partizipation, im Sinne der ICF 47 f, 51
Pädiater 45
pathologische Stimmgebung 10
Persönlichkeit 36
Persönlichkeitsausdruck, intrapersonelle Konflikte 177
personenbezogenen Faktoren, im Sinne der ICF 51
perzeptive Stimmanalyse 194 f
perzeptiver Eindruck 60–62, 210
–, Diagnostikbogen 62
Pezziball 131
Phonation 11
–, Baustein stimmtherapeutischer Übungen 129–150
– –, Resonanzübungen 142
– –, Ruftonübungen 144
– –, Übungen zur Dynamik 143
– –, Übungen zur Modulation 143
– –, Übungen zum physiologischen Stimmeinsatz 143
– –, Übungen zur Singstimme 145
– –, Ziele der Phonationsübungen 142
– –, Stimmtherapie 97
Phonationsverdickungen (s. Stimmlippenknötchen) 26 f
Phonationsvorgang 12
Phonatorische Vorbilder 38
phoniatrische Untersuchung 46
physiologische
–, Grundlagen der Kinderstimme 11
–, Vokaleinssatz 130
Physiologisches Phonationsmuster, Übungen 142
physiologischer Stimmeinsatz, Übungen 143
Prävention von Stimmstörung 104
Presstendenz 29
Processus vocalis 22
Prognose
–, Grenzen in der Therapie 104 f
–, kindliche hyperfunktionelle Dysphonie 44
progressive Muskelentspannung nach Jacobson 135, 137 f

qualitative Ergebnisse 204–210
Qualitätsmanagement 188
Qualitätssicherung 99
quantitative Ergebnisse 210–212

Randkantenverschiebung 27
Raumangebot 39
Raumlagewahrnehmung 133
Räusperzwang 29
RBH-System 61
Reflux, gastroösopheagaler, Dysphonie 14, 20
Reliabilität 190
Resonanzübungen 142
Rhythmik 38
Rollenspiele, Kommunikationstraining 98, 166–169
–, Coaching / Promting im Rollenspiel 167
–, kognitive Verfahren im Rollenspiel 167
–, Modellieren im Rollenspiel 166f
–, Phasen eines Rollenspiels 169
–, Shaping im Rollenspiel 168
–, Verhaltensübung in vivo 168
Rollenverhalten 40
Rufstimme 64f
Rufübungen 144

Sanduhrglottis (Schlussinsuffizienz) 26, 29, 174
Schalldruckpegel 200
Schallleitungsstörung 37f
Schallquellen 55, 56
Schlussphase, Familiengespräch 113
Schnappatmung 29
Schreien 33
–, Überschreien 41
Schweigen 56
Schwelltonvermögen 65
Schwerhörigkeit 37
Schwerpunktsetzung 85
Schwingungsverhalten der Stimmlippen 12
Screening 59
Selbstbewusstsein, geringes 181
Sensibilität 51
Sensorik 95
sensorische Verfahren 135
Setting der Therapie 99–104
–, Qualitätssicherung 99
„shaping" im Rollenspiel 168
Singstimme 64
–, Übungen 145
Singtechnik 37
Situationshierarchie 128, 129
soziale Faktoren / soziales Umfeld 38f, 44, 56, 179
–, Fernsehgewohnheiten 52
–, Informationsverarbeitung, soziale 158f
–, Inkompetenz, soziale 157
–, Lieblingsbeschäftigungen 52
–, sozial-kommunikative Faktoren 56f
sozialkommunikative Defizite 155f
–, Modell sozialkommunikativer Kompetenz 157
–, Ursachen sozialkommunikativer Defizite 155f
–, Wahrnehmung sozialkommunikativer Kompetenz 158f
Spannung, grobmotorische 33
–, Überspannung 33
–, Unterspannung 33
Spektogramm 201
spektralanalytische Verfahren 201
Spiele (s. auch Übungen) 184
–, feinmotorische Spiele 149
–, grobmotorische Spiele 148
–, Hörspiele zu Sprache und Stimme 134
–, mundmotorische Spiele (s. dort) 149f
–, Rollenspiele (s. dort) 166–169
–, Spiele mit Geräuschen 133f
Sprache 95
Sprachentwicklung 51, 65
Sprachtherapeutin 13
–, Rolle der Therapeutin in der Therapie 102f
Sprechängste 39
Sprechatmung 141
sprecherische Kompetenz und Stimmkompetenz 153
Sprechprobe 193
Sprechstimmlage, mittlere 12

Stimmanalyse
–, akustische 198–204
–, perzeptive 194 f
Stimmdynamikbreite 12
Stimme
–, Flüsterstimme 28
–, Rufstimme 64
–, Singstimme 64
Stimmeinsatz 64
–, Übungen zum physiologischen Stimmeinsatz 143
Stimmentwicklung 11
Stimmfeldmessung 64, 200 f
Stimmfunktion 12
Stimmgebung
–, ökonomische 124
Stimmkompetenz 153
Stimmlage, Sprechstimmlage, mittlere 12
stimmliche
– Leistungsfähigkeit 13
– Vorbilder 38
Stimmlippen
–, Parese 19 f
– –, doppelseitig 19
– –, einseitig 19 f
–, Polypen 18 f
–, Schwingungsverhalten 12
–, Synechien (Diaphragma laryngis) 16 f
–, Zysten 18
Stimmlippenknötchen (Phonationsverdickungen) 26 f
–, Epithelhyperplasien 26 f
Stimmmissbrauch / stimmmissbräuchliches Verhalten 42
Stimmökonomie 124
Stimmstatus 59
Stimmstörungen (s. auch Dysphonien) 11–30, 44, 49–69
–, Anamnese (s. dort) 49–58
–, assoziierte Störungen 125
–, chromosomale Veränderungen 20
–, Definition 12
–, Entstehung 31–42 f
–, Formen (Übersicht) 13 f
–, Häufigkeit (Inzidenzrate) 24
–, hormonell bedingte (s. dort) 14, 21
–, hyperfunktionelle (s. dort) 20, 22–30, 31–44
–, hypofunktionelle 22–23
–, Kennzeichnen der kindlichen 13
–, Myasthenia gravis pseudoparalytica 20
–, organische und funktionelle Ursachen 23 f
–, traumatisch bedingt (s. dort) 14, 21
–, Schweregrad 60
Stimmtagebuch 129
Stimmtherapie (s. auch Therapie) 97, 129–150
–, Arbeitsweisen in der Stimmtherapie 127
–, Atmung 140
–, Bausteine stimmtherapeutischer Übungen (s. dort) 129–155
–, dichotome Arbeitsweisen in der Stimmtherapie 127
–, mehrdimensionales Stimmtherapiekonzept 43, 75 f, 97 f
–, Tonusregulation 135
–, Training einzelner Fertigkeiten 147
–, Übungsbereiche, stimmtherapeutische 84
–, Wahrnehmung (s. dort) 129, 160–162
–, Wirkung therapeutischerer Übungen 98
–, Ziele stimmtherapeutischen Übungen (s. dort) 124–129
Stimmumfang 12, 63
stroboskopische Untersuchung 26
Sulcus glottidis 17

Teilhabe, im Sinne der ICF 46, 57
Testgütekriterien 189
Therapie / Therapieverfahren 70–105
–, Dokumentation 99
–, Einflussfaktoren 86
–, Entspannungsübungen / -techniken 74, 135 f
–, Fallbeispiele 85
–, Familiengespräche (s. dort) 74, 90, 112–122
–, Hypothesensuche 87
–, Inhalte der Therapie 84
–, kommunikationstherapeutische Ansätze 75
–, Kommunikationstraining (s. dort) 75, 96, 98, 151–173

–, Kontroversen 70–81
–, medizinische Sichtweisen 70–72
–, multimodaler / mehrdimensionaler Therapieansatz 43, 75 f, 97 f
–, Prognose und Grenzen in der Therapie 104
–, Rolle der Therapeutin in der Therapie 102 f
–, Schwerpunkte 85–96
–, Setting der Therapie (s. dort) 99–104
–, standardisierte Therapieansätze 188
–, bei Stimmstörungen, kindlichen 97–105
–, Stimmtherapie (s. dort) 97, 129–150
–, systemische Ansätze 76 f
–, verhaltenstherapeutische Ansätze (s. dort) 72–75
Therapiebereiche 84
Therapieeffekte 189
Therapieende 85
Therapieentscheidungen 81–96
Therapieerfolg 104
Therapiestudien 204–212
Therapiestunden mit dem Kind 183 f
Therapievertrag 83
Tonansatz 62
Tonbandaufnahmen 162
–, digitale Aufnahmetechnik 58, 99, 190, 192, 205
Tonhaltedauer 63
Tonus 62
Tonusregulation 135–139
–, Baustein stimmtherapeutischer Übungen 135–139
Transfer 128
Traumatisch bedingt 14, 21
–, Intubationsfolgen 21–22
–, Larynxstenosen, sekundäre 21
–, Larynxtrauma 21
„turn-taking" 41, 47, 170

Überbeanspruchung der kindlichen Stimme 31
Überschreien 41
Übungen (s. auch Spiele) 184
–, Artikulationsübungen 146 f
–, Atmungsübungen 139–140
–, Baustein stimmtherapeutischer Übungen (s. Phonation) 129–151
–, Dehnungs- und Lockerungsübungen 136, 146
–, Dynamikübungen 143
–, Entspannungsübungen / -techniken 135 f
–, Fertigkeitsübungen 147–149
–, isotonische und isometrische Übungen 135
–, Marionettenübung 139
–, Modulationsübungen 143
–, Negativübungen 74
–, zum physiologischen Stimmeinsatz 143
–, Resonanzübungen 142
–, Rufübungen 144
–, Singstimmübungen 145
–, Tonusregulation 135–139
–, Verhaltensübung in vivo 168
–, Ziele stimmtherapeutischen Übungen (s. dort) 124–129
Umdeutung 107
Umweltfaktoren, im Sinne der ICF 47 f, 51, 54, 55
Ursachen
–, biopsychosoziales Ursachenmodell 90
–, funktionelle 13
–, nicht funktionelle 13
–, im Modell 42–44
–, Familiengespräch 117 f
Ursachengefüge 43
–, komplexes 43
Ursachenmodell, komplexes 82
ursachenorientierte Therapieplanung 82 f

Validität 189 f
verbale Komponente
–, Kommunikationsfähigkeit 35
Verhaltensmuster 41
Verhaltenstherapeutische Ansätze 72–75
–, Therapiestufen 73
–, Ziele 73
Verhaltensübung in vivo 168
Versagensangst 181 f
Verstärker 73
–, negativer 73
–, positiver 73

Verursachungsmodell, individuelles 82
Vitalkapazität 63
Vokale 130
–, physiologische Vokaleinsetzung 130
vokale Komponente, Kommunikationsfähigkeit 35
Vokalformanten 202
Volumen 62
Vorbereitungsphase, Familiengespräch 112
Vorbilder
–, phonatorische 83
–, stimmliche 38

Wahrnehmung 129, 160–162
–, auditiv/akustisch auditive 37, 38, 42, 124, 184
–, Atemwahrnehmung 140
–, Baustein 131–134, 160–162
–, Bewegungswahrnehmung 133
–, Eigenwahrnehmung 132
–, Empfindsamkeit für akustische Signale 33
–, Fremdwahrnehmung 132
–, kinästhetische 132
–, Körperwahmehmung 135
–, Raumlagewahrnehmung 133
–, sozialkommunikative Kompetenz 158f
–, Spiele mit Geräuschen 133
–, Tonuswahrnehmung 133
–, unspezifische 90
Wahrnehmungsfähigkeit 38
Wahrnehmungsschulung 118–123
Wirksamkeitsnachweise 188f
Wortschatzdefizit 35

Zentrale Tendenz, Effekt der 196
Ziele stimmtherapeutischen Übungen 124–129
–, Auswahl der Übungen 127
–, Methodik des Vorgehens 126f
zirkulares Fragen 108
Zuhören, aktives 110f
Zungenspiele, mundmotorische 149
Zusatztraining 147

ANZEIGE

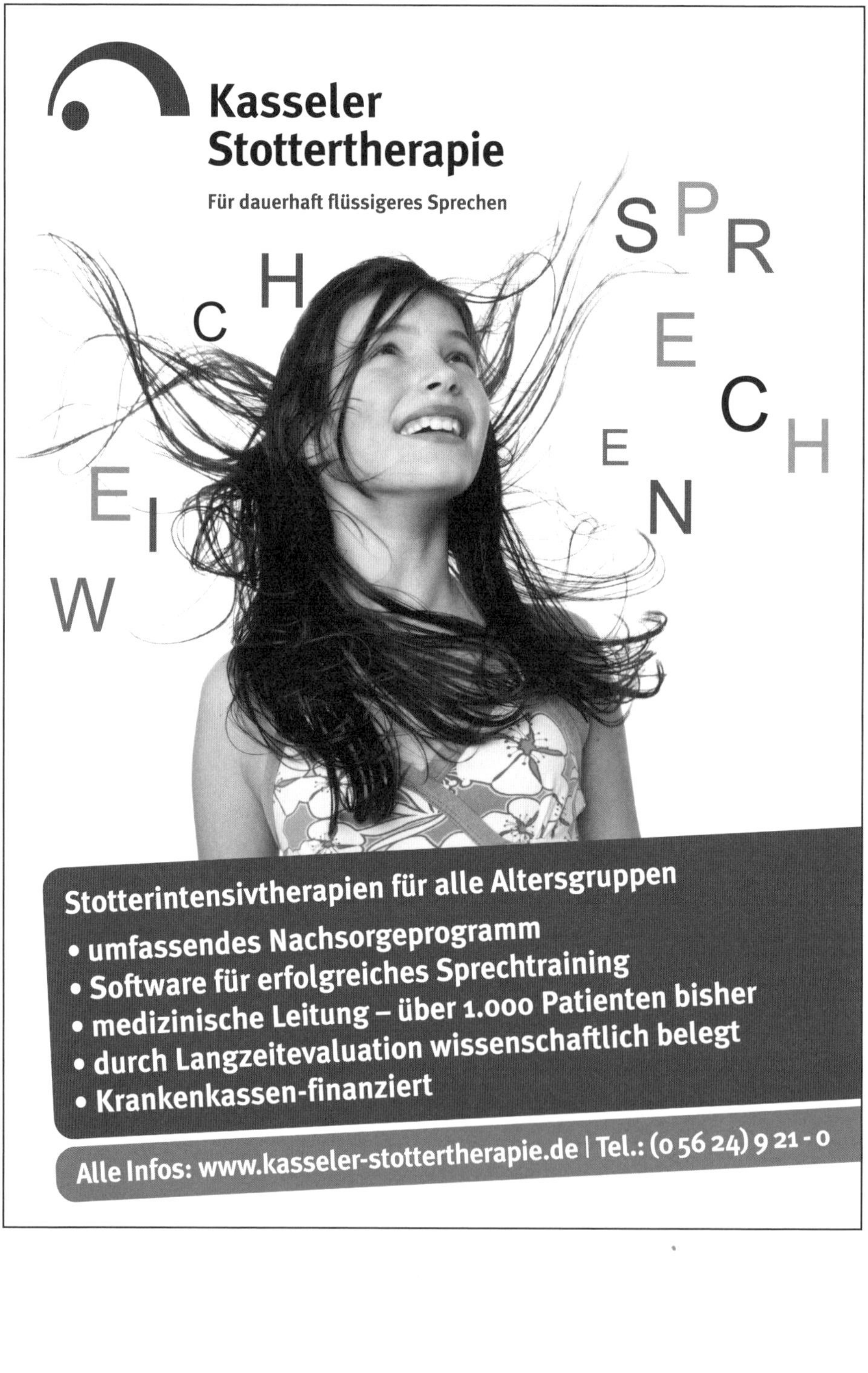
Kasseler Stottertherapie
Für dauerhaft flüssigeres Sprechen
Stotterintensivtherapien für alle Altersgruppen
• umfassendes Nachsorgeprogramm
• Software für erfolgreiches Sprechtraining
• medizinische Leitung – über 1.000 Patienten bisher
• durch Langzeitevaluation wissenschaftlich belegt
• Krankenkassen-finanziert
Alle Infos: www.kasseler-stottertherapie.de | Tel.: (0 56 24) 9 21 - 0